图书在版编目(CIP)数据

印会河中医学基础讲稿/印会河著. —北京：
人民卫生出版社，2008.1
（中医名家名师讲稿丛书·第一辑）
ISBN 978-7-117-09474-0

Ⅰ.印…　Ⅱ.印…　Ⅲ.中医医学基础-教材
Ⅳ. R22

中国版本图书馆 CIP 数据核字（2007）第 175742 号

门户网：**www. pmph. com**	出版物查询、网上书店
卫人网：**www. ipmph. com**	执业护士、执业医师、
	卫生资格考试培训

中医名家名师讲稿丛书·第一辑

印会河中医学基础讲稿

著　　者：印会河
出版发行：人民卫生出版社（中继线 010-59780011）
地　　址：北京市朝阳区潘家园南里 19 号
邮　　编：100021
E - mail：pmph @ pmph. com
购书热线：010-67605754　010-65264830
　　　　　010-59787586　010-59787592
印　　刷：北京铭成印刷有限公司
经　　销：新华书店
开　　本：705×1000　1/16　印张：17.75　插页：2
字　　数：316 千字
版　　次：2008 年 1 月第 1 版　2020 年 9 月第 1 版第 11 次印刷
标准书号：ISBN 978-7-117-09474-0/R·9475
定　　价：33.00 元

打击盗版举报电话：010-59787491　E-mail：WQ@pmph.com
（凡属印装质量问题请与本社销售中心联系退换）

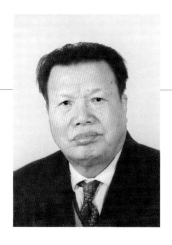

作者简介

　　印会河,1923 年出身于江苏靖江一个名医世家,自幼师承家学,读各种中医典籍,奠定了深厚的中国传统文化和中医学底蕴。1940 年独立开业后,临床疗效显著,被誉为"江南小名医"。

　　1955 年入选南京中医学校的师资班,并留校任教,主编了《中医学概论》,由人民卫生出版社出版。1956 年奉命调入北京中医学院前身组建中医内科教研室,任内科教研室主任,奠定了中医内科教学体系。1964 年担任北京中医学院温病教研室主任;1978 年担任中医基础理论教研室主任之后,主编了《中医基础理论》第 5 版全国统编教材。1982 年任中日友好医院副院长,主管中医医疗和教学。1984 年出版了其 60 年临床经验总结之《中医内科新论》,重点介绍其"抓主症"的治疗方剂。

　　在中医学术研究方面,他强调"继承不泥古,发展要创新",在中医理论方面多次提出了自己的创新观点。他的主要观点有"抓主症"、外感热病新论。在临床上他主张中西医结合,相互取长补短,中医要现代化。在诊疗方面,尤其擅长治疗外感热病、内科疑难重病,治愈患者众多,临证屡创奇效。是一位具有深厚中医理论功底、独特学术风格和临床经验丰富的中医大家。

出版者的话

自20世纪50年代始，我国高等中医药院校相继成立，与之相适应的高等中医教育事业蓬勃发展，中医发展史也掀开了崭新的一页，一批造诣精湛、颇孚众望的中医药学专家满怀振兴中医事业的豪情登上讲坛，承担起传道、授业、解惑的历史重任。他们钻研学术，治学严谨；提携后学，不遗余力，围绕中医药各学科的建设和发展，充分展示自己的专业所长，又能结合学生的认识水平和理解能力，深入研究中医教学规律和教学手段，在数十年的教学生涯中，逐渐形成了自己独特的风格，同时，在不断的教学相长的过程中，他们学养日深，影响日广，声誉日隆，成为中医各学科的学术带头人，中医教育能有今日之盛，他们居功甚伟，而能够得到各位著名专家的教诲，也成为莘莘学子的渴望，他们当年讲课的课堂笔记，也被后学者视为圭臬，受用无穷。

随着中医事业日新月异的发展，中医教育又上升到新台阶。当今的中医院校中，又涌现出一大批优秀教师。他们继承了老一辈中医学家的丰富经验，又具有现代的中医知识，成为当今中医教学的领军人物。他们的讲稿有着时代的气息和鲜明的特点，沉淀了他们多年的学术思想和研究成果。

由于地域等原因的限制，能够亲耳聆听名家、名师授课的学生毕竟是少数。为了惠及更多的中医人，我们策划了"中医名家名师讲稿丛书"，分辑陆续出版，旨在使后人学有所宗。

第一辑(共13种)：

《任应秋中医各家学说讲稿》 《任应秋内经研习拓导讲稿》

《刘渡舟伤寒论讲稿》 《李今庸金匮要略讲稿》

《凌耀星内经讲稿》 《印会河中医学基础讲稿》

《程士德中医学基础讲稿》 《王绵之方剂学讲稿》

《王洪图内经讲稿》 《李德新中医基础理论讲稿》

《刘景源温病学讲稿》 《郝万山伤寒论讲稿》

《连建伟金匮要略方论讲稿》

丛书突出以下特点：一是权威性。入选名家均是中医各学科的创始人或重要的奠基者，在中医界享有盛誉；同时又具有多年丰富的教学经验，讲稿也是其数十载教学生涯的积淀。入选名师均是全国中医药院校知名的优秀教师，具有丰富的教学经验，是本学科的学术带头人，有较高知名度。二是完整性。课程自始至终，均由专家们一人讲授。三是思想性。讲稿围绕教材又高于教材，专家的学术理论一以贯之，在一定程度上可视为充分反映其独特思想的专著。四是实践性。各位专家都有丰富的临床经验，理论与实践的完美结合能给读者以学以致用的动力。五是可读性。讲稿是讲课实录的再提高，最大限度地体现了专家们的授课思路和语言风格，使读者有一种亲切感。同时对于课程的重点和难点阐述深透，对读者加深理解颇有裨益。

在组稿过程中，我们得到了来自各方面的大力支持，许多专家虽年事已高，但均能躬身参与，稿凡数易；相关高校领导也极为重视，提供了必要的条件。在此，对老专家们的亲临指导、对整理者所付出的艰辛努力以及各校领导的大力支持，深表钦佩，并致以诚挚的谢意。

人民卫生出版社

2007 年 12 月

2

前言

　　印会河教授为中医大家，老一代中医教育名师。印教授自幼禀承家学，饱读各类中医典籍，其在学术上具有深厚理论功底，又具有丰富的临床经验，治疗疑难重病屡创奇效，在中医药界享有很高的威望。

　　他提出的"抓主症"和外感热病新论，主张中医现代化，强调中医学要与现代医学同步发展，中医诊治疾病要有现代化诊断指标，以及对中医经典中的一些问题提出的个人见解，观点新颖，独树一帜，一次次在全国中医界引起轰动。他那科学严谨的治学态度，既能摄取古代精华，又不盲目崇拜古人，观念创新，敢于破旧立新的胆识和勇气，无人能比，备受同行的称赞和广大师生的拥戴。

　　1977年，10年"文革"刚结束，高校的教学次序正在恢复，百废待兴，印教授时任北京中医学院中医基础教研室主任。此时北京中医学院主编的《中医学基础》试用教材刚刚完成（俗称四版教材）。本讲稿正是依据1978年全国中医学院统编教材《中医学基础》编写的，包括了中医诊断的内容，授课对象主要是中医专业的本科生及各类中医进修班，计划为120学时。

　　本讲稿的特点完全是口语化，反映了教师的备课和讲解过程，如语言生动通俗，中医特点分明，还有启发式的设问、图示表解、原文注释、单元小结等等，处处从方便学生学习出发，便于学生自学，便于学生理解和记忆。

　　印教授具有深厚的中医理论功底，又有丰富的临床经验，这在讲稿中也有反映。书中各章节均有一些独特的见解，特别是辨证部分，结合临床，寥寥数语，道出了各证候的特点和治疗要点，对提高临床疗效确有重要的参考价值。讲稿中还引用了许多古代中医名家的精辟言论，对一些深奥理论问题能用通俗易懂的语言解释清楚。这些在其他同类书中所见不多。

　　讲稿中关于卫气营血辨证和三焦辨证的论述独特，条理清楚，层次分明，与现用教材不同。这部分内容实际上反映了印教授在外感热病辨证方面的观点。

　　讲稿中的内容由浅入深，循序渐进，温故知新，是帮助初学中医人员学习理解中医理论体系的一本有益的参考书。

整理者

目录

2

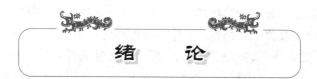

绪　论

同学们！今天是你们入学后新学年开课的第一天,你们选择了中医专业,参加到中医行列中来,增加了我们新的力量;为此向你们表示祝贺!

从今天开始,我们将在一起共同学习中医学。中医学是我们祖先遗留下来的优秀民族文化遗产的重要内容之一,它已经有几千年的历史,在这几千年中,对我国人民卫生保健事业和我国民族的繁衍昌盛起过巨大的作用,做出了伟大的贡献。

中国医药学是几千年来我国劳动人民同疾病作斗争的经验总结,它是在朴素的唯物论和自发的辩证法思想的影响和指导下,通过长期的医疗实践逐步形成并发展起来的。它是一门具有独特理论体系的医学科学。今天是开始学习的第一天,为了使同学们能了解中医药学是怎样一门科学以及学习中医学基础的任务,为今后的学习开辟道路,准备分以下几个方面来谈谈:

一、中国医药学是一个伟大的宝库

中国医药学有几千年医疗实践的经验,在长期生产斗争和医疗实践的基础上,逐步形成了医学理论。实践是检验真理的唯一标准。中医学理论形成以后,又反过来指导临床实践,并在实践中不断得到充实和发展;直到今天,仍然指导着我们临床治疗,并且获得了显著的疗效。为什么说中国医药学是一个伟大的宝库呢?可从下面两点来说明:

(一) 医药的起源

中国医药学是劳动人民在长期的生活和生产实践过程中创造出来的。原始社会的人们为了寻找食物,经常误食一些有毒的植物,因而发生呕吐、腹泻甚至昏迷死亡等情况。经过无数次的尝试,人们逐渐认识到某些植物对人体有益,某些植物对人体有害,某些植物可以治病,这样初步积累起植物药的知识。例如《淮南子》就有"神农……尝百草之滋味……一日而遇七十毒"的记载。这里的神农是泛指一个氏族时代的广大劳动人民。

自从火发明以后,人们因受寒冷而引起的腹痛或关节疼痛,通过烤火取暖得以好转,逐渐发现用兽皮等包裹烧热了的砂土等做局部热熨可以消除疼痛,这就是今日热疗或灸法的开端。

又如人们在劳动中偶尔不慎,被锐利的石块等损伤,局部虽然疼痛,但却无意中发现某些疾病因此而得以减轻或痊愈；又通过反复的实践，发明了用砭石刺一定的部位来治疗某些疾病，这便是我国针刺术的萌芽。

我们从出土文物中，发现了新石器时代的各种形式的骨针；从殷墟出土的甲骨文中，也发现了许多疾病名称的记载，这些都说明我们的祖先在漫长的岁月里，从生活劳动中积累了经验，创造了医药，并用文字逐渐记载下来。

（二）中医学理论体系的形成及其发展

劳动创造了医药。但是有了医药不等于有了医药学。由于古代人们不断地与自然界和疾病作斗争，人们的医疗实践经验不断积累，认识也就不断提高，必然要探索人体的生理、病理等现象，于是就运用了当时的哲学思想——阴阳五行学说，将过去长期积累的医疗实践的经验贯穿起来，探求其中的道理，从而将医疗实践上升为理论，这样从感性认识发展到理性认识，逐步形成了理论体系。这是一次飞跃。通过这种飞跃，奠定了中医学理论的基础。

阴阳五行学说是殷周时期出现的朴素唯物的哲学思想。春秋战国是奴隶社会过渡到封建社会的大变革时期，在政治、经济、文化等方面都有显著的发展，阴阳五行学说被广泛用来阐述和解释一切自然界的现象，当时这种学术思想也被运用到医学上来，探求和阐明人体的生理、病理现象，并将过去的医疗实践进行系统的总结。中医学经典《黄帝内经》就是在这时问世的。该书不仅从人体的解剖、生理、病理以及疾病的诊断、防治等方面做了比较全面的阐述，而且还阐明了中医理论的学术思想和理论原则。这部书的成书，标志着中医学理论体系的形成。

《黄帝内经》（简称《内经》）成书以后，为我国医药学的发展奠定了基础。汉代，张仲景在《素问·热论》六经分证的基础上，写出了《伤寒杂病论》，首创了六经辨证论治；东汉·华佗在《灵枢》、《素问》的基础上著有《中藏经》（近代认为此书为后世所托），并创造用酒服麻沸散进行全身麻醉后施行腹部手术。晋·皇甫谧在《灵枢》经脉、腧穴、针法等基础上，撰成《针灸甲乙经》十二卷，作为我国古老的针灸典籍。明清时期的医家，根据《内经》的论述在《伤寒论》的基础上又创造了温病的辨证论治体系。由此可见，后世的医家都是在《内经》的基础上，从不同的角度总结了丰富的实践经验，发展了中医学理论。

早在1800年前写成的药物专书《神农本草经》总结了汉代以前的药物知识。16世纪，明代李时珍编写的《本草纲目》总结了明代以前的药物知识，这部书成为我国药物学的巨著。

公元11世纪，我国发明人痘接种法以预防天花，后来传到日本、朝鲜、英国等国家。这就是现代免疫学的先河；我国宋代写成的《洗冤集录》是法医方面的伟大成就,它比欧洲最早的法医学还要早350多年,是世界上最早的法医学著作。

近50年来,在我国的卫生工作方针和中医政策的指导下,发明了针刺麻醉、金针拨内障、小夹板固定骨折,及内服中药治疗急腹症、乙型脑炎、大面积烧伤等。这些中西医结合治疗的新成就,无不与中医学的基础理论有关。由此看来,中国医药学确是一个伟大的宝库,应当努力发掘加以提高。

二、朴素的唯物论和自发的辩证法思想

恩格斯在《自然辩证法》中指出:"不管自然科学家采取什么样的态度,他们总还是在哲学的支配之下。"医药学和其他自然科学一样,总是要受一定的世界观支配和影响的。由于中国医药是在长期的医疗实践的基础上形成和发展的,在它的形成过程中,又受着中国古代的唯物论和辩证法思想的深刻影响,因而在它的理论体系中,包含着古代朴素的唯物论和自发的辩证法思想。如《素问·宝命全形论》说:"天覆地载,万物悉备,莫贵于人。"

这就指出世界是物质的,天地间充满着无数的物质,人是其中最可宝贵的,并从"贵"字提示了人有认识世界、主宰世界、改造世界的能力。又如《素问·六微旨大论》说:"夫物之生从于化,物之极由乎变,变化之相薄;成败之所由也。"

从于化——从变化而来。

由乎变——由者从也,即是从而发生变化。

相薄——"薄"同"迫",促进的意思。

成败——指事物的生成与消亡。

所由——缘由。

这段经文说明:

(1) 事物不是静止的,而是不断运动的。

(2) 由于事物的不断运动,就使事物不断地变化。新的事物产生,旧的事物消亡,就是来源于事物本身的运动变化。

(3) 事物的生成和消亡,潜伏着相互促进的因素。我们认为这段原文,充分反映出中医学理论体系中的唯物论和自发的辩证法思想。

关于生命的起源,在我国古代医学中就有了唯物的认识,如《素问·金匮真言论》说:"夫精者,生之本也。"《灵枢·经脉》也说:"人始生,先成精,精成而脑髓生……"就是说人体主要由精气物质构成的,不是什么神灵、上帝制造的。

以上所举出的最简单例子说明了古代的朴素唯物论和辩证法思想贯穿

在整个中医理论体系中,并指导着医疗实践,使中医学不断得到发展。

三、中医学的基本特点

(一) 整体观念

中医学非常重视人体本身脏腑组织的统一性、完整性及其与自然界的相互关系,认为人体是一个有机的整体,构成人体的各个组成部分,在结构上是不可分割的,在功能上是相互协调、相互为用的,在病理上是相互影响的,人体与自然界是息息相关的;因而人的生命活动、疾病的产生和变化与自然界变化密切相关。

1. 人是有机的整体

人体是由各种内脏、组织、器官构成的,这些内脏、组织器官虽然各有不同的生理功能,但它们相互之间并不是互不相关,而是密切联系的,形成了一个有机的整体,从而维持人体的生命活动。如果一旦有了疾病,也必然要相互影响。这种人体的有机联系,主要表现在脏腑之间和内在脏腑与外在器官之间两个方面。

举例来说:心主血液循环,但必须依赖肺司呼吸的功能,这说明在人体生命活动中,心与肺是有机联系的,很难想象人不呼吸而心脏仍然能持久地跳动,或心脏不跳动而肺仍维持长久的呼吸而生活着的。

再如眼睛红肿疼痛,俗名风火眼,西医称结膜炎,治疗时用清肝火、散风热的方法常能取得很好的疗效。为什么眼病从肝治呢? 这就是因为外在器官与内在脏腑有着密切联系的。

上面举的两个例子,第一例是说明内在脏腑之间相互的联系,第二例是说明内在脏腑与外在器官之间的联系。这就是中医学理论的特点——人是有机的整体。

2. 人与自然界息息相关

人类生活在大自然中,自然界环境是人类赖以生存的条件。除了人的饮食、呼吸必须依赖自然界外,人体还通过感受器官和外界环境保持密切的联系,自然条件的变化,必然影响人体。因此人体必须适应自然环境才能正常生活。在正常生理情况下,人体通过内部的功能调节,使之与外界环境保持相对的适应,如春夏之时,气候温暖,表现为皮肤松弛,血管舒张,气血多趋向于肌表,故出汗较多,而小便量少;秋冬之际,气候比较寒凉,人体表现为皮肤致密,血管收缩,故汗少而尿多。所以《灵枢·五癃津液》说:"天暑衣厚则腠理开,故汗出……天寒则腠理闭,气湿不行,水下留于膀胱,则为溺与气。"人对自然界的适应能力是有一定限度的,若自然环境发生剧烈变化,人体的调节功能不相适应,打破了人体内外环境的相对平衡,就会发生疾病。如气温突然升高和降低,或阴雨连绵,或久旱无雨,均可引起疾病。在四季气候变化中,每一季节的疾病,都有不同的特点,如春季多温病,夏季多痢疾,秋季多疟疾,冬季多咳嗽。还有某些慢性病,如痹证、哮喘等,往往在气候剧变或季节变换的时候病情加重。以上所举的例子可以充分说明人与自然界是息息相关的。因此我们在治疗时应该因时制宜,并且在气候异常变化时,要做到预防为主,防止疾病的发生和加重。

(二)局部与整体的辩证关系

中医学虽然强调整体观念,但并不否定局部,而且很重视局部。例如:脏腑经络是中医学理论的核心。《素问·五脏生成》及《素问·五脏别论》分别讨论五脏各自的功能。《灵枢·脉度》及《灵枢·骨度》分别讨论经络之走行与人体骨骼之长短。《灵枢·肠胃》记载了人体内肠胃之大小、长短及其容量。可见,古人对局部脏器也是很重视的,中医学的整体观念并不排除局部,相反整体是在研究、熟悉局部功能的情况下形成的,所以说中医学的整体观念充分反映出局部与整体是辩证统一的关系。

(三)辨证论治

辨证论治是中医学诊治疾病独特的方法。辨证就是将四诊(望、闻、问、切)所收集的有关疾病的各种现象和体征,加以分析、综合、概括,判断为某种性质的证候。论治又叫施治,是根据辨证的结果,确定相应的治疗方法。

症与证的概念是不同的:

症是症状,如头痛、咳嗽、呕吐等。

证是证候,是指疾病发展的不同阶段出现的各种症状的总概括。由于它辩证地分析了病变的部位、原因和性质,因而它比症状就更全面、更深刻、更正确地反映着疾病的本质。如感冒初期出现发热、恶寒、无汗、鼻塞、喉痒、咳嗽等。这些都是一个个的症状。把这些症状综合起来分析,就叫做"表证"。表证就是一个证(证候)。若病情进一步发展,出现发热不恶寒、咳嗽、吐黄痰、咽干而痛等症,总起来考虑,因风寒入里化热,故叫"里热证"。

同为感冒,不同的人会有不同的表现。有的人表现为发热重、有汗,也有的人表现为恶寒重而无汗的,所以同为表证,前者为表热证,可用辛凉解表法治疗;后者为表寒证,可用辛温解表法治疗。又如不同季节的感冒,所表现的证候也不一样。例如冬季多风寒感冒,夏季多暑湿外感,因而治法也不一样。同一感冒表现的证候不同,用不同的方法治疗,这叫"同病异治"。

久痢肛门脱垂和妇女子宫脱垂,中医辨证多属气虚下陷。在治疗上同用补气升提的方法来治疗。可见不同的疾病如果出现了相同的证候,就可用同

5

一方法来治疗,这叫"异病同治"。

中医的辨证论治,以临床出现的症状为主,通过辨证来论治,进一步制定治疗原则和方药,而不是按病用方,这是在整体观念下形成的一种独特的诊治方法。

四、中医学基础的内容和任务

《中医学基础》主要以《内经》的理论为主体,并吸收历代医家的理论,以及《伤寒论》、温病学等的有关理论,进行系统的整理编辑而成。从这门课程的性质来说,它是属于中医专业的基础课程,所以它的内容,开始讨论了中医学的指导思想——阴阳五行学说,继而阐发了理论核心——脏腑经络学说;其次是病因、病机的论述;最后三章介绍了诊法、辨证及治疗原则。这样使理论密切结合临床实践,从而为临床各科打下基础。中医学基础虽源于《内经》,但文意简浅,较《内经》原文通俗易懂,更便于初学者所理解接受。

综上所述,中医学基础是阐述中医学的基本理论和学术思想,介绍中医学的生理概念、病理变化和辨证论治的基本规律的一门课程。它是学习中医的入门和向导,它的任务就是系统阐述中医最基本的理论知识,为今后学习中药学、方剂学以及其他古典医著和临床各科奠定基础。所以这门课程是入学后第一门主课,希望同学们重视本课程的学习。基础不牢,高楼大厦难以建筑!

如何才能学好这门课程呢? 我认为首先是全面理解,重点记忆,适当背诵,具体要求请看教学大纲。至于具体的学习方法,根据个人具体情况不同而定。

小　结

今天我们介绍的绪论,是中医学基础的开头语,主要讲了四个方面的问题:

1. 中国医药学是一个伟大的宝库。其中介绍了医药的起源与中医学理论体系的形成及其发展;这里着重说明,劳动人民在长期的生活和生产斗争中创造了医药,也创造了医药学。《内经》的成书标志着中医药学理论体系的形成,为我国医药学的发展奠定了基础。从东汉·张仲景的《伤寒杂病论》、华佗的《中藏经》,晋·皇甫谧的《针灸甲乙经》,到明清时的温病名著,从《神农本草经》、《本草纲目》以及人痘接种法,到今日中西医结合的针刺麻醉、小夹板固定、急腹症等的治疗,都证明了中国医药有几千年的历史经验,确是一个伟大的宝库。要求同学们了解这些,目的是激励我们很好地学习、继承和发扬祖国医学遗产。

2. 朴素的唯物论和自发的辩证法思想。这一段说明中医学理论受中国古代哲学思想的影响较深。如阴阳五行学说是朴素唯物的，又是自发辩证的，但它与近代马克思主义的唯物辩证法有着本质的不同；朴素的辩证法虽然正确地反映了事物外在表现的一般性质，但对各个细节了解还不够全面。我们必须用历史唯物主义的观点来看待，根据当时的社会条件，有这样朴素唯物和自发辩证的思想指导医学理论，来反对唯心主义的鬼神论，还是很大的成就。这一段要求同学们能理解它。

3. 中医学的基本特点。这是我们学习的重点，在这里应当有一个概略的认识。整体观念中包括两个内容，一是人是有机的整体，二是人与自然界息息相关，这在中医学的生理、病理、诊断和治疗都具有指导意义；局部与整体之间是辩证统一的关系，重视整体也不能忽视局部。在辨证论治中，我们强调要辨别证候，因为它能分析病变的部位、原因和性质，这样更能正确地反映疾病的本质，所以中医学中有同病异治、异病同治的方法。这一段要求同学们也要理解它。

4. 中医学基础的内容和任务。中医学基础是以《内经》的理论为主体，内容有七章，它是中医专业的基础理论课程，它阐述了中医学的基本理论和学术思想，介绍了中医学的生理概念、病理变化和辨证论治的基本规律。我们的任务是系统地学习、掌握中医最基本的理论知识，为今后学习其他课程奠定基础。

第一章
阴阳五行学说

我们在绪论里讲到，关于我国古代哲学思想——阴阳五行学说，是朴素的唯物论和自发的辩证法思想，它贯穿于整个中医学理论体系当中。今天，我们就开始学习阴阳五行学说，它为什么具有朴素的唯物论和自发的辩证法思想？又是怎样在中医学理论体系中体现出来的？

据有关文献记载，阴阳五行学说，最早出现于殷周之际，而成熟于春秋战国时期。当时正是奴隶社会走向封建社会的一个大变革时代。由于当时的社会生产力的发展，经济制度、阶级斗争、科学发展，特别是手工业、农业、商业和航海业发展的实际需要，引起了天文学、气象学、数学、力学和地理知识等的产生和发展，使人们摆脱了氏族宗教观点以及神权、迷信思想的束缚，形成了百家争鸣的局面。古代的哲学家们，将这些科学知识中的唯物主义萌芽加以系统化，于是产生阴阳五行学说。

阴阳五行学说，这种朴素唯物论和自发辩证法的哲学理论，几千年来，是我国劳动人民在日常生活和生产实践中创造出来的，以后将它运用于医学领域，借以说明人体的生理功能、病理变化，并指导着临床的诊断和治疗，成为中医学理论的一个重要组成部分，阴阳学说和五行学说是两种学说。我们先介绍阴阳学说。

第一节　阴阳学说

阴阳学说属于我国古代的哲学思想范畴。但它最初并不是一个哲学范畴，而是一个生活概念。例如《国语·周语》记载周幽王二年（公元前780年）的大地震，伯阳父认为不是天命所致，而是"阳伏而不能出，阴迫而不能蒸……阳失其所而镇阴，于是有地震。"又如《左传》鲁庄公十六年（公元前664年）记载："六鹢退飞过宋都"，周太史叔兴解释说："是阴阳之事，非吉凶所生也。"就是说六只水鸟退着飞过宋国都城。这是由于阴气阳气的作用，不是由于吉凶兆头所引起的。由此说明，这里所讲的阴阳，并不是抽象的，而是一个具体的概念。这种具体概念，是古代人民在实践中通过对各种自然现象的观察逐步认识总结出来的。例如《易·系辞》说："日往则月来，月往则日来,日月相推则明生焉。寒往则暑来,暑往则寒来,寒暑相推而岁成焉。"日月交替为一天,寒暑往复则为一年。一天、一年变化,都是由于相互关联的对立双方运动的结果。由此推演,进而认识到自然界的任何事物都包含着阴阳相互对立的两个方面。如白天与黑夜,晴天与雨天,寒与热……正是由于这种相互对立,正反两方面的相互作用,促使了事物的发生与变化,进一步就把这相对的两方面用阴和阳来进行概括,从而上升为理论,例如《易传》的"阴阳消息盈虚",《易·系辞》的"一阴一阳之谓道"以及"阴阳不测之谓神"等,则已经形成了一种阴阳的理论了。那么什么叫阴阳呢?

一、什么叫阴阳

阴阳是对自然界相互关联的某些事物和现象对立双方的概括。它代表同一事物内部相互对立的两个方面,又代表两个相互对立的事物。

代表同一事物对立的两个方面的,如:

$$
\text{同一宇宙} \begin{cases} \text{阳—阴} \\ \text{天—地} \\ \text{日—月} \\ \text{昼—夜} \end{cases}
$$

同一桌子:上—下

代表相互关联的某些事物和现象对立的双方,如:

阳	阴
活动的	静止的
上升的	下降的
炎热的	寒冷的
明亮的	晦黯的
功能的	物质的
亢进的	衰退的

由此可见,阴阳学说中的所谓阴阳,是指一切事物和现象相互对立统一双方的一种抽象概括。同时它也代表着某一事物和现象的双方属性。

二、阴阳学说的朴素唯物观

为什么说阴阳学说是古代的朴素唯物论和自发的辩证法呢?

这里举两段原文来说明:

《素问·阴阳应象大论》:"阴阳者,天地之道也,万物之纲纪,变化之父母,生杀之本始,神明之府也。治病必求其本。"

9

"道"是规律的意思,"纲纪","纵者为纲,横者为纪;大者为纲,小者为纪,这里可理解为纲领的意思。"父母"即指阴阳,万物的生成变化,都本于阴阳运动的变化,故比为父母。"生杀"生是新生,杀是消亡。"神明"就是指物质世界变化无穷,不依人的意志而转移。"神明"出于阴阳,所以称阴阳为神明之府。

本段原文指出:

1. 世界是物质的。

2. 事物是不断运动,不断变化的,事物发展变化的根本原因就在于事物内部阴阳的对立两方的对立统一运动。

3. 阴阳并不是事物的本身,而是事物内部矛盾两方的抽象概括。

4. 阴阳两方普遍存在于宇宙一切事物之中。

《素问·六微旨大论》:"夫物之生从于化,物之极由乎变,变化之相薄,成败之所由也……成败倚伏生乎动,动而不已则变作矣!"

这段原文,我们在绪论里已解释过。这里引用这段原文,可以说明阴阳学说是认识、解释物质世界的古代朴素的唯物论和辩证法。

三、阴阳学说的基本内容

(一) 阴阳的普遍性、相对性及其可分性

阴阳既是一切事物对立统一两个方面的概括,又是代表相互关联的两个对立的事物。因此说阴阳存在于任何事物之中,这是它的普遍性。《素问·阴阳离合论》曰:"阴阳者数之可十,推之可百。数之可千,推之可万。万之大不以胜数,然其要一也。"这里的"一"就是阴阳。

如一张桌子,有上必有下,有外必有内,有左必有右,那么,上、外、左属阳;而下、内、右则属阴。

又如宇宙之间,天与地,火与水,热与寒,动与静,夏天与冬天……等,如:

天、火、热、动、夏天……都属阳;

地、水、寒、静、冬天……都属阴。

又如以人体而言:

上部、体表、背部、六腑……都属阳;

下部、内脏、腹部、五脏……都属阴。

世界万物,都存在着对立统一的两个方面,因此都可用阴阳来代表这两个方面的属性。所以说阴阳有普遍性,阴阳普遍存在于一切事物之中。

但是事物的阴阳属性不是绝对的,在一定的条件下,阴阳的属性是相对而言的。如以温热寒凉来说:

来,日月相推则明生焉。寒往则暑来,暑往则寒来,寒暑相推而岁成焉。"日月交替为一天,寒暑往复则为一年。一天、一年变化,都是由于相互关联的对立双方运动的结果。由此推演,进而认识到自然界的任何事物都包含着阴阳相互对立的两个方面。如白天与黑夜,晴天与雨天,寒与热……正是由于这种相互对立,正反两方面的相互作用,促使了事物的发生与变化,进一步就把这相对的两方面用阴和阳来进行概括,从而上升为理论,例如《易传》的"阴阳消息盈虚",《易·系辞》的"一阴一阳之谓道"以及"阴阳不测之谓神"等,则已经形成了一种阴阳的理论了。那么什么叫阴阳呢?

一、什么叫阴阳

阴阳是对自然界相互关联的某些事物和现象对立双方的概括。它代表同一事物内部相互对立的两个方面,又代表两个相互对立的事物。

代表同一事物对立的两个方面的,如:

$$
同一宇宙 \begin{cases} 阳—阴 \\ 天—地 \\ 日—月 \\ 昼—夜 \end{cases}
$$

同一桌子: 上一下

代表相互关联的某些事物和现象对立的双方,如:

阳	阴
活动的	静止的
上升的	下降的
炎热的	寒冷的
明亮的	晦黯的
功能的	物质的
亢进的	衰退的

由此可见,阴阳学说中的所谓阴阳,是指一切事物和现象相互对立统一双方的一种抽象概括。同时它也代表着某一事物和现象的双方属性。

二、阴阳学说的朴素唯物观

为什么说阴阳学说是古代的朴素唯物论和自发的辩证法呢?

这里举两段原文来说明:

《素问·阴阳应象大论》:"阴阳者,天地之道也,万物之纲纪,变化之父母,生杀之本始,神明之府也。治病必求其本。"

"道"是规律的意思,"纲纪","纵者为纲,横者为纪;大者为纲,小者为纪,这里可理解为纲领的意思。"父母"即指阴阳,万物的生成变化,都本于阴阳运动的变化,故比为父母。"生杀"生是新生,杀是消亡。"神明"就是指物质世界变化无穷,不依人的意志而转移。"神明"出于阴阳,所以称阴阳为神明之府。

本段原文指出:

1. 世界是物质的。

2. 事物是不断运动,不断变化的,事物发展变化的根本原因就在于事物内部阴阳的对立两方的对立统一运动。

3. 阴阳并不是事物的本身,而是事物内部矛盾两方的抽象概括。

4. 阴阳两方普遍存在于宇宙一切事物之中。

《素问·六微旨大论》:"夫物之生从于化,物之极由乎变,变化之相薄,成败之所由也……成败倚伏生乎动,动而不已则变作矣!"

这段原文,我们在绪论里已解释过。这里引用这段原文,可以说明阴阳学说是认识、解释物质世界的古代朴素的唯物论和辩证法。

三、阴阳学说的基本内容

(一) 阴阳的普遍性、相对性及其可分性

阴阳既是一切事物对立统一两个方面的概括,又是代表相互关联的两个对立的事物。因此说阴阳存在于任何事物之中,这是它的普遍性。《素问·阴阳离合论》曰:"阴阳者数之可十,推之可百。数之可千,推之可万。万之大不以胜数,然其要一也。"这里的"一"就是阴阳。

如一张桌子,有上必有下,有外必有内,有左必有右,那么,上、外、左属阳;而下、内、右则属阴。

又如宇宙之间,天与地,火与水,热与寒,动与静,夏天与冬天……等,如:

天、火、热、动、夏天……都属阳;

地、水、寒、静、冬天……都属阴。

又如以人体而言:

上部、体表、背部、六腑……都属阳;

下部、内脏、腹部、五脏……都属阴。

世界万物,都存在着对立统一的两个方面,因此都可用阴阳来代表这两个方面的属性。所以说阴阳有普遍性,阴阳普遍存在于一切事物之中。

但是事物的阴阳属性不是绝对的,在一定的条件下,阴阳的属性是相对而言的。如以温热寒凉来说:

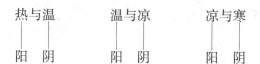

热与温比较,则热为阳,温为阴;但以温与凉比较,则温又为阳,凉为阴;再以凉与寒来比较,凉为阳,而寒为阴。因此说相互关联的事物,其中对立的一方改变,则阴阳属性也随之改变,这是阴阳属性的相对性。

阴阳的可分性表现在,阳中还可以分阴阳,阴中还可以分阴阳。如:

昼为阳　　　　　　　　　　　夜为阴
上午为阳中之阳　　　　　　　前半夜为阴中之阴
下午为阳中之阴　　　　　　　后半夜为阴中之阳

《素问·金匮真言论》:"阴中有阴,阳中有阳。平旦至日中,天之阳,阳中之阳也;日中至黄昏,天之阳,阳中之阴也。合夜至鸡鸣,天之阴,阴中之阴也;鸡鸣至平旦,天之阴,阴中之阳也。"如图1-1所示:

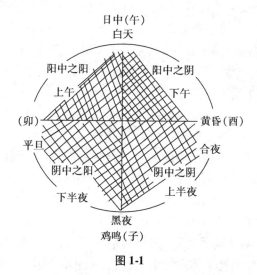

图 1-1

从上段原文,正说明阴阳是可分的,宇宙间任何事物都可分阴阳,任何一种事物的内部还可以分为阴阳两个方面;因此说阴阳有普遍性,也有相对性及其可分性。

(二) 阴阳的对立斗争

普遍存在于一切事物中的阴阳两个方面,是相互对立的。如力学中的作用与反作用,物理学中的阴电和阳电,它们之间之所以是相互对立的,主要表现于它们之间是相互制约,相互斗争的,有制约才有规律性,有斗争才有发展(制就是牵制,约就是约束),相互制约是说对立着的任何一方都对另一方起着制约的作用。如图1-2所示：

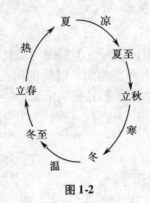

图1-2

一年之间,春、夏、秋、冬为什么有温、热、凉、寒气候的变化呢? 中医很重视节气的变化,从立春以后,天气一天天转温暖,立夏以后天气一天天由温转炎热,立秋以后天气由热转凉,立冬以后天气由凉转寒冷。春夏之所以温热,是春天阳气上升抑制了秋冬的寒凉之气。秋冬之所以寒凉,是因为秋天阴气上升,抑制了春夏的温热的结果,这是自然界阴阳斗争、相互制约的结果,年复一年,有它的规律性。《类经》说:"动(阳)极(极点)者镇(制约)之以静(阴),阴亢(亢盛)者胜(制约)之以阳。

这里说明,阴与阳,动与静,相互斗争相互制约的关系。

在中医学中,阴常代表营养物质或器质性的东西,《内经》所谓:"阴有形";而阳常代表功能活动或功能的一面,《内经》所谓:"阳化气"。人体正常生理情况下,阴阳两方面是相互对立、相互斗争的,但斗争的结果是相互制约,使阴阳两方面取得相对的动态平衡,这就是《内经》所说的"阴平阳秘"。若这种平衡被破坏,就是疾病的发生,也就是《素问·阴阳应象大论》所说的"阴胜则阳病","阳胜则阴病"。如感冒发烧,常引起口渴、发烧是阳胜,口渴是因为发烧过多地消耗了体内的水分,这就是"阳胜则阴病"的一个例子。又如,受寒凉引起的腹痛、腹泻,寒凉属阴,腹泻是因为寒伤肠胃的功能,功能属阳,这就是"阴胜则阳病"的一个例子。

(三) 阴阳的依存互根

阴阳既是相互对立的,又是相互依存的,任何一方都不能脱离另一方而单独存在,每一方都以另一方为存在的条件;如果一方不存在,则另一方也必然消亡。如这张桌子,没有上面,就没有下面,这间教室,没有内面,也就无所谓外面,这块黑板,没有左边也就不存在右边,因为它们是一个事物的相互对立的两个方面,所以上下、左右、内外是相互依存而存在的,这种阴阳相互依存的关系又称为"互根"。

这里再举一个阴阳互根在中医学中应用的例子。《素问·阴阳应象大论》说:"阴在内,阳之守也;阳在外,阴之使也。"(守是留守的意思,使是使用的意思。)"阴"指精、血、津液等有形的物质;这里的"阳",指阳气即人体的功能活动和抗病能力而言。

阴隐藏在身体内部,是产生功能的物质基础,所以阴为阳之守,阳表现于身体的外部,是内在物质运动的表现,所以阳为阴之使。如果阴阳双方失去了互为存在的条件,有阳无阴是谓"独阳",有阴无阳是谓"孤阴",那么人体也就会归于消亡。《类经·阴阳体象》说的"阴无阳不生,阳无阴不长",就是这个道理。

(四)阴阳的消长转化

阴阳的消长转化是阴阳运动变化的基本形式。相互对立、相互依存的阴阳双方不是处于静止不变的状态,而是处于"阳消阴长"或"阴消阳长"的消长变化之中。如春夏秋冬的转变,由夏到冬是"阳消而阴长"的变化过程,由冬到夏是"阴消而阳长"的变化过程,在正常情况下,由于相互间有着制约的关系,因而总是维持在一定的限度之内,也就是保持着相对的动态平衡状态。《素问·脉要精微论》说:"冬至四十五日,阳气微上,阴气微下;夏至四十五日,阴气微上,阳气微下。"冬至四十五日是经过小寒、大寒而到立春的节气,立春后天气转暖是"阳气微上,阴气微下"。夏至四十五日是经过小暑、大暑而到立秋的节气,立秋后天气转凉,是"阴气微上,阳气微下",由于阳长始于冬至节,阴长始于夏至节,故有"冬至—阳生,夏至—阴生"之说。如图1-3所示。

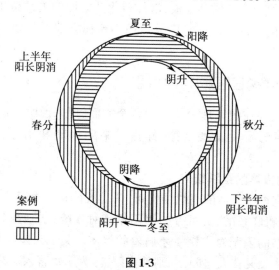

图1-3

就人体而言,功能活动(阳),必然要消耗一定的营养物质(阴)。当人体工作、劳动的时候,便是阴消阳长的变化,而人体的营养物质从饮食中吸收时,又需要消耗一定的阳气(能量)。因此,当人体在饮食物消化、吸收的时候便是"阳消阴长"的变化。这种阴阳消长的变化,维持着人体正常的生理功能,也就是"阴平阳秘"的动态平衡状态,若阴阳消长超过一定限度,不能保持相对的平衡时,就出现阴阳偏盛、偏衰的病理状态。如阳偏盛(功能亢进)就要过多地消耗物质,使阴亏少,所以说"阳胜则阴病",又如阴偏盛,则需要消耗过多的阳气,使阳虚衰,所以说"阴胜则阳病。"

关于阴阳的转化,是说事物的阴阳两方发展到一定阶段,在一定条件下,可以发生向相反的方面转化,即阳可以转化为阴,阴可以转化为阳。《素问·阴阳应象大论》说:"重阴必阳,重阳必阴","寒极生热,热极生寒",就是说阴发展到极点可以转化为阳,阳发展到极点可以转化为阴。同样寒发展到极点也可以转化为热,热发展到极点也可能转化为寒。但是这种转化要有一个先决条件,在人体来说,那就是机体正气的盛衰。如:

发高烧的病人,出现壮热、口渴、出大汗、脉数等症状,如果阳热极盛,在某些情况下,持续几天高烧后,就有可能突然出现面色苍白、四肢冰凉、脉象微细欲绝等阴寒盛的危象,这就是"重阳必阴"或"热极生寒"的表现,因为阳气消耗太多了。

又如病人受严寒袭击,寒邪外侵出现,病初怕冷、恶寒等症状,如果不及时治疗,就有可能转变为不恶寒,相反地出现高烧、口渴的阳热证,这便是阴转化为阳,或叫寒极生热。

以上阴阳对立斗争,依存互根,消长转化几方面的关系是相互联系,相互影响,互为因果的。临床运用时应灵活而不能孤立地看问题,下面我们再谈谈如何灵活运用。

四、阴阳学说在医学中的应用

阴阳学说贯穿在中医理论体系的各个方面,用来说明人体的组织结构、生理功能,疾病的发生发展规律,并指导临床诊断和治疗。具体如何运用呢?

(一) 说明人体的组织结构

阴阳学说在说明人体的组织结构时,认为人体是一个有机整体。一切组织结构,既是有机联系的,又可分为阴阳相互对立统一的两部分,也就是说,人体是一个复杂的阴阳对立统一矛盾着的整体。关于人体的结构,《素问·金匮真言论》说:"夫言人之阴阳,则外为阳,内为阴。言人身之阴阳,则背为阳,腹为阴。言人身脏腑之阴阳,则脏者为阴,腑者为阳,肝、心、脾、肺、肾五脏皆为阴,胆、胃、大肠、小肠、膀胱、三焦六腑皆为阳。"如表1-1所示。

表1-1

	阳	阴
人	外	内
人身	背	腹
脏腑	腑 胆、胃、大肠、小肠、膀胱、三焦	脏 肝、心、脾、肺、肾

五脏之中又分阴阳。如《素问·金匮真言论》:"故背为阳,阳中之阳心也;背为阳,阳中之阴肺也。腹为阴,阴中之阴肾也;腹为阴,阴中之阳肝也;腹为阴,阴中之至阴脾也。"具体到每一脏,又可分阴阳,如心有心阴、心阳,肾有肾阴、肾阳等等。

总之,人体的组织结构虽然关系复杂,但都可以用阴阳来概括,正如《素问·宝命全形论》说:"人生有形,不离阴阳。"

(二)说明人体的生理功能

人体的正常生命活动,是由于阴阳两方面保持着对立统一的协调关系,使阴阳处于相对的平衡状态的结果,属于阳的功能与属于阴的物质之间,形成对立统一的关系。营养物质(阴)是产生功能的基础,而功能活动(阳)又是营养物质的能量表现。例如:属于阴的精、血、津液等物质,是由脏腑的功能活动将饮食消化而生成的,而人体各脏腑器官等的功能活动,又是以这些精、血、津液为基础而产生的阳气作用的结果,所以说没有阴精就无以产生阳气,而没有阳气的作用,又不能化生阴精,这样的阴阳转化维持着人体处于相对的动态平衡之中。《素问·生气通天论》曰:"阴平阳秘,精神乃治。"如果说这种阴阳相对平衡的状态遭到了破坏,出现了阴阳的偏胜偏衰,那就是由生理状态而变为病理状态了。

(三)说明人体的病理变化

疾病的发生是阴阳失去相对的平衡,出现偏胜偏衰的结果,其病理变化均可以阴阳学说来概括阐明。如:

春天感冒常出现发热、咳嗽、口渴等症状,这是因为春天的风热之邪侵入人体皮毛汗孔,引起人体阳气偏胜而发热,这叫"阳胜则热"。冬天受寒出现腹痛、腹泻、身体蜷缩怕冷等症状,这是因为寒邪损伤人体肠胃的阳气而致,这叫"阴胜则寒"。

以上两种情况是发病较急的例子,还有一些慢性病,由于病久严重消耗了人体的阳气或阴精，出现阳虚或精亏的情况。如：

久泻不愈，人体脏腑功能低下，出现腹泻的同时有畏寒、手足发凉，这是因为阳气虚到一定程度，阳不能制约阴，阴偏盛而出现寒的症状，叫"阳虚则寒"。再若热病后，因过多消耗了人体的精、血、津液，出现午后低烧，两颧泛红，甚至夜间睡着了出汗，这是因为阴精亏损到一定程度，阴虚不能制约阳，阳偏盛出现的热象，这叫"阴虚则热"。

以上所举的例子，后者的寒与热，是虚寒、虚热，与前者的感冒发热、腹痛怕冷的寒热不同。当然有些慢性病也可出现阴阳两虚的证候，今后将要在有关章节中详细讲解。

（四）用于疾病的诊断

由于疾病发生、发展的根本原因是阴阳失调，所以任何病证，尽管它的临床表现错综复杂，千变万化，但都可用"阴证"和"阳证"加以概括。在临床诊断疾病时，我们首先要用望、闻、问、切四诊全面收集疾病的证候表现，然后加以综合分析，用阴阳来归类，如表1-2所示。

表 1-2

	望色	闻声	问症	切脉
阴	晦黯	低微	恶寒	沉细
阳	鲜明润泽	洪亮	高热	浮数

又如前面所说"阳胜则热"的病就是"阳证"，"阴胜则寒"的病就是"阴证"，所以《素问·阴阳应象大论》曰："善诊者，察色按脉先别阴阳……"。

（五）用于疾病的治疗

疾病发生以后，出现阴阳偏盛偏衰的病理变化，我们治疗时首先要考虑调整阴阳，使之归于平衡，这是治疗原则。如：偏盛是有余之证，则治疗需损其有余，其治则是"寒者热之"、"热者寒之"。就是说热证用寒凉药来治疗，清热或泄热，寒证用温热的药来祛寒温阳，这样将有余的寒或热消去，这也叫"实则泻之"，使阴阳重新归于相对平衡状态。偏衰的虚证是不足之证，则治疗需补不足。如阴虚而热的证候，则需补阴退热；对于阳虚而寒的虚寒证则需甘温助阳。这叫"虚则补之"的治则。所以《素问·至真要大论》说："谨察阴阳所在而调之，以平为期。"

另外在临床用药时，要结合药物的性味来分阴阳。如：

寒凉滋润药物属阴，温热燥烈的药物属阳；酸苦咸味的药物属阴，辛甘淡渗的药物属阳；有敛降作用的药物属阴，有升散作用的药物属阳，治疗时以药物性味、作用的阴阳来调整人体的阴阳，使之归于平衡。

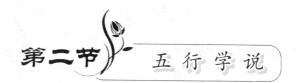

第二节　五行学说

一、什么叫五行

五，即木、火、土、金、水五种物质。行，是运动变化的意思。五行，就是木、火、土、金、水五种物质的运动变化。

五行，原本叫做"五材"，它是我国劳动人民在长期生活和生产实践中认识到的人们生活不可缺少的五种物质。如《左传·襄公》曰："天生五材，民并用之，废一不可。"这里所说的五材，即指木、火、土、金、水五种物质而言。又如《尚书·大传》说："水火者，百姓之所饮食也。金木者，百姓之所兴作也。土者，万物之所资生也，是为人用。"这就说明金、木、水、火、土等五种物质，是人民生活必需的东西，特别是"是为人用"更指出了五材是人们的日常用品。

通过人们长期的生产实践，更进一步认识到这五种物质，可以结合成各种事物，是构成宇宙万物的物质基础，成为人们日常生活中不可缺少的五种物质元素。如《国语·郑语》说："故先王以土、金、木、水、火杂以成百物。"这里所谓"先王"，是古代的一种尊古思想，实际上是劳动人民。从"杂以成百物"，是说这五种物质，可以变化成其他物质，用现代的话来说，就是组成各种事物的"元素"。这种世界事物是物质构成的，以及构成事物的"元素"的认识，无疑是古代朴素的唯物论。

二、什么是五行学说

五行学说也和阴阳学说一样，同是属于我国古代哲学范畴，是朴素的唯物论和自发的辩证法思想。古代劳动人民在五行的基础上，进一步把五种物质的属性，加以抽象推演，并以五行之间的相互资生、相互制约的理论，用来说明整个物质世界，从而使最初的五行，逐渐上升为理论，形成了五行学说。例如《尚书·洪范》说："五行，一曰水，二曰火，三曰木，四曰金，五曰土。水曰润下，火曰炎上，木曰曲直，金曰从革，土爰稼穑。"这里所记载的五行，已开始脱离原初的五种物质，从属性上开始抽象化了。据有些书上的记载，大概从《管子》五行、四时、幼官、幼官图等篇，《吕氏春秋·十二纪》和《礼记·月令》等时起，五行学说就形成了。

五行学说形成以后，和阴阳学说一样，运用到医学中来，借以说明人体生理、疾病及其与外在环境的相互关系，特别是阐明人体的整体观念，并指导了

17

临床的诊断和治疗。

三、五行学说的基本内容

（一）对事物属性的五行归类

原始的木、火、土、金、水五种物质，上升为五行学说以后，基本上已经不是五种物质的本身，而是作为事物属性的抽象概念。如上面所引证《尚书·洪范》所说的："水曰润下，火曰炎上，木曰曲直，金曰从革，土爱稼穑。"水之性，湿润而下行；火之性，炎烈而向上；木之性，柔和能曲能直；金之性，坚韧，从火化可变革；土之性，善长养万物，这基本上就是指的五种属性的抽象概念。后代医家运用五行学说来说明人体的脏腑组织生理、病理现象。怎样来说明呢？就是将人体的脏腑、组织、器官以及与人类生活有关的自然事物，以取类比象（取其现象、同类相比）的方法，用五行归类，再运用五行生克的理论来进行说明。如：

木性——生发、柔和，凡具有这种特性的，便概括称之为木。

火性——阳热、上炎。凡具有这种特性的，便概括称之为火。

土性——长养、变化。凡具有这种特性的，便概括称之为土。

金性——清肃、坚韧。凡具有这种特性的，便概括称之为金。

水性——寒润、下行。凡具有这种特性的，便概括称之为水。

表1-3

自 然 界						五行	人 体				
五味	五色	五化	五气	五方	五季		五脏	六腑	五官	形体	情志
酸	青	生	风	东	春	木	肝	胆	目	筋	怒
苦	赤	长	暑	南	夏	火	心	小肠	舌	脉	喜
甘	黄	化	湿	中	长夏	土	脾	胃	口	肉	思
辛	白	收	燥	西	秋	金	肺	大肠	鼻	皮毛	悲
咸	黑	藏	寒	北	冬	水	肾	膀胱	耳	骨	恐

从表1-3可以看到，它主要说明了三个问题：

1. 以五行的性能，说明了五脏的功能。例如：木主生发，所以肝主疏泄；水性润下，所以肾主藏精。这里仅举两个例子，下章脏腑中将详细介绍。

2. 形成以五脏为主体的五个功能活动系统。如心、小肠、血脉、舌、喜等。

3. 这五个功能活动系统，与外在自然环境之间的对立统一联系。如肝气旺于春，春天多风等。

（二）五行的生克关系

五行学说的归类，如何说明它们之间的关系呢？主要是以五行生、克、

乘、侮来说明事物的相互关系,五行的生克关系是事物发生、发展的正常规律。

1. **什么叫相生** 相生即滋生、养育的意思,有促进作用,所谓"生者,养也"。就是阴阳之气相互养育而化生,五行的相生次序在《白虎通义》是这样表述的:

木生火者,木性温暖,火伏其中,钻灼而出,故木生火;

火生土者,火热故能焚木,木焚而成灰,灰即土也,故火生土。

土生金者,金居石依山,津润而生,土成山,山必生石,故土生金。

金生水者,少阴之气,润泽流津,销金亦为水,所以山云而从润,故金生水。

水生木者,因水润而能生,故水生木也。

上述这种说法,仅是说明了这种相生关系的由来。实际上自从五行上升为理论以后,已用于说明宇宙事物在运动变化发展过程中的相互促进的关系。

五行相生的关系,从《难经》开始,又发展为母子关系,就是说每一行均有"我生"和"生我"两个方面。生我者为母,我生者为子。如:木为母,则火为子,叫"木生火"。若以火为母,则土为子,叫"火生土"。依此类推。(图1-4)

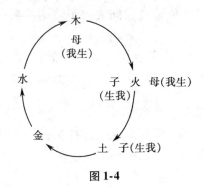

图 1-4

2. **什么叫相克** 相克就是克伐、抑制的意思,或者说是制约的作用,所谓"克者,制约也"。即防其生之太过,制止而约束的意思。五行相克的次序见图1-5所示。

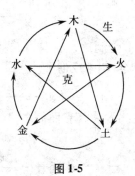

图 1-5

五行之间的相克关系是相互制约、周而复始的。《素问·宝命全形论》曰:"木得金而伐,火得水而灭,土得木而达,金得火而缺,水得土而绝,万物尽然,不可胜竭。"金坚能伐木,木壮则土裂,土厚则水阻,水多能灭火,火焚能灼金。这是五行之间相克的关系。这种相克关系又进一步推演所胜与所不胜的关系。每一行均有"我克"与"克我"两个方面。我克者为所胜,克我者为所不胜。

五行相生相克的关系,是一个正常生克制化的关系;一生一制得以维持事物正常向前发展。两者必须协调,若不协调,就为反常现象。如《类经图翼》说:"造化之机,不可无生,亦不可无制,无生则发育无由,无制则亢而为害。"所以说,自然界一切事物的运动变化,都存在着相互资生,相互制约的关系。生中有制,制中有生,相反相成,才能运行不息,变化无穷。

(三) 五行的乘侮关系

五行的乘侮是事物发展的反常现象,若在人体则为病理现象。

1. **什么叫相乘** 相乘就是乘袭的意思,乘其虚而袭之,也就是相克得太过,制约超过了正常限度,使事物之间失去了协调关系的表现。这种现象可分两个方面:

一是被乘者本身不足,乘者乘其虚而袭之,如:

$$
\begin{array}{ccc}
木 & 克 & 土 \\
| & & | \\
乘者 & & 被乘者
\end{array}
\qquad
\begin{array}{c}
木乘土虚 \\
\longrightarrow \\
乘土之虚而侵袭之
\end{array}
$$

另一是,乘者亢极,不受他克而乘之。如以木来说:金克木,木亢极,不受金之制约。金无权克制木,木亢来乘土。

$$金\xrightarrow{克}木\xrightarrow{克}土$$

$$金\longrightarrow木亢\xrightarrow{乘}土$$

2. **什么叫相侮** 相侮就是欺侮的意思,恃己之强,侮彼之弱。相侮又叫反克,也是事物发展的反常现象,破坏了协调关系。这种表现也有两个方面。

一是原来我克者亢极,不受制约,反而欺侮克我者,如金克木,若木气亢极,不受金之制约,反过来克金,叫木反侮金。

$$金\xrightarrow{克}木\qquad木亢\xrightarrow{反侮}金$$

另一是,我克者衰弱,克我者乘其衰而侮之,如木克土,若木虚衰,土乘其衰而侮之,叫土壅侮木。

$$木\xrightarrow{克}土\qquad木虚衰\xleftarrow{反侮}土$$

相乘与相侮,均是事物变化的反常现象,乘侮都是凭其太过之之气,乘袭或欺侮。乘袭为相克之有余,而危害于被克者。欺侮为受克者之气有余,而反侮其克者。这种乘侮现象,使事物相生相克的正常发展遭到破坏。

《素问·五运行大论》:"气有余,则制己所胜,而侮所不胜。其不及,则己所不胜,侮而乘之,己所胜轻而侮之。"如图1-6所示。

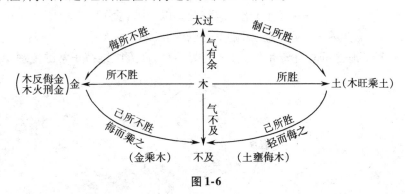

图1-6

中医学中运用五行学说的五行归类方法,以及生克乘侮的变化规律,来说明人体内在脏腑之间以及人与自然之间的关系,具体解释人体生理、病理现象,并指导着临床诊断和治疗。

（一）说明人体与自然界的关系

五行学说将人体的五脏和自然界的有关事物分别归属于五行,从而说明人体和自然界事物同类之间有相互促进、相互资生和相互适应的作用。如春应东方,春天多风,风气主令,春气主生发,万物于春而滋生,木味酸,人体肝与春相应,肝气旺于春,肝主人身生发之气,五味之酸味入肝。五脏分主五时、五味入五脏、五脏主五色等都是根据这个关系而来的。

（二）说明脏腑的生理功能与相互间关系

人体的五脏分属于五行,以五行之特性来说明五脏的生理活动特点。如:

肝—肝属木。木喜条达,主疏泄,有升发之气。木性条顺畅达,有疏通开泄的作用,肝象木气而属于木。

心—心属火。火性炎上,火为阳热,心阳有温煦的作用。心火容易上炎,故心属火。

脾—脾属土。土有长养、生化万物的特性。脾为生化之源,有消化水谷,运送精微之功,故脾属土。

肺—肺属金。金有清肃、收敛的特性。肺气主肃降,也不能耗散太过,肺气也要收敛,故属金。

肾——肾主水。水性润下,有寒润、下行之特点。肾主人体之水液调节下行,肾藏精为阴精,有润泽的功能,故属水。

五脏之间不是孤立存在的,而是相生、相克的。

相生:木生火——肝(木)藏血以济心(火)。

火生土——心(火)之热以温脾(土)。

土生金——脾(土)化生水谷精微以充肺(金)。

金生水——肺(金)清肃下行以养肝(木)。

这种五脏之间相互资生的关系(见图1-7),使五脏维持正常的生理功能。

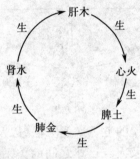

图1-7

相克:就是五脏相互制约的关系。如图1-8所示。

木克土——肝(木)的条达可疏泄脾(土)的壅滞。

土克水——脾(土)的运化可制止肾(水)的泛滥。

水克火——肾(水)的滋润可防止心(火)的上炎。

火克金——心(火)的阳热可制肺(金)清肃太过。

金克木——肺(金)清肃下降可抑制肝(木)的阳气上亢。

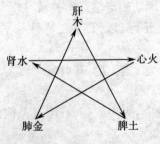

图1-8

(三) 说明脏腑间的病理影响

应用五行学说的相乘相侮关系来说明脏腑之间病变传变规律。如肝病可以传脾,这叫木乘土(相乘关系);肝病木火过亢可侮肺,这叫木亢侮金(相侮关系）。

以上五行乘侮在脏腑的病变，不是必定发生的，这与脏气的虚实有关，虚则病，实则不病。如以肝来说，肝病会影响心，因为它们之间存在母子关系。若心气不虚，即心的功能强健，则肝虽病，不能影响心，发生病变。

（四）用于诊断和治疗

五脏、五色、五音、五味等在五行分类归属上有一定联系。临床诊断根据其外在表现，用望、闻、问、切四诊方法收集的症状，考虑五行的所属，及其生克乘侮的变化规律，来推断病情。如：

面色现青色，口发酸味，两胁疼痛，脉象弦，可考虑为肝病。

面色发黄，口中发甜，腹胀，食少，脉缓而软，可考虑脾病。

面色发红，口中发苦，舌尖发红或糜烂，脉象洪或数，可考虑心火亢盛。

面色发白，口中发辣，咳嗽短气，脉浮，可考虑肺病。

面色发黑，口中发咸，腰疼腿软，脉沉，可考虑肾病。

若脾虚病人，腹胀、腹泻而见面色发青，脉象见弦，可考虑木乘土之证。

若肝火亢盛的病人，见到面色发白、咳嗽、胸痛、脉弦，可考虑木侮金之证。

五行生克乘侮的关系，广泛用于临床治疗，可以收到预期的效果，但在临诊运用时应考虑到两个方面。

一方面，本脏功能太过或不及，均会影响到其他关联之脏的功能，所以首先应该考虑对本脏的病变进行治疗，恢复其功能，以消除对其他脏腑的影响。如：

肝气郁滞可出现两胁痛、腹胀满、食不下等症状，我们首先考虑肝本脏气郁，影响到脾胃功能不佳，因此先治疗肝，用疏肝理气的治法，使肝气条达，则胀满、食不下的症状，可随之而消失。

另一方面，某一脏的病变，可以通过生克乘侮的关系传变到他脏，也可以由他脏传来，因此治疗时除治疗本脏病变外，还要考虑其与他脏的关系，以控制其传变。如：肝阳上亢，可由本脏肝阴虚而引起，也可以由于肾阴不足，水不涵木而引起。治疗时除补肝阴外，也要考虑滋养肾水，这叫"滋水涵木"。

肝木过旺，脾土虚弱，常出现纳呆、腹胀、腹泻等症状，此为木乘木。治疗时要考虑疏肝和胃，这叫"扶土抑木"。

肺虚咳嗽，气短，乏力，常用健脾补土的方法来治疗，这叫"培土生金"。

心火过旺，心烦不寐，常用滋肾水的方法来治疗。这叫"壮水制火"。

五行乘侮的关系，不但运用于治疗，在临床上也常用于预防传变。如《金匮要略》："上工治未病，何也？……夫治未病者见肝之病，知肝传脾，当先实脾"。就是说技术高明的医生,要治疗未病的脏腑,知道五脏之间生克乘侮的规律,见肝病要考虑到传病于脾的可能,治疗时先实脾,使脾健不受其传变,这是治疗时预防为主思想的体现。

小　结

阴阳五行学说,是我国古代朴素唯物论和自发辩证法的哲学思想。阴阳学说着重说明事物的对立统一关系,用对立斗争、依存互根和消长转化来阐明事物的变化与发展;而五行学说则进一步着重分析事物相互依存,相互制约,用生克乘侮来说明事物间复杂的变化及其发展规律,在医学领域中,则是以脏腑经络为中心。用阴阳五行学说,对人体的生理、病理变化进行分析归纳并指导着临床诊断与治疗,直到今天,仍不失为中医学中基础理论部分。

阴阳五行学说出于殷周,旺于春秋,对当时医学战胜巫术和鬼神论起过巨大的作用,对医学的发展也有很大的促进作用;但是战国末年的邹衍和汉代董仲舒,提倡王权神授、天人感应等,将朴素的阴阳五行学说运用于政治、社会、人事等方面。宣传唯心论,维护封建统治,甚至成为算命打卦、阴阳风水等迷信思想宣传的工具;这与阴阳五行学说本来的面目有本质上的区别,不能混为一谈。

阴阳五行学说具有朴素的唯物论和自发的辩证法思想,其在医学上的广泛运用,对当时的医学发展起过巨大的作用。但是由于当时历史条件的限制,阴阳五行学说还不能全面地阐述事物内部的一切矛盾,有它一定的局限性。它和马克思主义的唯物辩证法不能等量齐观。恩格斯说过:"朴素的辩证法,虽然正确地把握了现象的总画面的一般性质,却不足说明构成这幅总画面的各个细节。"毛泽东同志在《矛盾论》也指出:"古代的辩证法带有自发的朴素的性质,根据当时的社会历史条件,还不能有完备的理论,因而不能完全解释宇宙。"

我个人认为:阴阳学说将阴阳之间的"调和"、"平衡"看成是正常的,而将"失调"和"不平衡"看成是异常的,其实它们是事物运动的两种状态,"调和""平衡"是相对静止状态,"失调"或"不平衡"是显著变动状态,二者都是正常的。辩证法认为事物内部矛盾斗争是绝对的,事物的运动由相对静止状态到显著变动状态是必然的,事物由发生、发展到消亡是必然的;人的生命由生长到死亡也是必然的。医药治病只能维护客观的生长规律,相对地促进尽可能的健康,而不能改变生长到死亡的规律。

用五行属性阐明五脏功能,在理论上也是不完备的。例如:肝除"条达"

24

的特性而外，还有"主筋、藏血"的功能，这是木性所不能全面概括的。

我们对待阴阳五行学说，要用历史唯物主义的观点。中医学在两三千年前就有这样的朴素唯物的理论，这是很伟大的贡献，我们之所以提出它的局限性，是用现代马列主义唯物辩证法思想来指导。我们今天学习中医学，不能泥古，要取其精华部分，古为今用，为今后创造新医药学奠定基础。

25

第二章
脏腑学说与气血津液学说

脏腑学说,古人称之为"藏象",或者叫它"藏象学说"。

一、什么叫藏象学说

对于藏象的涵义,可以做如下的解释:

"藏"与"脏"通。脏即古藏学,后以脏为胸腹内诸器官之总称,故加肉月旁以与"藏"别。

"象",形状也,通作像。凡形于外者皆曰象,也就是征象或征兆的意思。所以唐代著名医学家王冰说:"象,谓所见于外,可阅者也。"意思是说,象是一种征象或形象,是内在脏腑功能活动反映于外,我们可以看到或观察到的一种征迹。

藏象学说就是基于内在的脏腑、联系其功能活动,反映于外的征象,从而根据象以推断脏腑功能活动规律的一种学说。

由于它在论述生理活动规律时,也必然涉及到病理方面,也就是从生理的象和病理的象来互相印证。因而,不像现代医学那样,把生理和病理分开成为两个学科,而是相互印证,相互参照的。由此可见藏象学说,它是中医研究人体脏腑生理功能、病理变化及其相互关系的一种基础理论。

二、藏象学说的形成

中医学的藏象学说,是在长期的生活实践和长期的临床实践中形成的。所以它的产生和发展,有其客观基础,是建立在古代的解剖知识,特别是长期的生活实践和大量临床观察的基础之上的。

(一) 古代的解剖认识

《灵枢·经水》篇说:"若夫八尺之士,皮肉在此,外可度量切循而得之,其死可解剖而视之"。此外在《吕氏春秋》、《战国策》、《汉书》、《山海经》等书中,对人体的解剖知识,也都有大量的记载。这就说明,在我国很早的古代,就有了解剖学。现在来看,这些解剖知识,尽管是很粗糙的,但从《内经》、《难经》所载的人体脏腑的位置、形态、大小、长短、轻重、坚脆以及盛谷多少等,其中有很多是与现代解剖知识相近似的。

(二) 长期生活观察

藏象学说的形成,虽然以古代的解剖学为基础,但更主要的是,通过长期生活现象和病理现象的观察推理而形成的,这也就是名叫"藏象"的原因所在。例如:人体感受了风寒,出现了寒热、咳嗽等症状,风寒是从皮毛入侵人体的,寒热是反映于体表的症状,咳嗽是肺病变后的一个症状,因而认识到肺与皮毛的内在联系。而这种感冒,又常常因为发点汗就减轻了或者就好了,因而就又进一步推论到肺气有宣发作用。又如情志抑郁的人,经常出现胸胁胀满、痞满不适等,又常因发怒或者情志刺激因素引起,胸胁是肝的经脉分布的部位,肝有病很易发怒,因而认识到肝气与情志变化有关,肝气有疏泄的作用。

(三) 大量的临床实践

藏象学说在形成的过程中,不仅是经过长期生产实践和生活实践的观察,这些观察和推论出来的理论,还要在长期临床实践经受检验。例如上述的肺主皮毛的理论,在临床上用宣肺气散风寒的方法,就能治好感冒,因而进一步证实肺主皮毛、肺气宣发的功能认识是正确的。又如上述情志抑郁而出现胁痛的病人,临床上用疏肝理气的方法就能治愈,因而也证实了肝气主疏泄的功能是完全正确的。

总之脏象学说是古人从长期生活、临床实践,以及对人体解剖的粗浅认识的基础上,在阴阳五行理论的指导下,通过综合、分析、比拟推演而概括出来的,经过长期的实践检验,逐渐形成了具有独特理论的藏象学说。

三、藏象学说的内容

藏象学说的主要内容包括两方面:

一是各脏腑组织器官的生理、病理及其相互关系;二是有关精、气、血、津液的生理、病理及其与脏腑的关系。

(一) 脏腑

脏腑(这里谈的脏腑与篇名的脏腑含义不同),是内在脏器的总称,包括五脏、六腑和奇恒之府三类。

脏,藏也(匿藏的意思),即藏在体内的脏器。

腑,聚也,藏货也,犹言府库。

脏包括心、肺、脾、肝、肾五个脏器,称之五脏。

腑又分为六腑和奇恒之府二类:

六腑包括胆、胃、大肠、小肠、三焦、膀胱;奇恒之府包括脑、髓、骨、脉、胆、女子胞,也是六个脏器(女子胞,又名胞宫,即子宫)。

内在的脏器,为什么分为五脏、六腑和奇恒之府呢? 它们的划分原则是什么呢? 下面我们就谈谈这个问题。

（二）脏与腑的区别

人体内脏各有不同的功能,但它们之间在功能上又有共同的特点,脏与腑就是根据各自的共同特点来区别的。

五脏(心、肺、脾、肝、肾)在功能上的共同特点是,主持人体精神意识思维活动和精气的贮藏。

人体精神意识思维活动,都属于神的范畴。人体精气虽然在生命活动中不断在转化为能量而消耗,但又不断地产生和补充,所以精气是生命活动的物质基础,因此精气是以保藏为宜,不应当过分地耗泄。正如《素问·五脏别论》说:"所谓五脏者,藏精气(包括精气血津液)而不写(与泻同),故满而不能实"。满,盈满,这里是指精气的盈满;实,充实,这里是指水谷的充满。这句话讲的意思是,五脏是贮藏精气而不能通泻(传泻水谷),所以五脏藏精气宜满盈而不能像六腑那样充满水谷。

六腑在功能上的共同特点是,主持饮食物的消化、吸收和排泄。它和五脏相反,是泻而不藏,藏了就要发生病变,所以它必须保持经常的疏通。《素问·五脏别论》说:"六腑者,传化物而不藏,故实(指水谷的充实)而不能满也"。

六腑是传导、消化饮食物,而不主贮藏精气,所以它是经常充实水谷,不像五脏那样盈满精气。

总之,脏与腑在功能上的区别是:

$\Big\{$ 五脏——以藏为主,贮藏精气而不泻;主静、主内、属阴。

六腑——以泻为主(以通为用),传化物而不藏;主动、主外、属阳。

虽然两者在功能上有所区别,但五脏精气来源于六腑,而六腑的功能活动又必须依赖五脏精气的供养。因此,五脏与六腑(通过经络的沟通)一阴一阳、一表一里,相互为用,这种关系叫"脏腑表里相合"。

（三）六腑与奇恒之府的区分

奇,异也;恒,常也。奇恒之府即异于常府的意思。因这一类脏器的功能及形状,似脏非脏,似腑非腑,既不完全同于五脏,也不完全同于六腑,所以称为奇恒之府。

那么,它与六腑究竟有什么"异"呢?《素问·五脏别论》对六腑与奇恒之府的区别做了阐述:"脑髓骨脉胆女子胞,此六者,地气之所生也,皆藏于阴而象于地,故藏而不泻,名曰奇恒之府。夫胃、大肠、小肠、三焦、膀胱,此五者,天气之所生也,其气象天,故泻而不藏。"

这就指出了脑、髓、骨、脉、胆、女子胞,这六个脏器是禀受地气而生的,它们都能贮藏阴精,好像大地藏物一样,所以它们总的功能,是主贮藏阴精而不主传泻,所以不同于一般的主泻而不藏的腑。

胃、大肠、小肠、三焦、膀胱禀承天气而生,它们的作用像天气下降滋养万物一样,将水谷精微布散周身,以养各组织器官。所以六腑主传泻而不主贮藏,因为六腑接受浊气(水谷糟粕),不得长久停留,而是依次传泻的,最后经肛门排出体外。

这就指出了六腑与奇恒之府的区别:

六腑,属阳,象天,传化水谷,泻而不藏。

奇恒之府,属阴,藏蓄阴精,藏而不泻。

奇恒之府虽然属阴而又藏精,但它又不同于五脏。

1. 功能上的不同:五脏除藏精气外,还藏神。

2. 形态的不同:奇恒之府为中空器官,与五脏不同。

另外,奇恒之府的功能直接与五脏联系,如心主血脉,肾主骨、生髓、通于脑,女子胞又与肝肾有密切的联系。所以除了胆以外,也可以说它们的功能是包括在五脏功能之内的。正因为如此,本讲义就不另立一节介绍了。

胆为六腑之一,为什么又称之为奇恒之府? 主要是胆所藏的胆汁,虽然参与饮食物的传化,属于腑的功能,但胆汁又与其他传化浊物的腑不同,所以《灵枢·本输》说:"胆者中精之府",因胆藏精华之汁,因而又列入奇恒之府。

总之,因胆分泌胆汁,促进传化物,而列入六腑,又因贮藏精汁而划属为奇恒之府。

四、藏象学说的特点

(一) 以五脏为主体的五个功能活动系统

藏象学说认为人体的功能活动,是与自然界的四时气候、地理环境密切相通应的。在长期的生活、生产实践过程中,通过"象"的观察,形成了以五脏为主体,外应四时阴阳,内系六腑、五体、五官、五志等组成的五个功能活动系统的理论,称之为"四时五脏阴阳"。

"四时五脏阴阳"是藏象学说的理论核心,它是由"四时阴阳"和五脏系统两部分组成的。什么叫"四时阴阳"呢?

古人通过对自然界的长期观察,认为天和地、气和形的上下升降运动,是自然界万物发生与发展的根由,如《素问·天元纪大论》说:"在天为气,在地成形,形气相感而化生万物矣"。气,即风、热、湿、燥、寒,简称为"五气",是四时气候变化的主气;形是指木、火、土、金、水,简称"五行",是构成万物的基本元素。张景岳注云:"形,阴也。气,阳也。形气相感,阴阳合也,合则化生万物矣"。五气是五时的主时之气。主时之气一年中的更替,是五时气候温、热、湿、凉、寒变化的根源,从而促使了生物的生、长、化、收、藏的发展变化。所以《素问·阴阳应象大论》说:"天有四时五行,以生长收藏,以生寒暑燥湿风"。寒、暑、燥、湿、风各有阴阳的属性,风、热(暑)为阳,寒、燥、湿均属阴。四时五气更替所形成的气候变化,也就是自然界阴阳二气升降消长运动的结果。所以《素问》说:"阳之动,始于温而盛于暑;阴之动,始于凉而盛于寒"。阳之动,是指上半年阳长阴消的运动,所以春季为阳气初生之少阳,东方风气主令,气候由冬寒而变为春温;夏季为阳气隆盛之太阳,南方热气主令,气候由春温变为夏热。阴之动,是指下半年阴长阳消的运动,所以秋季为阴气初生之少阴,西方燥气主令,气候由夏热变为秋凉;冬季为阴气隆盛之太阴,北方寒气主令,气候由秋凉变为冬寒。长夏居于夏秋之交,称谓至阴,中央湿气主令,气候潮湿。这就是四时的阴阳消长运动。它也是促进气候变化的一个因素。

"四时阴阳"如图 2-1 所示。

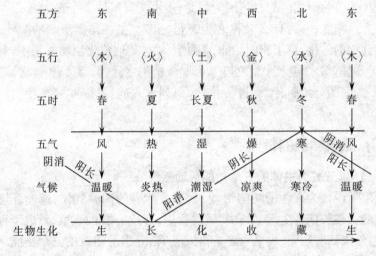

图 2-1

其次,是五脏功能活动系统。

古人对人体的"象",进行了大量观察,认识到人体脏腑之间,与体表五体、五官、九窍等组织都有着密切的联系,从而创立了以五脏为主体的五个功能活动系统的理论。如《素问·六节藏象论》说:"心者生之本,神之变也,其华在面,其充在血脉……肾者主蛰,封藏之本,精之处也,其华在发,其充在骨……肝者罢极之本,魂之居也,其华在爪,其充在筋……脾胃大肠小肠三焦膀胱者,仓廪之本,营之居也,名曰器,能化糟粕,转味而入出者也,其华在唇四白,其充在肌……"。又如《素问·阴阳应象大论》说:肝"在窍为目",心

"在窍为舌",脾"在窍为口",肺"在窍为鼻",肾"在窍为耳"。《灵枢·本输》又提出五脏与六腑的关系说:"肺合大肠,大肠者传道之腑;心合小肠,小肠者受盛之腑;肝合胆,胆者中精之腑;脾合胃,胃者五谷之腑;肾合膀胱,膀胱者津液之腑也。"这些论述,不仅指出了五脏和六腑的主要生理功能,而且也提示出五脏与六腑,皮、脉、肉、筋、骨;面、毛、发、爪、唇,以及舌、鼻、耳、目、口等组织器官的内在联系,形成了以五脏为主的五个功能活动系统。如图2-2所示:

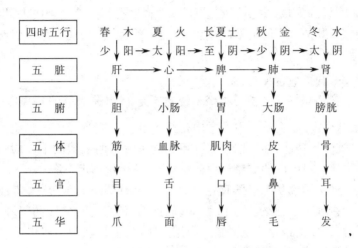

图2-2　五脏功能活动示意图

上述自然界的"四时阴阳"和人体五脏功能活动系统是相互"收受"的,如《素问·金匮真言论》说:"……五脏应四时,各有收受乎? 岐伯曰:东方青色,入通于肝……南方赤色,入通于心……中央黄色,入通于脾……西方白色,入通于肺……北方黑色,入通于肾……"这里的五方,概括了五时五气。入通,即相互通应的意思。所以《素问·六节藏象论》也说:

心"为阳中之太阳,通于夏气";

肺"为阴中之太阴(应为少阴),通于秋气";

肾"为阴中之少阴(应为太阴),通于冬气";

肝"为阳中之少阳,通于春气";

脾"为至阴之类,通于土气(长夏)"。

隆盛之阳为太阳,初生之阳为少阳,由阳转阴为至阴,它既是五脏的阴阳属性,也反映了五时气候阴阳消长变化情况,所以五脏应四时,各有收受,相互通应。

在四时的气候变化中,每一季节都有它不同的特点。相应的脏在气候正常时,生理功能得到促进;气候反常时,相应脏的功能活动也会受到影响。例如长夏多见脾胃功能失常的泄泻。

此外,某些慢性病,往往在气候剧变或季节交换的时候发作或增剧。或从症状出现的情况,如体痛的增减,也能感到气候的变化和交替,这都说明四时气候对五脏系统功能活动的影响。所以藏象学说的五脏功能活动系统,《内经》中称之为"四时五脏阴阳"就是这个道理。

(二) 脏腑既是一个解剖学概念,又是一个生理、病理概念

脏腑学说的形成,主要是依据对"象"的观察而推论出来的,所以中医各脏腑的概念,既是一个解剖学的概念,又是一个生理、病理概念。因此它与西医的心、肝、脾、肺、肾的含义是不完全相同的。如:

心—— 代表它的实体(解剖学上的心)
　　　还包括了一部分神经系统的功能,尤其是大脑的某些功能

明确这个概念,在学习中医学中是很重要的。应当以中医脏腑的概念来理解中医脏腑的功能,如果把中医脏腑和西医所称的脏腑两个不同的概念混为一谈,你就会对中医的藏象学说格格不入,甚至持否定态度。

总之,藏象学说是中医学理论体系的一个重要组成部分,为辨证施治的理论基础,它阐明了中医学的生理、病理、诊断、治疗、方药、预防等理论原则,对临床各科医疗实践起着重要指导作用。所以,清代名医唐容川说:"业医不知脏腑,则病原莫辨,用药无方。"

第一节　脏腑学说

一、五脏

(一) 心

心位于胸中,外有心包络裹护。

心的主要功能,有主血脉、藏神、开窍于舌等。心的这些功能归纳起来,可以从三方面来理解。

1. 主血脉,其华在面

血,即血液。脉,指脉管,是血行的隧道。《灵枢·决气》曰:"壅遏营气,令无所避,是谓脉"。壅遏,堤防之意,这里指脉能约束营气,使其行于一定的经络;避,回避,指营气的流行,因受脉的约束而无所散越。《素问·脉要精微论》也说:"脉者,血之府也"。

心主血脉,是指心脏有推动血液在脉中运行的作用。

心与脉管密切相连,有共同维持血液运行的作用。

人体营养物质的供应(代谢过程中产生的废物的排出),是依靠血液的循环来完成的。由于心脏不停地舒张和收缩,从而使血液在脉道内循着一定方向、一定轨道循环不息,所以《素问·六节藏象论》说:心"其充在血脉",《素问·痿论》说:"心主身之血脉",可见心主血脉的含义,不仅是指脉和血为心所主管,也包括了血液运行在内。

为什么呢?

因为,血液在脉管中,所以能够运行不息,主要是依赖心气来推动的。《素问·平人气象论》说:"心藏血脉之气",气是推动血液运行的动力,而为心所藏。

心与脉相通,心气的推动,使心血在脉管内运行不息,所以心气的强弱,对主血脉以及血液的运行有密切关系,同时也可以从脉搏上反映出来。

例如:心气旺,心血充盛,则血脉运行通畅,反映在脉搏上,节律均匀,跳动不慢不快,从容和缓有力。

反之,若心气不足,推动无力,则血脉运行不畅,可见心悸,脉细无力,甚至节律不整,脉结代(结,脉来缓慢,止无定数;代,脉来缓弱,止有定数);严重的血行瘀滞,可见心痛、四肢不温、唇甲青紫等现象。

人体面部血脉较为丰富,而血脉又为心所主,心气、心血的盛衰,在面部反映较为明显,心与面部的这种内在联系,叫做"其华在面"。

其华在面,是心主血脉功能表现的一个方面。《素问·六节藏象论》说:"心者……其华在面,其充在血脉"。面既然是血脉较为丰富的部位,所以,心气的强弱,心血的盛衰,不仅可以从脉搏上反映出来,也常常表现为面部色泽的变化。如《素问·痿论》说:"心热者,色赤而络脉溢"。溢,满溢。络脉溢,即络脉中的气血充满;热则血妄行,面部络脉中气血充盈,故心热则面色赤。

临床常见,心气衰,血运无力,则面色㿠白,血运迟缓不畅,血郁则面色青紫。

心血不足,脉内血少,则面色苍白无华,心悸。如失血严重,脉内空虚,除见面色苍白外,还可见到芤脉。正如《灵枢·决气》所说的"血脱者,色白,夭然不泽"(夭然,枯槁、无神采的意思)。

心的功能变化,可以反映到面部,所以,我们通过对面部的观察,可以测知心的功能变化。

此外,如果热毒蕴于血分,使血流受阻,郁而发热,可以见到局部的红肿热痛,甚则糜烂溃疡,如热毒之邪犯于上可见口舌糜烂,流于肌肤可疮疡痈肿。

33

由于这些疾病,是因火热之邪侵犯血脉,而血脉又为心所主,所以《素问·至真要大论》说:"诸痛痒疮,皆属于心"。因此中医对某些疮疡肿痛,常用"清心泻火,凉血解毒"的方法来治疗。

2. 藏神

神,是人体生命活动的总称。有广义和狭义的区别。

神 { 广义的神:指整个人体生命活动的外在表现;

狭义的神:指心所主的神志〈古称神明〉,即人的精神意识思维活动。

心所藏的神——狭义的神。

对于人的精神思维活动,现代医学认为是大脑的功能,即大脑对客观外界事物的反映。但中医藏象学说认为,人的思维活动与五脏有关,而主要是属于心的生理功能。这是因为人的精神思维活动,是以精血为其物质基础的,人的精血旺盛,则思维敏捷;精血不足,则思维活动就迟钝。由于心主血脉,肝藏血,脾为气血生化之源,肾藏精,所以这四脏都与神有关,但血输送营养物质,是为心所主,所以神主要属于心的生理功能。

如,《灵枢·邪客》曰:"心者……精神之所舍也"。《灵枢·本神》又说:"所以任物者谓之心。"

任,即担任、接受的意思。这就指出了,接受外来事物而发生思维活动过程,主要是心。我们习惯上常说的"心思"、"伤心"、"心情舒畅"、"细心"也都是指精神、意识、思维而言的。因此精神充沛、意识清楚、思维不乱,即可视为心脏正常的一种表现。反之在心主神志的功能障碍时,则有心烦,失眠、多梦、健忘、心神不安及谵狂,甚至昏迷等症。

《灵枢·本神》又说:"心藏脉,脉舍神",指出了这样一个道理,心主神志的功能与心主血脉的功能密切相关。临床上可见到,由于心血盛衰常影响心神的活动。

例如,心血不足,常影响藏神的功能,而见失眠、多梦、健忘、神志不宁等心神的病变,治疗常用养心血、安心神的方法。

血热扰心,可见神志不清,谵言妄语,甚则昏迷不省人事等症状,如热病的高热神昏,治疗时常用泻热清心,安神开窍等方法。可见心血是神志活动的主要物质基础。

3. 开窍于舌

窍,窟窿、孔洞的意思,这里是指五脏显露于外的孔窍。

心的别络上行系于舌本(别络是经络系统的组成部分,心的别络,即心的经脉别出的络脉),心的气血通于舌,以维持舌体正常的生理功能,所以心脏

34

有了病变,也就从舌体上反映出来。

　　例如:心血不足——舌质淡白,

　　　　　心经有热——舌尖红而糜烂,

　　　　　心血瘀阻——舌质紫黯,或见瘀斑,

　　　　　邪入心包或痰阻心窍——则舌强、语言不利等。

　　总之,由于心脉络于舌,心的气血与舌相通,故可观察舌,以测知心的生理和病理变化,所以说:"心开窍于舌,""舌为心之苗"。

　　舌为心之苗,在临床上有一定的意义,观察舌的变化,就有助于对心病的诊断。另外,对某些舌本身的病变,也常可以从心来论治。

　　如小儿口疮、重舌等病,多用清泻心火的方法治疗。如口疮用导赤散,重舌用三黄泻心汤等。需要说明一点,临床对舌的观察,不单是有助于对心病的诊断,而且也有助于对其他脏腑病变的诊断。这是因为舌除了与心相通之外,肝、脾、肾等脏也都与舌相联系的缘故。

　　舌与其他脏腑相联系的内容,将在诊法的舌诊中再详细介绍。

附:心包

　　心包是心的外膜。膜上分布有络脉,为气血通行的道路,总称为心包络,是心脏的外围组织,所以有保护心脏的作用。在藏象学说中,对于"心"是十分重视的,认为"心为五脏六腑之大主"(《灵枢·邪客》),即心是五脏六腑的主宰,因此,又认为心是不能遭受邪气的侵袭,故有"心不受邪,受邪立死"的说法。因而,心以心包络为替身,凡病邪犯心,必首先侵袭心包络,叫做"心包代心受邪",所以心脏的早期病变,一般认为是心包络的病变。如《灵枢·邪客》说:"诸邪之在心者,皆在于心之包络。包络者,心主之脉也"。心与心包络在临床辨证论治上,基本没有差别,只是程度上有轻重浅深的不同而已。

　　心包络也是一脏,这样加上心、肝、脾、肺、肾就是六脏了。但因其只有保护心脏作用,而在病理情况下,所出现的病证与心是一致的,所以,一般将心包络附属于心,而称做"五脏"。

(二)肺

　　肺的大体解剖部位:肺亦位于胸中,横膈之上。肺位最高,如五脏之盖,故称为"华盖"。张景岳《类经图翼》中记载了华佗的一段话:"肺叫白莹,谓为华盖,以覆诸脏,虚如蜂窠,下无透窍,吸之则满,呼之则虚,一呼一吸,消息自然,司清浊之运化,为人身之橐籥。"《周易·丰》:曰"天地盈虚,与时消息"。盈虚消息,即是指盈则消,虚则必息。消息自然,即为呼吸往来很自如。

　　橐籥(tuóyuè),古代冶金用具,即风箱。

35

肺的生理功能,主要是主气。所以《素问·六节藏象论》说:"肺者,气之本也"(本,源也,肺为气的本源)。肺的生理功能主要就是肺气的功能,它表现有下列几方面:

1. 司呼吸,喉为门户,鼻为外窍

肺脏有司呼吸的作用,是体内外气体交换的场所。肺主呼吸作用是由肺气来推动的。这是肺气的生理功能之一。

中医学把人体肺脏吸进来的氧气叫"清气",呼出的二氧化碳叫做"浊气"。人体通过肺,吸清呼浊,使体内之气与自然界之气进行交换。所以《素问·阴阳应象大论》说:"天气通于肺"。天气即指自然界之气。

因为呼吸运动为肺气所主持,所以肺气不足的病人,表现在呼吸方面,就会出现呼吸微弱而少气。正如《素问·藏象法时论》说:"肺病者……虚则少气,不能报息"。

少气:即气短;不能报息,就是呼吸气短不能接续。所以呼吸少气,是肺气虚的主要症状之一。

肺在呼吸运动中起着主导作用,肺是吸清呼浊,气体交换的场所,这是毫无问题的。但完成整个的呼吸运动,绝不仅仅局限于肺,与心、肾的关系也十分密切(如肺为气之主,肾为气之根,肺主呼吸,肾主纳气;呼出于心,吸入于肾等。这些问题我们将在肺与其他脏的关系中,再行介绍)。

另外,我们再谈肺与喉、鼻的联系。

喉和鼻都是肺气呼吸的通道,因此喉和鼻与肺都有内在联系,这种联系称为"喉为肺之门户"、"鼻为肺窍"。

为什么称"喉为肺之门户"呢?

喉咙既是肺气出入的门户,又是发音的器官,因此喉咙的通气与发音,直接与肺有关。肺气充沛,肺津上润,则喉咙润泽,语声清晰。肺气虚,则懒言低语,语声低微。

肺阴虚(不能滋润咽喉),则可现音哑,语声嘶哑,甚或失音(称为金破不鸣)。

此外,肺受风热,可波及于咽喉,也常见咽喉红肿疼痛等症状。在治疗上,喉的病变,也常从肺来治疗。

"鼻为肺窍"。《素问·阴阳应象大论》说:"肺主鼻"。鼻的通气和嗅觉功能与肺有密切的关系。《灵枢·脉度》说:"肺气通于鼻。肺和则鼻能知臭香矣。"(肺和,即肺气功能正常)指出了肺气正常,则呼吸通利,鼻的嗅觉灵敏。

正因为鼻为肺窍,所以鼻又成外邪侵袭肺的通路。如温热之邪犯肺,多

从口鼻而入。

在病理上,外邪袭肺,肺气不宣,常见鼻塞、流涕、嗅觉不灵等症状;肺热伤津,可见鼻干咽燥;若肺热太盛,还可以见到鼻翼煽动。

在治疗上,鼻的功能失常,也多从肺来论治。如鼻塞流涕,嗅觉失灵,多用辛散宣肺的方法。又如肺热鼻干,鼻翼煽动,多用清泻肺热的方法来治疗。

2. 主一身之气,为后天宗气的化源

宗气是肺吸入的气与水谷精气的结合,积于胸中之气,属于后天之气。宗气上出咽喉以司呼吸,又由胸中贯注心脉而布散周身,以营养周身脏器组织,来维持它们的正常功能(宗气对呼吸和心的搏动有推动作用,又称为动气)。因此,人身之气都与肺气有关,所以肺又"主一身之气"。

宗气之所以能贯注心脉,运行全身而成为一身之气,是因为全身经脉的气血都会聚于肺,称之为"肺朝百脉"(即百脉聚于肺)。正因为肺为百脉朝会的地方,所以宗气得以贯心脉而通达周身。

肺主一身之气,所以肺气不足的病人,除了出现上述"少气不足以报息"的症状外,还可影响到一身之气,出现肢体疲乏、无力等。

另外,谈谈肺司呼吸,与肺主一身之气的关系。肺主一身之气,主要取决于肺主呼吸功能,因为一旦肺失去了呼吸功能,清气不能吸入,浊气不能呼出,宗气不能生成,肺也就失去了主持一身之气的作用。由于人体的呼吸停止,随之心跳也就停止,人的生命活动就结束了。

3. 主宣发与肃降

宣发,即宣布发散的意思。肺主宣发,主要是肺气能够宣发卫气和津液,使之输布全身,以温润肌腠皮肤(是指肺气的向上、向外的运动)。

肃降,是清肃下降的意思(肃,是清静、收敛的意思)。肺主肃降是指肺气具有向下、向内的运动。

(1)肺主宣发,外合皮毛:

肺主宣发,外合皮毛的功能,主要表现在两个方面:

① 宣发气和津液

《灵枢·决气》曰:"上焦开发,宣五谷味,熏肤,充身,泽毛,若雾露之溉,是谓气"。

上焦,指心肺,此处指肺;

上焦开发,指肺气的宣发作用;

宣,布散的意思;

五谷味:这里是指水谷精微(包括气和津液);

气:这里是指宗气而言(详见张景岳对本文的注文),就是说,肺有把气和

37

津液宣散到全身,以温煦皮肤、充养身体、润泽毛发的作用。

皮毛位于体表,是人体抗御外邪的屏障,皮毛是由肺输布卫气和津液所温养的,所以《素问·阴阳应象大论》有"肺生皮毛"之说。

若肺气虚弱,不能宣卫气、津液于皮毛,则见皮毛焦枯。

体虚卫弱,皮毛卫外无力,则易于感冒。

若肺气不宣,卫气失司,肌表不固,可见自汗(肺可宣发卫气,而卫气司汗孔开合)。

② 主呼吸

肺主呼吸,而皮肤之汗孔也有散气以调节呼吸的作用。《素问·上古天真论》称汗孔为"气门",后世唐容川也指出皮毛有"宣肺气"的作用。

以上所说的卫气津液宣发于上焦,以及汗孔为气门,这就构成了"肺主皮毛"的理论根据。

由于肺主皮毛,所以在病理上肺与皮毛有密切的关系。

如肺气不足,宣发功能减弱,可见下述病证:

——自汗。

——表虚易于感冒。

——如果肺气郁闭,宣发失职,见无汗。

——正因为肺主皮毛,司呼吸,皮毛为气门,如外邪侵袭,常由皮毛而犯肺,从而出现恶寒、发热、鼻塞、咳嗽,甚则气喘等肺气不宣的证候。《素问·咳论》说:"皮毛者,肺之合也。皮毛先受邪气,邪气以从其合也。"这就指出了外邪侵袭多从皮毛,进而犯肺的病理特点,这也就是"肺多表证"的原因。

(2) 主肃降,通调水道

肃降,是清肃下降的意思,肺主肃降的功能主要表现在气机升降和津液的输布两方面。

① 气机升降方面:人体的气,是在不断运动着的,上升与下降构成人体的气机活动。肺气是上焦之气,在上之气以下降为顺。肺气清肃下降,才能发挥其主气的作用。如果肺气不能肃降而上逆,就会出现喘咳等症。正如《素问·脏气法时论》说:"肺病者,喘咳逆气"。《素问·大奇论》也说:"肺之壅,喘而两胠满"。胠,qù,音去,腋下。

通过上述的介绍,说明喘息的病机,从肺本脏来说,不外乎是肺气不宣或不降,因而宣肺气和降肺气是治疗喘息的两个原则。

② 津液输布方面:主要是通调水道。通调水道,是指肺气有促进和维持水液代谢平衡的作用,这一作用是由肺气肃降的作用来完成的。

人体吸收水谷津液,一方面由肺气宣发到皮毛,温润肌肤腠理,其中的多余部分(代谢产物),通过皮肤汗孔排泄到体外。另一方面,又要通过肺气的肃降作用,使上焦的水液不断下输膀胱,从而保持小便的通利,以维持体内正常的水液代谢,因而有"肺为水之上源"的说法。

如果肺肃降的功能失常,影响了水液的调节,就会出现:

——津液不布,停聚于肺,可成痰饮,证见胸闷、咳喘、舌苔黄或白腻等,治疗宜宣肺化饮。

——水津代谢障碍,小便不通,水停肌肤,可见水肿,治用宣肺利水的方法。

在治疗上,如因肺不肃降而导致小便不利的病证,可用开肺气以利小便的方法治疗,这种方法又称为"提壶揭盖法"。

上述宣发与肃降,是肺脏生理功能相辅相成的两个方面。肺气有宣有降,气就有出有入,气道通畅,呼吸均匀,保证人体内外气体的交换,宣降相互作用,才能使气血津液外达体表,内润脏腑。

正因为肺气宣发、肃降的功能失常,可引起咳嗽、喘息等证,所以《素问·至真要大论》说"诸气膹郁,皆属于肺"。膹:音 fèn,王冰注曰:"膹谓膹满,郁谓奔迫",指气满胸中,而呼吸迫促。

附:肺为娇脏

"娇":是娇嫩、娇气的意思。肺为娇脏,主要表现在两方面:

一是从发病方面来说。肺主气,司呼吸,直接与外界空气接触,另外,肺主表,外邪侵犯必先从体表入里,往往先影响肺,故肺易于生病,发生咳嗽,所以称为娇脏。

二是从肺的性质方面来说。①肺畏热,喜清(肃)。肺为金脏,喜清肃,热则伤津,肺失肃降。如外寒化热,或内热上冲伤肺,则见发热、咳嗽、口渴、面赤、胸痛、痰中带血,或高热不解、咳喘气急、鼻煽等热灼肺津,肃降失常等病症,故有"肺为娇脏,最怕火刑"的说法。②肺恶寒喜温(润)。肺喜温,温则气和,呼吸通畅,宣卫气以固表。若肺气虚,卫气减弱,肌腠不固,寒邪易袭,则见发热恶寒、咳嗽咯痰、鼻塞流涕等表寒证。

另外,肺为水之上源,肺寒则阳不化水,津液不布,则为痰为饮。

所以前人概括为"肺主清肃,畏热畏寒,火刑则金烁,水冷则金寒"。这就指出了肺脏的特性。

肺畏寒喜温,畏热喜清,是不是矛盾呢? 不! 实际上是说,肺怕火热之邪伤其阴分,又怕水寒之邪伤犯肺气。

肺既恶热,又怕水寒,这就提示了肺脏的用药原则。①宜滋润(肺阴),

②宜温(温则肺气和)。

(三) 脾

脾位于腹腔(属于中焦),脾在胃之左。《素问·太阴阳明论》说:"脾与胃以膜相连"。

脾的生理功能,与现代医学所说的脾不同。藏象学说中的脾,是消化、吸收、转输、排泄功能的主要器官,由于人体的消化、吸收功能十分重要,是后天水谷精微化生之源,故前人把脾胃合称为"后天之本"。脾的生理功能,主要是脾气的作用,主要表现在两个方面:一是脾气的作用,二是脾之外窍。

1. 主运化、升清

运,即转输;化,即变化。脾主运化的主要含义,是指所有饮食物(包括水液、食物),都要依靠脾的不断运动而化为精微物质,并由脾将其运输送到全身。

因此,脾气主运化,包括运化水谷精微和运化水湿两方面。

(1) 运化水谷精微,主肌肉、四肢

饮食物入于胃,经过胃与脾的共同消化作用,其中的水谷精微,还需通过脾气的运输布散作用而输送到全身,以营养五脏六腑、四肢百骸以及皮、脉、肉、筋、骨等组织器官,因此,所谓脾主运化水谷精微,实际上,即是指对营养物质的消化、吸收与运输的功能。这与现代医学所讲的脾脏,是两个不相同的概念。

由于营养物质来源于水谷,通过脾胃的消化、吸收、运输,才能营养周身,所以称脾是"后天之本"。又因为营养物质(水谷精微)是生成气血的物质基础,所以又称脾为"气血生化之源"。

脾的这种作用,是脾气的作用。脾的运化功能强健,习惯上称之为"脾气健运"(健,有力不倦的意思),脾气健运,则吸收、运输的能力就强健有力。反之,如脾气虚不健运,就会出现腹胀、便溏、倦怠、消瘦、食欲不振及气血生化不足的病证。正如《素问·脏气法时论》所说:"脾病者……虚则腹满,肠鸣,飧泄食不化"。

飧泄:(飧,sūn,音孙),脾虚清阳不升,证见大便清稀泄泻,并有不消化的食物残渣,或见肠鸣腹痛等。

上述的病,是脾气虚,脾不健运,所以临床上就用"益气健脾"的方法来治疗。

脾主升清,"升清"是指脾气有上升的特性。

脾主运化的功能,是脾气的作用。脾将水谷精微上输于肺,再通过心肺的作用而化为气血以营养全身,这就是脾升清作用的体现。这个作用是很重要的。如果脾气不升,则见头晕目眩,运化失司的各种病变。若脾气不升反而下陷,则症见久泻脱肛,或内脏下垂(如胃、子宫下垂等)。

脾主肌肉:人体的肌肉赖水谷精气滋养。但水谷精气必须依赖脾气的运化功能,才能充分地输送到全身以滋养肌肉。所以脾气健运,肌肉营养充足,肌肉才能发达丰满,反之,则肌肉得不到充分营养,就会消瘦,甚则肌肉萎缩。在临床上,脾不健运的患者,除了出现腹满、便溏等症状外,还可以出现肌肉消瘦。一般说脾气健运与否,直接影响到肌肉的营养状况。《素问·痿论》说:"脾主身之肌肉"。《素问集注》:"脾主运化水谷之精,以生养肌肉,故合肉"。就是讲的这个道理。

主四肢:因为脾主肌肉,四肢的肌肉也必赖脾气输送营养,才能维持四肢的正常活动。所以四肢与脾气也是密切相关的,称为"脾主四肢"。

当脾气健运,清阳之气布流全身,输送营养充分时,则肌肉丰满,四肢轻劲,灵活有力。反之,脾失健运,清阳不布,肌肉失养,必致四肢消瘦,倦怠无力,甚则形成萎废不用的痿证。所以《素问·太阴阳明论》说:"脾病而四肢不用,何也? ……四肢皆禀气于胃,而不得至经,必因于脾,乃得禀也。今脾病不能为胃行其津液,四肢不得禀水谷气,气日以衰,脉道不利,筋骨肌肉,皆无气以生,故不用焉。"

"禀":承受的意思。

"至经":《太素》作:"径至"。

"不用"即不为我所用,此处指不能随意举动。

四肢都承受精气于胃,但精气不能直接到达四肢,必须经过脾的转输,四肢才能得到水谷精微的营养,上段《内经》原文就指出了脾与四肢的关系。

所以,临床上,对某些四肢不用的痿证,从脾来论治,就是据"脾主四肢"的理论而制定的,如《内经》中就有"治痿独取阳明"的理论。

(2) 运化水湿,促进水液的代谢与输布

人体水液的输布与代谢,除了与肺气的肃降通调水道有关外,与脾气的运化也有关系。脾气参与水液代谢输布,有促进水液代谢的作用,叫"运化水湿"。因此,脾主运化水湿的功能,也是维持人体水液代谢的重要功能。

在生理情况下,脾在运化水谷精微的同时,还把人体需要的水液运送到周身各组织中去,以发挥其滋养滋润的作用,另一方面,还将代谢的水液,下达于肾与膀胱,最后排出体外。

由于脾的这种运化水湿的功能,既使各组织得到水液的充分濡润,又不致有水湿潴留,从而促进体内水液代谢的平衡。

如果脾运化水湿功能失常,就会造成水湿停留,形成各种水液代谢的病

41

变,例如:

水停于胃:即为停饮,阻塞气机,浊气不降,可见恶心、脘胀、呕吐痰涎、胃脘振动有水声等症。

停于肺:肺气不宣,饮停化痰,痰浊上逆,而见咳喘、咳吐痰涎等症。

停于肠:可见肠鸣、腹泻。

停于肌肤:可见肌肤水肿,因脾虚水湿不运所致,故又称为"脾虚水肿"。

因为脾虚不能健运,可以生痰停水,见腹胀、水肿,所以《素问·至真要大论》有"诸湿肿满,皆属于脾"的论述。

由于上述病症,都是因脾虚运化无力所致,都表现为水湿停留,故有"脾虚生湿"的说法。

这类疾病其根本原因在于脾虚,运化水湿功能失常,所以在治疗上,分别采用"健脾化痰"、"健脾利湿"、"健脾止泻"、"健脾利水"等方法治疗。

脾虚可以导致水湿停滞,这是上面所谈到的,另外我们还可以见到:湿邪内停,又能阻碍脾的运化,进而导致运化水谷失常的病变。

这是因为水湿之邪为阴邪,最易损伤脾之阳气的缘故。所以又有"脾恶湿"的理论。这种由湿邪阻碍脾运化功能所致的病候,习惯上称为"湿邪困脾"。

湿邪困脾的湿邪,来源有两种:①由脾虚水湿不运所产生→湿邪内停;②由外湿内入而致:如夏月过食生冷瓜果,损伤脾气,或自然界湿邪直接侵入中焦。

"湿邪困脾"病证的治疗原则是"健脾燥湿"。

脾气除了主运化作用以外,对人体血液的运行也起着重要作用。脾的这种作用叫"脾统血"。

(3) 主统血

"统":是统摄、控制的意思。《难经·四十二难》称为"脾裹血"。

脾统血是指脾气有统摄血液,使之在脉管内正常运行而不外溢的作用。

统摄血液在脉管中流行而不外溢,当然还有脉的作用,但这里我们主要讲脾的作用。

脾统摄血液的作用,主要是气的作用,正如《血证论·脏腑病机论》所说:"经云脾统血,血之运行上下,全赖乎脾。脾阳虚,则不能统血"。这里说的脾阳,实际是脾气。所以沈自南《沈注金匮》说:"五脏六腑之血全赖脾气统摄"。

脾所以能够统摄血液,是脾气两方面作用的结果:①气为血帅,②脾气主升。

42

因此,脾气旺盛,则能统摄血液于脉管内正常运行而不溢于脉外。它的这种作用,在正常情况下是不明显的。如果脾气虚损,不能统摄血液时血不循经,就可以出现各种出血证。可见脾不统血的失血证,是属虚证。故李中梓《证治汇补》说:"凡血证有脾虚者,当补脾以统其血"。如临床上,多种慢性出血性疾病,月经过多、崩漏、便血、衄血、皮下出血,并见舌淡白,脉细及脾虚症状者,常用"补脾摄血"的方法,以补益脾气,升提脾气,使脾气健旺,恢复其统血的功能,则出血自止。

2. 开窍于口,其华在唇

脾主运化饮食水谷,而水谷从口而入,故在对饮食水谷的受纳与运化方面,口与脾的功能是统一协调的,所以《灵枢·脉度》说:"脾气通于口,脾和则口能知五谷矣。"

脾气健旺,则食欲旺盛,口味正常;

若脾失健运,则可见食欲的改变和口味的异常,如不欲饮食,口淡乏味,以及口腻、口甜等。

这些说明了口与脾在功能上的联系,这种关系叫做"脾开窍于口"。

口为脾窍,所以口味的变化常能反映脾的病变。如:

口甜——脾经有热;

口腻——脾有湿邪(湿邪困脾);

口淡无味,不欲饮食——脾虚不运。

其华在唇:脾主肌肉,口为脾窍,因此口唇也能反映出脾气的盛衰。如:脾气健运,肌肉营养丰富,则口唇红润光泽;脾气不健,运化水谷精微失职,常见口唇萎黄不泽(特别是慢性消化不良的病人)。所以说,脾"开窍于口,其华在唇"。

(四)肝

肝位胁部,它主要的生理功能,表现在气血两方面的作用,即主疏泄,主藏血。

1. 主疏泄

主疏泄是肝气的主要功能。

"疏",疏通,"泄",是通达、宣泄的意思。

肝主疏泄,是指肝气具有疏通畅达的功能。肝气疏通畅达是肝气升发喜条达特性的表现。古人以木气生发、冲和条达之象来形容肝气疏泄功能的正常(条达:指树之小枝畅达;冲和:指柔和的意思)。肝气的疏泄功能,主要关系到人体气机的调畅。

什么叫气机呢? 对这个问题,大家已有初步了解,气机,泛指人体气的运动变化。一般来讲,气的运动不外乎升降出入。气有升有降,有出有入,这是机体脏腑功能活动的正常表现。如果出入失常,升降失序,就表现为内脏功能失调。因此,气机,可以说是对人体脏腑功能活动基本形式的概括。

人体气机的调畅,受着肝气疏泄的影响。肝气疏泄作用影响气机变化主要表现在以下两个方面:

（1）情志方面

情志活动,是神的表现之一,在心的一节里也谈过情志活动,但那是着重谈精神活动与血的关系。而今天讲的精神活动,是讲精神活动与气的关系。

神是以精气为物质基础的,而精气的化生又是与气机密切相关的。肝主疏泄,对气机的调畅起着重要作用,因此,人的精神情志活动,除了为心所主外,与肝也有密切关系。从肝脏来讲,肝主疏泄的功能正常,气机调畅的情况下,人才能气血平和,情绪舒畅。如果肝气疏泄失常,气机不畅,就可以引起情志方面的异常变化,可见肝失疏泄和疏泄太过两种情况。

① 肝气郁结（肝失疏泄而抑郁）

肝气不疏泄而抑郁,气机不能条畅,影响到精神方面,可见精神抑郁、闷闷不乐、多疑善虑,甚则悲痛欲哭。

由于气机不畅,气滞于肝经（同前述症状同时出现）,可见胸胁胀满、乳房胀痛、月经不调等证。这一类证候,就称为"肝郁气滞"或"肝气郁结"。治疗时,用"疏肝解郁"或"疏肝理气"的方法。

② 肝气疏泄太过

肝气疏泄太过,影响精神方面,可出现一系列亢奋的症状,如急躁易怒、失眠多梦等,由于肝气上冲,血随气逆,同时还可见头胀头痛、目眩头晕等症。临床上,把这种情况叫"肝阳上亢",而采用"平肝潜阳"的方法来治疗。

"气有余,便是火",肝阳亢盛还能化火。除了见上述症状外,还可见到面红目赤、口苦等症状,这叫"肝火上炎",治用"平肝泻火"的方法。

还应指出,不但肝病的疏泄失常,能引起情志异常,而且精神情志的异常变化,反过来亦可影响肝气疏泄,发生肝失疏泄的症状。

肝失疏泄→情志异常——因病致郁。

情志异常（大怒或情志不遂）经久不解→肝失疏泄→而见肝气郁结证候—因郁致病。

因此古人就提出了"肝喜条达而恶抑郁"（肝的特性）、"暴怒伤肝"的理论。

（2）消化方面

饮食物的消化,为中焦脾胃的主要功能,而中焦的脾胃升降,又与肝的疏泄、胆汁的分泌有密切关系。

胆与肝相连,内藏胆汁,胆囊向肠内排泄胆汁,以帮助消化。胆汁是哪里来的呢?中医理论认为胆为"中精之府"(《灵枢·本输》),内藏精汁(即胆汁),而胆汁的形成是"借肝之余气,积聚而成"。因此胆汁的分泌、排泄都与肝的疏泄功能有关。

如肝气郁结(失于疏泄)导致胆汁分泌排泄不利,可见口苦、吐黄水、脘腹胀闷疼痛,如胆汁外溢,则发生黄疸,这就是肝失疏泄,胆汁分泌不畅而影响到消化的一面。

另外,临床上最常见的是肝的疏泄功能失常影响脾胃的升降,可以出现消化功能失常的病变(即木克土)。如肝气郁结,致胃气不降,常兼见嗳气、呕吐等症,称为"肝气犯胃"。若兼见脾气不升的腹胀、腹泄等症状,可称为"肝脾不和"。

治疗上常用"舒肝和胃"和"舒肝理脾"的方法来治疗。正如唐容川《血海论》指出的那样:"木之性主于疏泄,食气入胃,全赖肝木之气以疏泄之,而水谷乃化,设肝不能疏泄水谷,渗泻中满之证,在所不免。"

此外,肝主疏泄,还有疏通三焦通调水道的作用。如果肝失疏泄,气机不畅,瘀血阻滞,经脉不利,以致水液不行,常可以引起水肿、腹水。《金匮要略·水气病篇》所说"肝水者,其腹大不能自转侧,胁下腹痛",指的就是这个病证。

2. 肝藏血

肝藏血,包括两方面的含义:①贮藏血液,②调节血量。

唐·王冰说:"肝藏血,心行之,人动则血运于诸经,人静则血归于肝经。何者?肝主血海故也。"

指出:①人体血液除了与心、脾有关外,与肝也有关系。这种关系表现在血液运行上,血液运行在于心,统摄在于脾,而血液的贮藏,则在于肝。又如《素问·五脏生成》说:"人卧则血归于肝",从而说明了肝有藏血的功能。②肝不仅有藏血的作用,还能调节人体全身的血流量。人体脉中血流量的多少与人体活动情况有关,当人在休息(安静)或睡眠状态时,对血液的需要量也相应地减少,"人静则血归于肝经","人卧则血归于肝",当人体活动量加大时,需要的血液量增多(人动则血运于诸经)。显而易见,这种调节血量的作用,也是为肝所主,是肝藏血功能表现之一。

由于肝脏对血液,既有贮藏,又有调节血量的作用。因此,人体各脏腑组织的功能活动,也都与肝有密切关系。

如果肝脏有病,藏血功能失常,就会影响人体的正常活动,同时也容易出

45

现血液方面的病变。如：①藏血量不足：不能满足机体各部的需要，如：血不养目则目干涩、夜盲、视力减退；血不养筋则筋脉拘急、屈伸不利；血不荣络则肢体麻木不仁；血注冲任不足则月经量减少或闭经。②藏血功能减退：可见各种出血倾向，如月经量过多，崩漏，肝不藏血的吐血、衄血。

此情况，多因肝气横逆，气机紊乱，导致肝藏血功能减弱。

肝主疏泄，又主藏血，这是在气机和血液两方面的生理作用。肝之疏泄与藏血之间有着密切联系，这种联系表现在，血液的运行有赖于气的推动，因而肝疏泄功能正常，血亦因之而流通无阻。如《血证论》说："肝属木，木气冲和条达，不致遏郁，则血脉得畅"。如果疏泄失常，则可以引起藏血功能失常，出现各种血液方面的病变。例如：

肝郁则气滞，气滞可使血瘀，气滞肝经，出现胸胁刺痛；滞于胞宫，经行不畅夹有血块。甚或经闭，结于胁下，可见癥瘕等证。

又如，大怒伤肝，肝气上逆，血随气涌，可见面红目赤，呕血衄血，甚或猝然昏仆等。

由于肝藏血，与人体脏腑组织功能有密切联系，其中最主要的有两个器官(筋和目)：

(1) 主筋，其华在爪

什么叫筋？《素问·痿论》曰："宗筋主束骨而利机关也"。《素问·宣明五气》曰："诸筋者，皆属于节"。

宗：总的意思；机关：指关节；属：联络。这就指出筋是一种联络关节、肌肉，主司肢体运动的组织(如肌腱、韧带之类)。

中医认为筋能维持它主司运动的功能，必须依赖肝血的滋养，只有肝血充盈，才能"淫气于筋"(淫：淫溢)，使筋膜得到濡养，从而维持正常的运动。又如年老体衰，肝血不足，筋膜失养，就会引起运动无力，动作迟缓。故《素问·上古天真论》说："丈夫七八，肝气衰，筋不能动"。

在病理情况下所表现的肢体无力、运动失灵、抽搐挛缩、颈项强直、角弓反张、牙关紧闭等症状，大多与肝血不足，筋脉失养有关。造成肝不养筋的原因有以下两种。

① 年老体衰
或久病致虚
或其他原因 〔肝血不足， 〔肢体麻木
(如大失血后，或误治 筋膜失养 或肢体颤动
伤津血而致) 或摆摇不定
  或四肢关节屈伸不利

此为因虚损而致肝不养筋的虚证。

② 邪热内侵,热毒炽盛 ⎱ 热灼肝血, ⎧ 抽搐痉挛
或痰火内扰,热耗津液 ⎰ 筋脉失养 ⎨ 角弓反张
⎪ 牙关紧闭
⎩ 等坚实有力的症状

此为实证。

肝不养筋所出现这些症状,统称为"肝风",这是由于肝不养筋引起的抽搐痉挛,以及肝阳上亢的眩晕等。这些症状都具有动摇不定的特点,所以,称之为"风"。《素问·至真要大论》说:"诸风掉眩,皆属于肝","诸暴强直,皆属于风"。

肝"其华在爪"。肝血的盛衰,不仅影响筋膜的功能变化,同时也可以影响爪甲的荣枯。这是由于"爪为筋之余"的缘故,所以,肝血充盈,则指甲红润,若肝血不足,则可见指甲干枯不荣,脆薄而软,甚则变形或脆裂。《素问·五脏生成》:"肝之合筋也,其荣爪也。"讲的就是这个道理。

（2）开窍于目

祖国医学认为,目与肝的关系极为密切。因为,肝藏血,肝的经脉上通目系,肝血滋养目,故《灵枢·脉度》说:"肝气通于目,肝和则目能辨五色矣"。《素问·五脏生成》也说:"肝受血而能视"。所以肝的功能异常,常表现出目的病变。如:

病机　　　　症状　　　　　　治则
肝阴不足——两目干涩 ⎱
肝血不足——夜盲或视物不明 ⎰ 补肝血

肝经风热——目赤肿痛;　　　疏风清热
肝火上炎——目赤生翳　　　　清肝明目
肝阳上亢——头晕目眩　　　　平肝潜阳法
肝风内动——两目斜视、上吊等症　镇肝息风法

这些说明了肝与目在病理上的联系。

（五）肾

肾脏,位于腰部。《素问·脉要精微论》说:"腰者肾之府",就指出了肾脏的所在部位。大家都知道,现代医学把肾划属泌尿系统。但是,肾在中医藏象学说里,它的功能远远超过这个范围,认为它不仅是人体的泌尿器官,而且还包括了人体的生长、发育、生殖及骨、脑等部分生理功能在内。

因此,中医学十分重视肾的作用,称之为"先天之本"。

肾的主要功能是藏精、主水、纳气等方面。

1. 藏精,主持发育与生殖

精是构成人体的基本物质,也是人体生命活动的物质基础,故《素问·金

匮真言论》说:"夫精者,身之本也"。

身:指整个人体的组织结构。

本:既指构成人体的基本物质,也是生命活动之本源。

精又有广义、狭义之分:

广义的精:包括精、血、津液及部分气,如营气等在内。

肾所藏的精,是狭义的精。这种精因其来源的不同,有先天和后天之分。

① 先天之精:是由父母的生殖之精(父精母血)构成的,是人体胚胎形成时的原始物质。因为这些物质是生命的来源。禀受于父母,来自于先天,故称为"先天之精"。

《灵枢·经脉》所说:"人始生,先成精"。就是指这种先天之精而言,因为这种精具有生命力,因而构成身形和生命。这种精禀受于父母,当人体成形以后,就藏之于肾,成为肾藏之精。因此,它是构成人体的原始物质,具有繁殖后代的作用,故又称"生殖之精"。

② 后天之精:后天之精:来源于水谷,是指饮食物经人体消化吸收后的水谷精微物质。这种精微物质,是由后天之脾胃所化生,所以称之为"后天之精"。

后天之精输送到脏腑,就成为脏腑之精,这就成为脏腑功能活动的物质基础,维持脏腑的功能活动,又能促进人体的生长发育。

先天之精和后天之精不是孤立存在的,两者是相互依存、相互促进的。人出生之前,先天之精的存在,已为后天之精的摄取准备了物质基础;人出生之后,后天之精供养先天之精,使之(指先天之精)得到不断的补充,从而维持了人体脏腑的功能活动,促进人体的生长发育。《素问·上古天真论》说:"肾者主水,受五脏六腑之精而藏之,故五脏盛乃能泻。"这指出肾为水脏、主管闭藏,它接受五脏六腑的精气而藏蓄起来,所以五脏功能旺盛,精气充盈,就能泻之于肾,肾脏的先天之精方能得到不断补充而发挥正常功用。

可见先天之精藏于肾,肾藏先天之精,又不断受到后天水谷之精的供养。

精能化气,肾精所化之气,叫做"精气",简称"肾气"。人体的生长发育及生殖,是肾气的作用。所以肾气的功能是主持人体生长发育。

人体的发育成长至衰老的过程,从年龄上讲,是有一些差异的。一般情况是女子较男子发育稍早。《素问·上古天真论》对人体的生长发育,从肾气盛衰的变迁过程,结合年龄而作出了大体的概括,认为:

女子七岁　　肾气盛
男子八岁　　肾气实 ⟩表现为乳齿的更换(由于肾主骨,齿为骨之余)。

女子 14 岁左右有月经,男子 16 岁左右生殖功能成熟,《内经》中对这种

48

变化说是"天癸至",也就是肾气已盛后,所产生的一种促进性功能成熟的物质。由此推之,男女成长到一定程度,此时达到"肾气平均"的阶段,之后,渐入衰退阶段(女子七七,男子七八、八八),呈衰老,性功能消失。这一生长发育过程,说明人体的生长发育是由肾气所主持。

因此,从人体的生长发育来说,如果人体发育情况与年龄不相适应,这与肾气不足有很大关系。例如,小儿的五迟(立、行、发、语、齿等发育迟缓)、五软(头项、口、手、足、肌肉等的痿软)等证,多由肾的精气不足所致。又因为肾气与先天、后天有关,因而治疗时多从培补脾肾着手。

肾主生殖的功能,表现在两方面:一是肾精是形成胚胎的原始物质,一是性功能也是肾气的作用。

因此,某些不孕症,以及性欲减退和消失、性功能亢进等症,都与肾气有关。

肾的精气包括了功能和物质两方面,物质属阴,功能活动属阳。所以:

$$肾的精气\begin{cases}阴:肾精\\阳:肾气\end{cases}$$

肾阴又称元阴、真阴、真水,是人体阴液的根本,对人身各脏腑起着濡润、滋养作用。

肾阳又叫元阳、真阳、真火,是人体阳气的根本,对各脏腑起着温煦、生化的作用。

火属阳,水属阴,肾藏阴阳水火,所以又称"肾为水火之宅"。

肾阴肾阳,在人体生命活动中占有非常重要的地位。《景岳全书》说:"五脏之阴气,非此不能滋;五脏之阳气,非此不能发"。肾阴是物质基础,肾阳是生命动力,两者结合,成为生长发育、生殖的根本。同时,它们又都是来源于先天,所以说"肾为先天之本"。故肾阴、肾阳虚弱,常为不孕的主要原因之一。小儿发育迟缓,或发育不全,有的也是由先天不足的缘故。

肾阴和肾阳在人体内是相互依存,相互制约的。维持肾阴肾阳的动态平衡,是发挥肾气正常生理功能的重要条件。如果这一动态平衡遭破坏,即形成肾的阴阳失调的病理变化,而出现各种病证。一般有以下三种情况:

(1)肾阴不足,阴不制阳,阴虚阳亢则出现阴虚火旺的证候,可见潮热盗汗、五心烦热、男子遗精、女子梦交等症状。阴虚则内热,此热为虚热。

(2)肾阳虚,阳不制阴,阳虚则寒,出现精神疲惫,腰膝冷痛,形寒肢冷,小便不利和小便频数,男子阳痿早泄,女子宫寒不孕等证(虚寒证)。

(3)腰膝酸软无力,耳鸣,目眩头晕,健忘,而无明显寒象或热象的,则为肾气虚,或肾精亏、精不化气。

因为肾的精气不足,包括肾阴虚和肾阳虚两方面,所以肾阴虚和肾阳虚的本质,都是肾的精气不足,而肾的阴阳又是相互依存,有内在的联系。因此,肾阴虚损到一定程度就会累及肾阳,肾阳虚损到一定程度也可以累及肾阴,成为阴损及阳或阳损及阴的肾阴阳两虚的证候。

2. 肾主水

肾主水,包括两方面的含义:一是肾在五行属水(其气通于冬气,性寒润下行),故称"肾为水脏"。二是肾主持人体的水液代谢。这里指的是后一含义。

水液的代谢,包括两个方面:一是将津液布散到周身,以供养脏腑组织利用;二是将利用后的水液,即代谢的产物,排出体外。

这两个过程,都属于气化作用。所谓的气化,从津液这一方面说,即是由水化为气,由气化为水。由水化气,即津液化为细小物质,输布到周身去,供脏腑组织利用;由气化水,即津液被利用后,再凝集为水的过程。这一津液气化过程,除了肺气宣发肃降,脾气的运化升清作用外,没有肾的阳气温煦作用是完不成的。这是肾主水的一个方面。

另一方面,水液在人体代谢过程中,还有一个升清降浊的过程,这一升清降浊的过程,也必须依赖肾中阳气的气化作用来完成。

水饮入于胃,由脾的运化将其精微(升清)上输到肺,在肺分清浊,清者(一部分)经肺宣发到皮毛为汗,或贯注入心脉,以养脏腑组织;浊者(另一部分)经肺气肃降则下归于肾。下降于肾的水液,又分清浊,经过肾阳的气化作用,清者上升复归于肺,浊者下降则渗入膀胱而为尿。如此循环,便维持了人体水液代谢平衡。如图 2-3 所示。

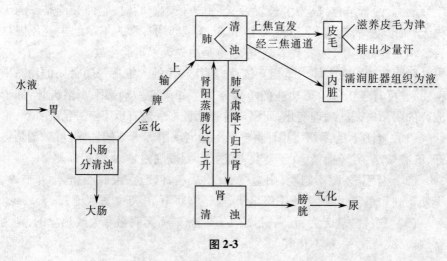

图 2-3

50

需要说明一点，在整个水液代谢过程中，三焦是贯通体内外、上下水液的通道。而中焦脾胃又是清升浊降运动的枢纽。

由此可见，在水液代谢过程中，肾的气化作用是贯彻始终的。如果肾的气化功能失常，就会引起水液代谢障碍而发生水肿、小便失常等病变。所以《素问·调经》说："肾者水脏，主泄液"。《素问·水热穴论》曰："肾者，胃之关也，关门不利，故聚而从其类也。上下溢于皮肤，故谓胕肿（全身浮肿）。胕肿者，聚水而生病也。"

胃主受纳，肾司二阴。饮食物入胃，经过消化吸收，化为二便排出体外，这个排出的关门为肾所主宰，所以说"肾为胃之关"。从后半句来说，主要指出了肾不能主水，水湿停聚而形成浮肿的机制。

3. 主纳气

肾主"纳气"，是指人吸入之气，必须下归于肾（摄纳之处，导引家称为"丹田"、"气海"）。人体的呼吸虽然为肺所主，但与肾有关。故《难经》有"肺主呼气，肾主纳气"$\left(出\xrightarrow[\text{呼出在于肺}]{\text{吸入在于肾}}入\right)$的说法。

这种"肾主纳气"的功能，对于保持人体气道通畅，呼吸均匀有着重要意义。如肾气虚，本源不固，吸入之气不能下归于肾，就会出现动则气急、呼多吸少等呼吸困难等病变。临床上称为"肾不纳气"，其特点是动则气喘，呼多吸少。对这种"肾不纳气"的久喘之人，用纳气归肾的方法来治疗，就是根据这一理论所制定的治疗方法。

4. 主骨生髓，其华在发

骨具有坚韧之性，能支持形体，为人身之支架。人体的骨骼是依赖骨中的骨髓来供营养的，骨髓是肾精所化生的。肾精藏于骨中，即为骨髓。所以《素问·宣明五气》说"肾主骨"。《素问·阴阳应象大论》说："肾生骨髓"。这就指出了肾精是生长骨髓，营养骨骼的基本物质。如肾精充足的人，骨髓充足，骨骼壮健，发育正常。如果肾精亏虚，骨髓的化源不足，则骨髓空虚，就会出现骨骼脆弱无力，甚至发育不良。

例如小儿囟门迟闭、立迟、行迟等，常是由于先天之精（肾精）不足所致。

又如临床常见的腰腿酸软无力，就是肾精亏耗的特征。《素问·痿论》说："肾气热，则腰脊不举，骨枯而髓减，发为骨痿"。指出肾为邪热所伤，肾精不足，则骨髓空虚，可见在病理上肾与骨也是密切联系的。

在临床上，对于骨折的患者，常用补肾的方法治疗，有促进骨愈合的作用。就是在"肾主骨"理论指导下制定的。

牙齿与肾也有密切关系，这是因为肾主骨，而"齿为骨之余"的缘故。所以,肾精不足,可见牙齿松动,甚则(早期)脱落。因为牙齿为肾所主,所以临床对虚证的牙痛、齿摇,常用补肾的方法来治疗。如肾阴虚火旺的牙痛,用补肾降火的方法治疗;下焦肾阳不足,火不归源的牙痛,用引火归源即补肾阳的方法,也是从肾论治的。

"脑为髓海",肾主髓,髓有骨髓和脊髓(贯注脊骨腔内的髓)之分,脊髓上通头颅内,聚髓为脑,故称"脑为髓海",脑有主持精神思维活动的功用,故李时珍称之为"元神之府",由此说明人的精神思维活动与肾有密切关系。这就是肾亏可以引起健忘、思维迟钝的原因。

因此,肾精充足,脑髓丰满,人就耳聪目明,智力敏捷,骨骼坚强,轻健有力。反之,肾精亏虚,骨髓空虚,除了见腰腿酸软无力外,还可见到头晕、思维迟钝、健忘等症。所以,《素问·灵兰秘典论》说:"肾者,作强之官,伎巧出焉。"

作强:即作用强力,主要指体力而言。伎同技。伎巧,主要指智力而言。这就指出肾中精气充盛,则身体强壮,灵巧多能。

"其华在发":人的头发为肾之外华,其原因有二。其一是精血互生,精可化生血液,毛发是由血液来濡养的(故称发为血余),所以肾精的盛衰,直接影响发的生长。因而,发之荣枯又可以反映出肾精的盛衰。其二,毛发的生机,根源于肾,必赖肾气激发作用。如《素问·上古天真论》说:"女子七岁,肾气盛,齿更发长","丈夫八岁,肾气实,发长齿更"。

因为发的营养来源于血,与肾精关系甚为密切,其生机则根于肾气。因此,毛发的荣枯,在某种情况下,就可以反映肾藏精气的盛衰。例如《诸病源候论》说:"肾气虚损,不能藏精……其病发落"。故称其华在发。

5. 开窍于耳及二阴

肾开窍于耳,是由于肾的精气上通于耳,所以人的听觉与肾气的盛衰有关。

在生理情况下,肾精气充沛,则耳的听觉就灵敏。《灵枢·脉度》说:"肾气通于耳,肾和则能知五音矣"。如果肾气衰,听觉也就会出现障碍。例如老年人的听力减弱,就是由于肾气自然衰减的缘故。

在病理上,如果肾的精气亏虚。常可出现听力减退,甚至出现耳聋的症状。如《灵枢·决气》"精脱者耳聋。"

精,此处指肾藏精气。

脱,即是耗损的意思,并非"脱绝"。

这就指出了肾藏精气亏虚到一定程度时,便要影响听觉了。在临床上见到许多肾亏(精少)的病人往往有耳鸣耳聋症状,在治疗时,用补肾的方药如六味地黄丸之类,症状就会好转。可见肾亏精少就会引起耳聋。

又如临床上,属于中医肾虚的神经衰弱,除见腰膝酸软无力、头晕、失眠等,还常见耳鸣的症状,就是"肾开窍于耳"的缘故。

"开窍于二阴":二阴即前阴外生殖器和后阴肛门。

(1)肾与前阴的关系主要表现在排尿和生殖器功能两个方面。关于肾与生殖功能的关系,已如前述,如阳痿、遗精、早泄、不孕等,一般用补肾壮阳的方法来治疗。这里不再赘述。

(2)肾与排尿的关系主要表现为两方面:一是尿液的形成及其下渗膀胱,已见肾主水的部分(由肾的气化作用,将水液浊中之浊者,下输膀胱);二是膀胱适时启闭开合,排尿功能与肾气有关。

膀胱的启闭功能虽在膀胱,但为肾的气化作用所主。肾的气化功能正常,膀胱就能适时排尿。如肾气不足,气化失司,膀胱启闭功能失常,而致排尿异常。

例如肾气不足,肾阳不能蒸化,清者不能上升,或气化失常,膀胱失约,可见小便频数、小便失禁、遗尿、尿后余沥不尽等症状,临床上多用壮肾阳缩尿的方法。

如果肾阳不足,气化失司,水液停留,可形成小便短少的水肿症,临床多用壮阳(肾阳)利水的方法。最后需要说明,在临床上小便不通症,也有虚实之分,故需仔细分辨。

小便不通一般见以下两种情况:一是膀胱无尿而小便不下的,这关系到肺、脾、肾三脏,但多见的是肺、肾功能失常,水液不得渗入膀胱所致,多为虚证,法宜补益肺肾。二是膀胱有尿,但启合失职,闭而不尿。从临床上看,多属实证,多由种种原因所致,如有因尿道阻塞所引起,治疗应助其气化,通其阻塞,其他治疗多用利尿药,或针对其病因治疗,而很少用补肾药。

另外,临床上见的尿痛、尿急、尿频、尿血、尿浊,多由湿热下注膀胱所致,宜用清热利湿之法治疗。但病久不愈,转为慢性,由实转虚,则往往伤及肾气。则又必须以补肾方法来治疗。例如:慢性肾炎、慢性膀胱炎等。

综上所述,前阴无论是生殖功能方面,还是排尿功能方面,都与肾有关。因而,形成了"肾司前阴"的理论。

关于肾与后阴的关系,主要是表现在大便问题上。

大便的形成和排泄,与肾也有一定的关系。例如,命门火衰(肾阳不足),脾阳亦因之而不足,运化失职,可导致泄泻、完谷不化等症(肾脾阳虚的五更泻)。

肾阳虚衰,对大肠鼓动、蒸化无力,可产生寒凝气滞,出现大便秘结(称之

53

为冷秘）。如老年性习惯性便秘。

肾阴虚，而致肠津干枯，也可导致便秘，如产后便秘。

总之，肾气的盛衰，既与前阴有关，又与后阴有关，所以称为"肾司二便"。

二、六腑

（一）胆

胆附于肝，是一个中空的囊状体，它的生理功能是贮藏和排泄胆汁，帮助消化。《难经·四十九难》说："胆在肝之短叶间，盛精汁三合"。所以《灵枢·本输》称胆为"中精之府"。

胆汁来源于肝，故王叔和在《脉经》中说："肝之余气泄于胆，聚而成精"。

胆汁色黄而味苦，如胆汁外溢，常见口苦、身目发黄等病变。所以凡有口苦、身目发黄者，多与胆的病变有关。《素问·奇病论》说："胆气虚，上溢而为口苦"。

胆主"决断"：

肝主谋虑，胆主"决断"，这是肝胆功能协作的表现。胆主决断，是指有对于防御和消除某些精神刺激（如突然受惊恐）的不良影响，以维持和控制人体气血的正常运行，促使脏腑功能协调的功能。所以，《素问·灵兰秘典论》说："胆者，中正之官，决断出焉"。《素问·六节藏象论》又说："凡十一脏，取决于胆"。

因而人的勇怯与胆气的盛衰有关。俗言讲的"胆大、胆小"，就是指胆气主决断功能强弱而言的。

因此临床上所见的某些惊悸、善恐易惊、失眠多梦（恶梦）等精神情志病变，称为"胆气虚"，常从胆来论治。例如临床证见失眠、多梦、善恐易惊者，用"温胆汤"治疗，就是一个明显的例子。

胆与肝同主疏泄，有帮助消化饮食物的作用。胆汁流入肠中以帮助消化，故属于六腑之一，但它只能贮藏精汁，而不接受水谷和糟粕，与其他五腑不同，故又把它归属于"奇恒之府"。

（二）胃

胃位于膈下，上接食道，下通小肠，上口为"贲门"，即上脘，下口为"幽门"，即下脘。上脘、下脘之间名为中脘，三个部分统称为"胃脘"。胃的主要功能是受纳和腐熟水谷。

胃与脾同居中焦，又有经脉相络属，因此，两者在生理上、病理上的关系十分密切。故称"脾胃相表里"。

胃的生理特点，前人把它概括为两方面：一是纳，一是降。

"纳",即是容纳的意思,它包括受纳水谷和腐熟水谷的作用。胃主受纳,是指饮食入口,经食道,容纳于胃,所以称胃为"水谷之海"。胃主腐熟,就是消化的意思。饮食入胃,胃便对饮食物进行初步消化,成为食糜。这是胃的功能之一。

如果胃不能受纳,就会出现不食、厌食、胃脘胀痛等症。

"降",即下降的意思。纳于胃中的水谷,经过胃的腐熟消磨后,(成为食糜)下降于小肠,其精微物质通过脾的运化作用,以供养周身,因此,胃气必须下降,才能使腐熟的水谷下行。如果胃气不降,则食滞胃脘,引起胀满疼痛、大便秘结等症;如不降而反上逆,就出现嗳气腐臭、呃逆、呕吐等症。所以胃气以下降为顺。

又因为后天之精(包括气血津液的形成)主要来源于胃,所以,脾胃又合称为"后天之本"、"气血生化之源"。饮食物的摄入、消化、吸收对人的生命是尤为重要的。中医历来就非常重视脾胃的功能。在临床上,常把脾胃对饮食物的消化、吸收功能概括称为"胃气"。因此,胃气的盛衰,对人体的健康与生命以及疾病的预后,关系很密切。

一般地说,胃气充盛,后天之精供养充足,虽病,预后较好;如胃气已绝,则预后多不良。故李东垣在《脾胃论》说:"元气之充足,皆由脾胃之气无所伤,而后能滋养元气,若胃气本弱,或饮食自倍,则脾胃之气既伤,而元气亦不能充,而诸病之所由生也。"说明了胃气在人体的特殊重要意义。所以在治病时,历代医家都重视保护胃气,强调"有胃气则生,无胃气则死",在临证用药时切忌克伐胃气。胃气健全,在脉搏上亦能得到反映,所以诊脉时,也强调注意脉的胃气有无,以便测知病之吉凶。

（三）小肠

小肠上端衔接幽门,与胃相通,下端与大肠相通,两者相接处为阑门。

小肠有"受盛"、"化物"和"分别清浊"的作用。

"受盛化物"就是说,小肠接受、盛贮来自经胃已初步消化的饮食物,并进一步消化。

"分别清浊":清指水谷中的营养物质;浊指水谷中的糟粕部分。分别清浊,就是小肠同时吸收食物中的营养物质,通过脾转输到全身,并且将其糟粕部分(浊)下移大肠为大便,小肠中的水液经吸收,通过气化进入膀胱成为小便,最后排出体外。小肠不仅具有消化吸收的功能,而且也与大小便的形成有一定的联系。所以《素问·灵兰秘典论》说:"小肠者,受盛之官,化物出焉"。

临床上,某些大小便的异常,常是从小肠论治的。如小肠分泌清浊失常而致的水泻证,常用分别清浊,利水止泻的方法治疗。这种通过利尿而止泻的方法叫做"利分法"。又如小肠有热,临床常用利小便的方法治疗小肠实热。

(四) 大肠

大肠上端接小肠,大小肠交接处为"阑门",下端为肛门。大肠的主要功能是使残渣变化为粪便,排出体外。所以《素问·灵兰秘典论》说:"大肠者,传道之官,变化出焉"。

大肠接受小肠下注的水谷,再吸收其中多余的水分,使食物残渣变化为粪便,由肛门排出。

所以大肠的病变主要是大便的异常,如便秘、泄泻、痢疾、便血等等。

一般常见的是,大肠虚寒,无力吸收水分,则见肠鸣,腹痛,泄泻;大肠实热,消灼水分过多,则见肠液干燥,大便秘结不通。

(五) 膀胱

膀胱位于下腹部,是人体主持水液代谢的器官之一,它的主要功能是贮尿和排尿。所以,膀胱的病变主要是贮尿、排尿的异常,如小便癃闭、失禁、频数、淋痛。

但是,膀胱的贮尿、排尿,要通过肾的气化作用来完成的。所以,《素问·灵兰秘典论》说:"膀胱者,州都之官,津液藏焉,气化则能出矣。"

"州",通洲,《说文解字》"洲本作州",后又加水旁;与州县的州相区别。水中可居之处为州。"都"与"渚"(音煮)古时通用,小洲曰渚。

此处言膀胱是主管水液的贮藏。

因为膀胱的贮尿、排尿通过肾的气化作用,所以,除了病邪直接侵犯膀胱而发生膀胱病变外,也可由肾的气化功能失常,引起膀胱排尿的异常。

(六) 三焦

《类经》指出三焦是:"藏府之外,躯体之内,包罗诸脏,一腔之大府也。"因此,在人体十二脏腑中,唯它最大,故又称"孤府"。

三焦的主要功能有二:

1. 通行元气,总司人体气化

元气发源于肾,但必须借三焦的通路,敷布周身,从而激发、推动各脏腑组织器官的功能活动。所以《难经·三十八难》谓:三焦"有原气之别使焉,主持诸气"。《难经·六十六难》又说:"三焦者,原气之别使,主通行三气,经历五脏六腑"。

别使:别,支别,分离出来;使,差使,派差的意思。

三气:三元之气,即上焦、中焦、下焦三部之气。

总之,指出三焦总司人体的气化活动。

2. 为水谷运行的道路

这里主要指三焦为水液的通行道路。人体水液的消化吸收、输布与排泄,是由许多脏腑共同来完成的一个复杂的生理过程。在这个生理过程中,三焦也发挥了作用,以促进水液代谢。这个作用主要是三焦为水液的通道。如《难经·三十一难》说:"三焦者,水谷之道路"。指出三焦参与了水谷气化的过程。又如《素问·灵兰秘典论》说:"三焦者,决渎之官,水道出焉"。

决渎:决,通的意思,指堤岸被水冲开口子。渎,水沟,这里指水的流水渠道。这就指出三焦是水液升降排泄的通道。

上述三焦的两个功能,都是属于气化功能。由于三焦通行元气,总司人体气化,而水谷在人体气化过程中,由于上中下三个不同部位的脏腑功能不同,对水谷发生不同的气化作用,《内经》对此作出了概括性的总结。

上焦如雾:上焦的部位在膈以上,包括胸部、咽喉和舌在内。心肺位于胸腔,上焦概括了心肺的部分功能。它有将水谷精气布散到全身,以温养肌肤、筋骨、腠理,好似自然界的雾露一样,周流、滋润、灌溉全身。《灵枢·营卫会生会》说:"上焦如雾"。

中焦如沤:中焦部位在脐上、膈以下,概括脾胃的部分功能。中焦脾胃有消化饮食,吸收精微,蒸腾津液的作用。沤,就是形容腐熟水谷,热气蒸腾,泡沫浮游的乳糜状态。所以"中焦如沤"是形容脾胃对饮食物的腐熟、消化作用。

下焦如渎:下焦的部位在脐以下的下腹部,它概括肾与膀胱,大肠、小肠对水液的渗泄作用。如渎,是形容水液不断向下流通,向外排泄的状态。

综上所述,三焦的功能是关系到水谷精微,特别是水液的消化吸收,输布与排泄的全过程。因此,三焦水路不通,则会出现水液潴留,发生小便不利、水肿等病症。

说明:

(1) 三焦是历来争论的问题。争论的焦点是三焦是一个什么样的脏器?也就是有形,还是无形的问题。

①《内经》首先提出三焦这一名词,但《内经》仅指出了三焦的功能和部位,并没有明确指出三焦的形态。《难经》就明确提出三焦是有名而无形的。如《难经·二十五难》:"心主与三焦为表里,俱有名而无形,故言经有十二也"。(心主:即心包络)。杨立操注曰:"心主与三焦,三焦有位而无形,心主有谷而无藏,故二经为表里也"(《难经集注·二十五难》)。《中藏经》:"三焦者,有其名而无形者也"。以上都是认为三焦有名而无形的。

② 认为三焦是有形的一派,如明代张介宾,认为三焦为"脏腑之外,躯体之内,包罗诸脏,一腔之大府"。清·徐灵胎说三焦即"谓之府,则名是藏蓄泌泻之具,何得谓之无形,但其周布上下,包括脏腑,非若五脏之形各自成一体,故不得定其象,然谓之无形则不可也"。以上两家是有形派的代表,他们虽认为三焦有名有形,但都未能明确指出三焦具体的形状。

近代医家对三焦的看法,也有两种观点。①认为三焦是有形的,无形就不能称为府,无形也就不能有三焦经。至于三焦的形态,则又其说不一,有说是人体淋巴系统的,也有认为是大网膜的,这两种说法可能是根据张介宾的看法而推测来的,目前尚缺乏足够的证据。②认为三焦是无形的,它只是一个生理、病理学的概念。上焦是心肺气化功能的概括,中焦是脾胃部分功能的概括,下焦是肾与膀胱功能的概括。

尽管历代医家对三焦的形之有无存在争议,但对其生理作用的看法则是一致的。因此我们目前学习三焦,应着重在它的功能活动上。至于三焦的形态有无问题,留有待今后研究进一步认识。

(2) 现在常用的上焦、中焦、下焦的概念,已和六腑之一的三焦的含义有所不同。现在的上、中、下三焦不是一个脏器,而是人体部位的划分。即横膈以上为上焦,包括心肺两脏以及胸部等等;横膈以下至脐为中焦,包括脾胃二脏,脐以下为下焦,包括肝、肾、大小肠,膀胱等。

(3) 外感湿热病辨证的三焦,与六腑之三焦是完全不相同的两个概念,湿热病的三焦是指湿热病发展的三个阶段,其有关内容将在辨证中再介绍。

三、脏腑之间的关系

上面讲了五脏六腑的个别功能,但它们的这些功能,在生理上相互联系,相互依赖,从而保证机体的正常生命活动。在病理状态下,也是相互影响的。所以掌握脏腑之间的关系,不仅对认识人体,而且对临床辨证施治,都有很重要的意义。

(一) 脏与脏

1. 心与肺

由于心主血脉,而肺主一身之气,"肺朝百脉"这就奠定了心与肺在生理、病理方面相联系的基础,而且也指出了心与肺的联系主要表现在气和血的关系上。

心主血,肺主气,心血与肺气是相互依存的。血的运行,有赖气的推动;气的输布也需血的运载。如血无气的推动,则血凝而不行,成为瘀血。如果气无血的运载,则气无所附而涣散消亡。因此,心肺两脏的配合,功能协调,才能保证气血的正常运动,从而维持了人体的生命活动。所以,前人有"气为血之帅,血为气之母",以及"气行则血行,气滞则血滞"的理论。

正因为"气为血之帅,血为气之母",所以在临床上常有血脱气也随之脱的"气随血脱",以及气虚则运血无力的瘀滞证(如心血瘀阻)。在治疗上,也就有行血必行气(如四物汤中的川芎,活血以行气),补气以生血(如当归补血汤),以及血脱先固气等治疗方法(如独参汤)的应用,也说明了气与血、肺与心的关系。

由于心肺在生理上的联系,因而在病理上也是相互影响的。如:

(1)肺气虚弱导致心血阻滞:肺气虚弱,宗气不足,宗气不能充分贯注心脉,助心气以行血液,则运血无力,循环瘀阻,从而出现心胸闷痛、气短、心悸、唇青舌紫等心血瘀阻的证候,常见于慢性肺源性心脏病。

(2)心气心阳不足导致肺失宣降:心气心阳不足,血脉运行不畅,影响肺的宣降功能(血瘀不运,阻滞肺脉而致)而出现喘咳、胸闷憋气,甚或咳吐血性痰。此种情况常见于心脏病的肺郁血和肺水肿。

另外,外感温热病的温热之邪,从肺部直接犯入心营,即所谓"逆传心包",也是心与肺在病理上相互影响的一个例证。

2. 心与脾

心主血,脾生血、统血,所以心与脾的关系主要反映在血液的生成和运行方面。

表现在血液的生成方面:心主血,脾为气血生化之源,脾气足,则血有生化之源,而心血亦充盈;反之,脾气虚,血源不足,则心血亦虚。

血液运行方面:血液在脉道中正常地运行,虽然有赖于心气的推动,但又必赖脾气的统摄,才不致溢于脉外。

心与脾在病理上,也是互相影响的。

脾病影响心的功能:临床上常因脾虚不运,血的生化无源,或脾虚而不统血,进而导致心血亦虚,形成"心脾两虚"之证。

心病影响脾的功能:常因思虑过度,耗伤心血,血不养脾(心行血以养五脏,心血不足,脾亦失养),导致脾气亦虚,亦成"心脾两虚"之证。

心脾两虚之证,既有心血不足的心悸、失眠等症,又有脾虚不运的食少、腹胀、便溏、四肢倦怠、面色萎黄等症。

上述心脾两虚的两种情况的区别,只是谁为因谁为果,其治法是一致的,都采用两补心脾的办法来治疗。

另外,由于心主血,还须赖脾气的统摄,故心脾两虚的病人,若脾不统血,还可见到月经过多、崩漏及皮下出血等出血病变。临床上,补益心脾的归脾汤,还治疗脾虚统血无权的出血证,就是这个道理。

3. 心与肝

心与肝的关系,主要表现在两方面:

(1) 在血液方面:肝藏血,心主血,二脏互相配合,以完成生理的血液循环。

在病理上,心肝的阴血不足,往往相互影响。如肝血不足的病人,除见头目眩晕、月经减少、爪甲不荣等症状外,常伴有心悸、失眠等心血不足的症状。

心血虚,则肝血亦常因之而虚。所以临床上,除见心悸、面色不华等心血虚的症状外,常伴有头目眩晕、爪甲不荣,甚则干枯变形、手足震颤等肝血不足,血不养筋的症状。

因此,临床上的血虚证,常见心悸、失眠等心血不足病症与视物昏花、目眩头晕、月经量少的肝血不足的病症同时出现。

(2) 在情志方面:肝主疏泄,心主神志,两脏都与精神情志活动有关。因而在某些情志因素作用下,心肝二脏常相互影响。如精神刺激,所欲不遂,肝气郁结,情绪抑郁,闷闷不乐,善太息,常伴有心悸、易惊,或心神不安、失眠、多梦,甚至神不守舍而精神失常。

此外,心肝二脏的血虚,阴虚证中,心烦失眠与急躁易怒等精神症状常同时并见,这也是心肝相互影响的结果。

4. 心与肾

心与肾的关系,主要表现在下列几方面。

(1) 心肾相交:心属阳,位居于上,其性属火。肾属水,位居于下,其性属水。肾水与心火必须水火相济,保持着相关两脏本身的阴阳平衡,从而维持两脏的正常生理功能。

"水火相济",本是《易经》的一个卦名,唐代孙思邈用来说明心肾相交的关系(《千金方》)。

朱丹溪在《格致余论》说:"人之有生,心为之火,居上;肾为之水,居下;水能升而火能降,一升一降,无有穷已,故生意存焉。"就进一步指出了心肾之间的水火升降的关系。心肾的水火怎样升降,又怎样相交的呢?

在正常情况下,在上的心火必须下降于肾,使肾水不寒;在下的肾水,亦须上济心阴,使心阳不亢。这样水火相济,心肾相交,使心与肾各自的阴阳协调,发挥其正常的生理功能。如果水火不能相济,心肾不交,心肾各自阴阳失调,就会发生病变。

心与肾的生理关系(即水火相济),是以本脏阴阳的动态平衡为其重要条件。因此在病理上,不论心或肾本身的阴阳失调,均可导致心肾相交,水火相济的关系破坏而发生病变。在临床上可见以下三种病症。

① "水气凌心"：心阳不振，心火不能下温肾阳，以致肾阳虚，水寒上泛凌心。称之为"水气凌心"。症见：

心悸、心慌——为心阳虚衰，水气上凌所致；

水肿——阳虚不能化水，水邪泛滥所致；

甚或喘息不得平卧——水气上迫，壅遏肺气所致。

② "心肾不交"：肾水不足，肾阴不能上承滋润心阴，导致心阴不能抑制心阳，心阳独亢，而见心悸、怔忡、心烦、失眠等症。称为心肾不交。

怔忡：是心跳剧烈的一种症状，上至胸腹，下达脐腹，与心悸大致相同，但病较重（心悸为阵发性的，怔忡多持续性的，多为虚证）。在临床不好截然分开，故常并称心悸怔忡。

③ 阴虚火旺：肾阴虚不能制阳，而致心火上炎，出现口舌生疮、口干少津、五心烦热等病证。

（2）精血互生：心主血，肾藏精，精血之间又能相互资生，如《张氏医通》所说："气不耗，归精于肾而为精；精不泄，归精于肝而化清血。"因此肾精亏耗与心血不足亦常互为因果。

（3）心藏神，脑为元神之府：心藏神，包括了大脑的功能，而脑为髓海，又为肾所主，所以人体的精神思维活动，与心肾是密切相关的。故肾精、心血亏损，均可见到失眠、健忘、多梦等精神方面的症状。

5. 脾与肺

肺主气，脾为气血生化之源；肺为水之上源，脾主运化水湿，故肺与脾的关系，主要表现在气和水津生成、输布方面，所以有以下两个理论。

（1）脾为生气之源，肺为主气之枢

脾为后天水谷之气的生化之源，但水谷之气的输布又赖肺的宣降作用来完成。因此肺气的盛衰，在很大程度上决定于脾气的运化功能强弱。所谓"肺为主气之枢"，就指出肺为精气输布的枢纽。

在病理上，肺气久虚，常能导致脾虚，这是肺气虚，精气不布，致脾气虚弱，治疗用"补脾益肺"的方法。例如肺结核或慢性气管炎，除见咳嗽、气短、懒言外，也可以引起脾虚，而见食少、消瘦、便溏等症状。

（2）脾为生痰之源，肺为贮痰之器

脾主运化，有运化水湿，促进水液代谢的功用。脾运化水湿的功能，又必须依赖肺气宣降作用的协助。即肺气宣降，助脾布散津液，使体内代谢的水液，下输膀胱。

另一方面，脾恶湿，湿邪易伤脾阳，所以肺气助脾运化水湿，对脾本身发

61

挥功能来讲,是一个重要的有利条件。

正因为二者在生理上有密切关系,因而在病理上也常互相影响。

例如:脾失健运,水湿不化,凝聚而为痰为饮,痰饮阻塞肺脉,气机不利,可见咳喘等症。病之本源在脾,病标在肺,痰饮是脾功能失常的病理产物,故有"脾为生痰之源,肺为贮痰之器"的理论。它在治疗痰饮病时有着重要意义,治疗痰饮时,就采用健脾燥湿化痰之法。如祛痰方剂二陈汤,用茯苓健脾渗湿,半夏燥湿化痰。六君子汤用四君子补脾气,陈皮、半夏利气化痰。所以有"四君子消未成形之痰,陈皮半夏化已成形之痰"的说法。消无形之痰,即是健脾利湿,为治本之法。

另一方面,肺病亦可及脾。如肺气虚,宣降失常,因而引起水液代谢不利,水湿停留,湿邪困阻脾气,又可见倦怠、腹胀、便溏等症状。

6. 肝与肺

肝主疏泄,喜条达,性升发。肺主气,主肃降。所以肝与肺的联系主要反映在气机方面。

肺居上焦,为阳中之阴,其气肃降;肝位下居,为阴中之阳,肝脉由下而上贯膈入肺,其气升发。这样,肝气升,肺气降,阳升阴降以维持人体气机的正常功能。

在病理上,肝气郁结,气郁化火,循经而上行,火灼肺津,可以形成"肝火犯肺"的证候,因肝属木、肺属金,故前人又称之为"木火刑金"。出现胁痛易怒、咳嗽咽干、咯血等症状,治宜清肝润肺,和络止血(如黛蛤散)。

相反,肺失清肃,燥热下行,亦可影响肝失条达,疏泄不利,则在咳嗽的同时,可以出现胸胁引痛、胀满、头晕头痛、面红目赤等症。

7. 肾与肺

肺为水之上源,肾为水脏;肺主呼气,肾主纳气。故肺与肾的关系主要表现在水液输布与呼吸两方面。

(1) 肾为水脏,肺为水之上源

《素问·水热穴论》说:"故水病,下为胕(浮)肿,大腹,上为喘呼不得卧者,标本俱病","其本在肾,其末在肺,皆积水也"(标为疾病的次要矛盾,本为主要矛盾)。指出水液代谢失常的水肿病,喘息不得平卧,虽与肺有关,但其根本仍在于肾。为什么呢?

因为肺主一身之气,水液只有通过肺气的宣发肃降,才能布散全身,以营养濡润脏腑组织。并将水液之浊者,下输到膀胱。正如《素问·经脉别论》说:"脾气散精,上归于肺,通调水道,下输膀胱,水津四布,五经并行。"因此,又称肺为水之上源。

肾阳为一身阳气之根,主气化,主水液的升清降浊。因此,肾肺两脏配合,才能共同完成水液的正常代谢。

虽然水液代谢关系到许多脏器,如肺、脾、肾、三焦,乃至膀胱、毛皮等,但归根结底,则在于肾中阳气的蒸腾、推动,以分清浊,司开阖,行升降出入。所以有关水液代谢失常的病变,主要责之于肾,"其本在肾"。因此只有肺肾二脏配合,才能共同完成水液的正常代谢。

在水液代谢的过程中,从肾与肺两脏来讲,肾为本,肺为标。肺肾任何一脏为病,都可致水津不布,积水而为水肿病。

临床上所见的"水寒射肺",即是由于肾阳不足,失其升清降浊的功能,以致水寒上迫肺脏而出现胸闷、喘息不能平卧、口吐痰涎的证候。

（2）肺为气之主,肾为气之根

人体呼吸之气,虽为肺主,但气之根则在于肾,故《难经》说:"肺主呼气,肾主纳气"。如果肾的精气不足,摄纳无权,气浮于上;或肺气久虚,伤及肾气,而致肾不纳气,均可出现气喘,动则尤甚等病症。对于这种病的治疗应用"纳气归肾"的方法。

此外,肺肾的阴液也是互相滋养的(称为金水相生),而肾阴又是一身阴液之根本。所以肺阴久虚,虚火旺盛,可损及肾阴;肾阴久虚,不能上滋肺阴,则形成"肺肾阴虚"的证候。如肺结核或慢性支气管炎的病人,病久肺阴不足,导致肾阴亦不足,可形成"肺肾两虚"的证候,证见潮热盗汗、咽干颧红、干咳音哑、腰膝酸软等症。

8. 肝与脾

肝主藏血,脾主统血;肝主疏泄,脾主运化。脾主升胃主降,中焦升降正常,也赖于肝之疏泄。故肝与脾的关系,也是表现在血和气机两方面。

（1）表现在血的方面:肝主藏血,脾主统血,又为气血化生之源,二脏在血的生化方面,有着密切关系。

在病理上,如脾气不足,消化吸收功能减退,血无生化之源,也可病及于肝,形成肝血不足,出现目眩、肢体麻木、爪甲不荣等症。

又如剧烈精神刺激,大怒伤肝,肝不藏血,亦能破坏脾气统血之功能,而见吐血、晕厥等症,这也是肝脾在病理上的反映。

（2）表现在气机方面:脾胃以升降适度为常,但须赖于肝的疏泄。若肝气疏泄失职,就会影响脾胃的升降,从而形成"肝胃不和"及"肝脾不和"的病证,此即五行学说所言的"木旺乘土"。这两个病证在前面已经讲过。这里再举几个病证来说明肝脾在气机上的病理联系。

① 肝气横逆贼害脾胃:如生气之后,情志不舒,胸胁痞满,食欲不振,食后

63

腹胀、嗳气不舒等,也是肝不疏泄,肝气横逆,影响脾胃失和,是肝病及脾的病例。

又如慢性肝炎的病人,右胁胀痛,每当生气或心情不畅时,则病情加剧,这就是肝气郁结,滞于胁下之故。同时也常见到厌油、恶心呕吐,以及纳呆、食后腹胀、大便不调等肝气横逆克伐脾胃的症状。因此,治疗时,就可采用"舒肝和胃"、"舒肝健脾"等方法。

② 土壅侮木:脾属土,肝属木,在正常情况下,是木克土,今脾土壅盛,亦可反侮肝木,这叫"土壅侮木",也叫脾病及肝。

例如,脾失健运,水湿内停,或外湿内侵,困阻脾阳,经久蕴热,湿热郁蒸,致使肝胆疏泄不利,胆汁不能溢入肠道,逆入血中,形成一身面目悉黄的黄疸病。

9. 脾与肾

肾为先天之本,脾为后天之本,为气血生化之源。又因为肾主水,脾主运化水湿,所以,脾与肾的关系主要表现在水液代谢和先后天资生方面。

(1) 在水液代谢方面:脾胃位居中焦,主运化水湿,水津经其转输,才能布散周身;肾主水,肾气充盛,三焦气机通利,脾肾相配合,协同其他脏器,共同完成水液代谢。

(2) 先后天相互资生:肾主先天,脾主后天,脾主运化水谷精微,必须借助于肾中阳气的温煦才能完成,肾藏精气亦赖后天水谷精气的不断充养,这叫"先天生后天,后天养先天",脾肾二脏是相互资生,相互促进的。

在病理上,亦常相互影响。例如,腹部冷痛、下利清谷、五更泄泻等的"脾肾阳虚"证候,可由肾阳不足,不能温煦脾阳而引起;也可由于脾阳不足,后天充养不足,导致肾阳不足而致。

正因为先天能生后天,后天能养先天,因而对脾肾两虚证的治疗方法,历代医学家提出了许多说法,产生了"补脾不若补肾"(许可知)和"补肾不若补脾"(金元·李东垣)两种不同的学术观点。如明·赵献可《医贯》(补中益气汤中)说:"欲补太阴脾土,先补肾中少阴相火……世谓补肾不如补脾,余谓补脾不如补肾"。这也是属于补肾派的。又如明·张景岳:"人之自生至老,凡先天之有不足者,但得后天培养之力,则补天之功,亦可居其强半,此脾胃之气所关于人者不小"。这是强调补脾的。历代医家的补脾派或补肾派,虽然学术观点大为不同,但都承认先后天是相互资生的。

10. 肝与肾

肝与肾有相互资养的关系,称为"肝肾同源"肝藏血,肾藏精,而精血互生,所以肝肾是相互资生的。肝血必须赖肾阴的滋养;而肾精又赖肝血的生化。因此,肾精亏耗者亦常导致肝血的不足,肝血虚亦能导致肾精的亏损。因为二者,盛则同盛,衰则同衰,故称"肝肾同源"(肝肾同源又名"乙癸同源"。这是古人把脏腑与天干相配合而言的,乙属木,属肝;癸属水,属肾,故名。

因为肝肾同源,所以肝肾之间,也是相互联系,相互制约的。在病理上,也是相互影响的。阴液不足,可导致阳气偏亢,阳气偏亢也要消灼津液,导致阴的不足。下面举两个例子来说明:

(1)肾阴虚,则肝阴亦虚,肝阴不能制约肝阳,可导致肝阳上亢,这叫"水不涵木"(这种情况常见于某些高血压、神经衰弱等病症)。

临床表现,既有腰膝酸软,下肢无力,或遗精的阴虚症状;又有头晕目眩、烦躁易怒、耳鸣耳聋、失眠多梦的肝阳上亢的症状,治法宜用"滋水涵木",就是滋补肾之阴以涵肝之上亢之阳(如杞菊地黄丸)。

(2)肝阳亢盛,阳盛化火,下劫肾阴,阴不制阳,相火偏旺。

临床表现:头晕目眩、失眠耳鸣等肝阳亢盛的症状;又有腰膝酸软、梦交、遗精、阳事易举等相火妄动的症状。治用滋肾泻肝的方法。

又因肝肾同源,在治疗上,肾阳亢(相火妄动)则用泻肝的方法治疗,泻肝即泻肾火;肝阴虚,用补肾阴的方法,补肾即补肝,所以后世医家有"肝无补法,肾无泻法"(即认为肝无虚证,肾无实证的缘故)的学术见解。这种认识就是以"肝肾同源"为理论根据的。

(二)脏与腑

脏与腑的关系叫"表里关系"。什么叫表里关系呢?

脏主藏精,腑主化物。五脏为阴,六腑为阳。阳主表,阴主里。一脏一腑,一阴一阳,相互配合,谓之脏腑表里相合。

脏腑阴阳表里相合,主要是通过经脉来实现的。脏脉络于腑,腑脉络于脏。这种脏腑相合为用的表里关系,是机体正常生理活动的一部分。

由于一脏一腑互为表里,脉的络属,气血的沟通,从而形成生理上的密切联系,因而也决定了病理上的相互影响。

1. 心与小肠

心与小肠,是一脏一腑经脉互为络属,"心,手少阴之脉……出属心系,下膈,络小肠";而"小肠,手太阳之脉……入缺盆,络心……下膈,抵胃,属小肠"(《灵枢·经脉》),因而构成表里关系。这种关系在病理上较为明显。

例如:心经实火,可"移热于小肠",熏灼津液,引起尿少、尿赤、尿痛、尿热等小肠实热的病证。

小肠有热,亦可循经脉上熏于心,出现心烦、舌尖红痛、口腔糜烂等病证。如《中藏经》说:"小肠实则伤热,热则口生疮"。《千金要方》又云:"口中生

65

疮,名曰小肠实热也。"

从临床看,治小儿口疮所用的导赤散,就是泻小肠以引心火下行,从小便排出的方剂。

2. 肺与大肠

肺与大肠通过经脉互为络属。

在生理上,大肠传导大便,有赖于肺气的肃降,肺气肃降,则大便传导通畅。如果肺气不降,津液不能下达,常导致大便困难。

反之,大肠肠道通畅,也有利于肺气的肃降。如果大肠实热,壅滞不通,气机不畅,又可引起肺气不降,导致肺气上壅而喘咳、胸满等等。

因此,临床上,就有治疗大肠病变兼调肺气和治肺疾兼理大肠的治疗方法。

例如:小儿麻疹,一般是属肺胃有热,此证有时可出现泄泻,这就是肺之热邪下行移于大肠所致,治疗时,仍当治肺,肺热清,气机畅达,泻利自止。

又如:肺气虚,肃降无力,则影响大肠运动功能减弱,导致大便秘结不通;又称气虚便秘,治疗时应以益肺气为主,兼以润肠。这种情况常见于慢性肺气肿、肺功能不全,以及年老体弱者。

3. 脾与胃

脾和胃,一脏一腑,一阴一阳,它们在性能上有所不同(各有一定的特性),在运化饮食物的过程中既存在着一定的分工,同时又是密切配合、互相联系、互相影响的。脾与胃的联系主要表现为以下三方面。

(1) 一纳一运,相互配合

胃主纳,脾主运,一纳一运,才能完成消化、吸收、输送水谷精微的任务。《素问·厥论》曰:"脾主为胃行其津液"。就是说饮食物经过胃受纳和腐熟之后,还通过脾的作用,把富有营养的津液输送到其他脏腑和人体各个部分,因此胃的受纳和腐熟是为脾的运化做准备;脾的运化,"为胃行其津液"正是适应胃的继续纳食的需要。两者密切配合、协调,才能完成消化运动。因此,如果胃不能纳,必然影响脾主运化的功能;反之脾不运化,也必然影响到胃主纳的功能。

临床上,胃纳失常见食欲不振,或嘈杂易饥,恶心呕吐;而食后腹胀,便溏或泄泻,病在脾。但由于脾胃相影响,故脾不健运与胃不受纳的症状往往同时出现。在治疗上和胃、开胃与健脾、醒脾药物也往往同时并用。

(2) 脾宜升则健,胃宜降则和

脾主升清,脾气宜升;胃主降浊,胃气宜降。

脾气主升主要体现在水谷精微之气的上输,实际上也就是脾气健运的表现。如果脾气不升,也就是脾不健运的表现。所以脾气不升,可见不思饮食、食后腹胀、腹泻便溏等一系列运化失常的症状。由于清阳之气不能上升头目,还可以出现头目眩晕的症状。由于水谷精微不能充分敷布周身,清阳不达于四肢,还可以见到短气乏力、周身倦怠、面色萎黄等症状。

脾处中焦,所以脾气又称"中气"。如果脾气不升而反下陷,叫做"中气下陷",可出现脱肛、子宫脱垂、内脏下垂、崩漏、大便泄泻不禁等病证。

胃主降主要表现在胃受纳腐熟的水谷及时下传,保持胃肠的虚实更替。《素问·五脏别论》说:"水谷入口,则胃实而肠虚,食下则肠实而胃虚"。如果胃气不降,就会发生食停胃脘,胃脘胀满,消化不良等症状。如果胃气不降而反上逆,就会见到呃逆、呕吐等症状。

清代叶天士说:"纳食主胃,运化主脾,脾宜升则健,胃宜降则和"。因而在治疗脾胃疾病时,脾宜用升药,胃宜用降药。升麻、葛根能健脾,因其主升之故;黄连、大黄能健胃,因其味苦性降之故。

脾升胃降,是升降相因,相反相成的,有升才有降,有降才有升。脾升精气,胃降浊气。在病理上,清气不升,常可导致胃之浊气不降;反之浊气不降,也会引起清气不升。所以,临床上脾胃升降失常的病证往往是同时并见的。

如胃气不降的呕吐,常兼见脾气不升的腹胀、腹泻;脾气不升的腹胀、腹泻,常兼见胃气不降的胃脘胀满、呕吐食臭等症。

总之,脾升胃降有度,则纳运化功能正常;若升降失司,则疾病产生。如《素问·阴阳应象大论》:"清气在下,则生飧泄,浊气在上,则生膜胀。"

飧泄:飧,音孙,即大便泄泻清稀,杂有不消化食物残渣。

膜胀:膜,音 chēn,饱满之意。膜胀即上腹胀满。

(3) 脾湿胃燥,相反相成

在生理上,脾为阴土性湿,胃为阳土性燥。湿为水化,燥为火化。湿燥相合,水火相济,水谷乃能化。晋·王叔和《脉诀·脾脏歌》曰:"脾湿胃热,湿与热相蒸熏,故能消磨水谷也"。

在病理上,脾性湿,但很喜燥恶湿,这是因为脾主运化水湿,但脾气又恶湿邪困伤的缘故。如脾气不足,运化无力,每易致水湿停留。反过来,停滞之水湿为患,导致水肿、腹胀等证。临床上,应用燥湿、利湿、温运脾阳的方法可以达到健脾的目的,所以说,脾喜燥恶湿。

胃为阳土,喜润恶燥。胃的腐熟水谷,传送食糜,下达于肠,必赖胃阴的滑润滋养。燥热容易耗伤胃阴,胃阴受伤,产生口干唇燥、纳少、喜饮、大便干结、舌红少苔、脉细数等燥热伤阴的症状。应用润燥生津的方法,可以达到养胃阴的目的。所以说,胃喜润恶燥。

67

因脾体湿,而又喜燥恶湿;胃体燥,而又喜润恶燥,二者互为制约,相互作用,从而共同完成饮食物的消化吸收任务。

4. 肝与胆

肝与胆,经脉互为络属,二者互为表里。

在生理上,胆汁是帮助消化的重要物质,它来源于肝,藏于胆("肝之余气溢于胆,聚而成精",形成胆汁)。胆汁的分泌排泄,须赖肝气的疏泄,若肝失疏泄,常可影响胆汁的分泌和排泄。临床上,肝病影响脾胃消化功能之中有一个这样的过程,就是由于肝不疏泄,影响胆汁分泌、排泄,胆汁不能正常分泌进入肠中,以助脾胃消化,这就指出了肝与胆在生理上是相互联系的。

在病理上,肝不疏泄,可影响胆汁的分泌和排泄;反过来,胆的功能失常,也会影响到肝。正因为它们在病理上是相互影响的,因而肝胆证候往往同时并见。

例如,肝胆湿热引起的黄疸,既有胆汁逆入血中的一身面目悉黄,以及胆气上逆口苦等症状,又有胁痛、胁胀、眩晕等肝气郁结的症状。

又如临床常见的肝气郁结,或肝阳上亢,所出现的口苦,就是肝病影响胆,胆气上逆所致。

此外,疏肝理气药都有不同程度的利胆作用,这也说明了肝胆在生理上病理上的联系。

5. 肾与膀胱

肾与膀胱经脉互相络属,二者互为表里。二者的联系,主要有两点:

(1) 膀胱气化功能取决于肾气的盛衰,《素问·灵兰秘典论》说:"膀胱者,州都之官,津液藏焉,气化则能出矣。"因此,膀胱的贮尿排尿功能,与肾气密切有关。

(2) 膀胱的启闭功能为肾所主,也就是肾主气化,司水液代谢功能的一部分。如果肾气不固,膀胱开合失司,出现小便失禁、遗尿等症,就可从肾治疗(因膀胱本身病变所致者除外)。

(三) 腑与腑

胆、胃、大肠、小肠、三焦、膀胱的功能虽有不同,但它们都是化水谷、传津液的器官。饮食物的消化吸收、津液的输布、废物的排泄等一系列过程,就是在六腑既分工又合作的情况下共同完成的。因此,六腑之间必须相互协调,才能维持"实而不满"的生理状态。所以有"六腑以通为用"的说法。

为什么说"六腑以通为用"呢?

这是因为饮食物从入口以后,经过六腑的共同作用,经过消化、吸收以至糟粕的排泄,必须不断地进行;不断地由上向下递次传送,六腑之中的内容

68

物,不能停滞不动,如停滞就造成饮食停滞,则发生疾病。因此,六腑保持经常通畅无阻,这才是六腑功能正常的表现。因此说,"六腑以通为顺","六腑以通为用"。

为什么说"腑病以通为补"呢?

因为六腑的病变,多表现为传化不通,如经治疗使六腑通畅了,那么六腑的功能也就恢复了,所以说"腑病以通为补"。

"补"本来是个治疗方法,但这里不是指用滋补药物以助脏器的功能恢复,而是指用通泄的药物使六腑通畅,功能得以恢复的方法。这种情况临床上,对腑病而言,也称为"补"。

"六腑以通为用"的理论,至今仍有效地指导临床实践,如中西医结合治急腹症,就是这个理论的应用,对急性阑尾炎、胆囊炎、胰腺炎、肠梗阻等,都获得了很好的疗效。

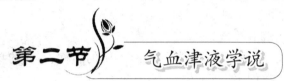

第二节 气血津液学说

69

一、气

气和精有密切关系,故在讲气以前把精简单地介绍一下。

精是构成人体的基本物质,也是人体生命活动的物质基础。它的含义有广义和狭义的不同。广义的精,包括狭义的精及气、血、津液。狭义的精即构成人体的"生殖之精"(即先天之精),将在肾脏的功能里介绍。这里所讲的气、血、津液,实质上也就是广义的精。

(一) 什么叫气

从哲学角度看,气是古代对物质世界的一种朴素的认识,认为气是构成世界的最基本物质,宇宙间的一切事物,都是由气构成的。这种以物质为第一性的观点是正确的,在当时是起着积极的作用,如《公羊传·隐公元年释诂》(后汉何休)说:"元者,气也。无形以起,有形以分,造起天地,天地之始也。"明言万物之始的最基本物质叫做气。

这种气为万物之始的观点,应用到医学领域来,就认为气是构成人体的基本物质。如《庄子·外篇·知北游》说:"人之生也,气之聚也,聚则为生,散则为死……故曰通天下一气耳"。

《内经》一书中,不仅认为气是构成人体的最基本物质,同时以气的运动变化来说明人的生命活动。如《素问·宝命全形论》说:"人以天地之气生",

意思是说人是物质的,是依靠天之大气和水谷之精气而生存的。《素问·六节藏象论》说:"气和而生,津液相成,神乃自生"。意思是说五脏之气与五味的谷气相和合,便产生了津液,以营养人体,因而神气就旺盛了。

在中医学里所说的气,概括起来有两个含义:

一是指构成人体和维持人体生命活动的精微物质,如水谷之气、呼吸之气。

二是指脏腑组织的功能,如脏腑之气、经脉之气。每一脏腑均有其生理功能,如心气、胃气、肾气、肺气等,经脉之气就是经脉的功能。因此正气充足,功能活动就旺盛,正气虚,功能活动也就衰减。因为气的存在是通过脏腑功能反映出来的,所以一般就认为气就是指脏腑组织的生理功能。

这两者是相互联系的,第一条是指物质基础(水谷之气及呼吸之气),第二条是指功能表现。也就是说,精微物质是脏腑功能的物质基础,脏腑的生理功能是精微物质的表现。

(二) 气的化源(生成)

由于人体气分布的部位不同,所以有不同的名称、不同的功能和不同的来源,但从总的方面来说,气的生成,不外两个方面。

一是先天之精化生的,来源于父母,是形成人体的原始物质,叫做"先天之气"。因为它来源于先天,是生命的原始物质化生的气,所以又叫"元气"。它是形成人体生命活动的原动力。

二是由水谷化生的精气和通过呼吸吸入的清气。因为它是后天获得的,所以叫做"后天之气"。

先天之气和后天之气,在人体生命活动过程中,是结合在一起不可分割的整体,两者相互依存,相互为用。没有后天的水谷之气和呼吸之气的充养,先天之气就要消亡而耗竭;没有先天之气,后天之气也不能化生而存在。

(三) 气的分类

气在人体各处都有,由于它分布的部位及其表现出来的作用特点不同,因而有不同的名称,如:

积聚于上焦(胸)的叫做"宗气"。

积聚于中焦的叫做"中气"。

发源于下焦(丹田即下气海)的叫"元气"。

行在脏腑的叫"脏腑之气"。

宣发于体表的叫做"卫气"。

行于经脉的叫做"经脉之气"。

出于中焦,行在血脉之中的叫做"营气"。

但就其基本来说,不外"元气"、"宗气"、"营气"、"卫气"四种。现分别介绍于下。

1. 元气

元气又称"原气"、"真气"。元有原始、根本的意思。它是人体各种气中最重要、最基本的一种。元气是先天之精化生之气,可以属于"先天之气"。

先天之精藏于肾,所以元气又发源于肾。元气不只属于肾,而是分布到全身各处,它是怎样分布到全身的呢?元气是通过三焦分布到全身,内而脏腑,外而肌腠,无处不到。

元气虽然禀受于先天,是先天之精所化生,但在其发挥功能的过程中,又依赖后天水谷之气的不断滋养,所以元气不是孤立存在的。正如《灵枢·刺节真邪》说:"真气者,所受于天,与谷气并而充身者也。"

元气是下焦之气,发源于肾,藏于"丹田",是谓"下气海",相当于"关元"穴的部位,在脐下三寸。这个部位也是男子精室、女子胞宫所在,因此"丹田"应理解为下焦的一个部位。

元气的主要功能是:元气有推动全身各脏腑组织活动的功能。人体各个脏腑组织得到元气的激发,才能各自发挥其不同的功用,所以说它是人体生命活动的原动力,因而又有"原气"、"真气"等名称。

元气是生命活动的原动力。脏腑功能的强弱与元气的盛衰有密切关系。元气愈充沛,则脏腑组织功能愈旺盛,身体便健康少病。如果先天禀赋不足(早产、孕期患病)或久病、重病损伤元气,则脏腑功能也衰弱。因此,元气充沛与否,是人体健康与否的重要保证。但是,后天脾胃功能是否健运,水谷精微的滋养补充是否充分也有很大的关系。所以《景岳全书》说:"人之自生至老,凡先天之有不足者,但得后天培养之力,则补天之功,亦可居其强半,此脾胃之气所关于人生者不小。"《脾胃论》说:"元气之补充,皆由脾胃之气无所伤,而后能滋养元气。若胃气之本弱,饮食自倍,则脾胃之气既伤,而元气也不能充,而诸病之所由生也。"

2. 宗气

(1)宗气的来源

肺脏吸入之清气与脾胃运化来的水谷之气,两者在肺中结合,这种结合之气,来自于后天,是人体后天之气的基本,并且又是贯注全身之气的元始,所以叫"宗气"。

宗气合成于肺,积于胸中"膻中",又称为"上气海"。

又因为肺位于胸中,宗气合成于肺,又积于胸中,因此,宗气与肺气有着密切的关系。

（2）宗气的功能

《灵枢·邪客》说："宗气积于胸中,出于喉咙,以贯心脉而行呼吸焉。"由这段经文中可以看出,宗气的功能有二：

① 出喉咙而行呼吸：即推动肺脏进行呼吸,也就是"助肺司呼吸",维持肺的功能活动。所以语言、声音的大小和呼吸的强弱均与宗气有关。宗气的功能和肺气的功能是一致的,因而临床上对语声低微、呼吸微弱等肺气虚的证候,也叫做"肺气不足"或"宗气不足"。

② 贯心脉：宗气贯注到心脉中,帮助心气来鼓动心脏搏动,以推动血液的运行,即"助心气以行血"。因而宗气的强弱和心脏的搏动有关。《素问·平人气象论》说："胃之大络、名曰虚里,贯膈络肺,出于左乳下,其动应衣,脉宗气也。"说明从心跳的强弱可以诊察宗气的盛衰,宗气不仅对呼吸和心的搏动有推动作用,而且与视觉、听觉、语言、动作各种功能都有关系,所以宗气又叫做"动气"。

在病理上,如果宗气功能不足,就会引起脉中的血行瘀滞,故《灵枢·刺节真邪》说："宗气不下,脉中之血,凝而留心"。

3. 营气

"营"有二意,一是营养,二是营运。

（1）营气的生成

《灵枢·营卫生会》说："谷入于胃,以传于肺,五脏六腑皆以受气,其清者为营……营在脉中……营周不休"。

这段经文指出：①营气是由脾胃水谷之精微所化生的,是水谷之气中比较富有营养的物质。②这种物质由脾胃转输于肺,然后进入脉道之中,成为血液组成部分,而营运周身,所以《素问·痹论》又说："营者,水谷之精气也。和调于五脏,洒陈于六腑,乃能入于脉也。故循脉上下,贯五脏,络六腑也。"

由于营气与血同行于脉中,二者关系极为密切,可分而不可离,故常"营血"并称。

（2）营气的功能：①化生血液,推动血液的运行,故又称"血中之气"。②随血液运行周身,营养脏腑组织,因此,它又是血液中的营养物质。

4. 卫气

（1）卫气的生成

"卫",即保卫的意思,保卫机体,抗御外邪。它的生成与上、中、下三焦,即肺、脾、肾三脏有关。

它本源于先天,即肾中阳气的一部分,故又有"卫阳"之称。肾居下焦,故有"卫出下焦"的说法。

卫气发挥其功能，又必须赖中焦脾胃之气化生水谷精微的不断补充，所以从后天这个角度来说，又"滋生于中焦"。

中焦脾胃化生水谷之精气，又必须通过肺气的宣发，所以又有卫气"开发于上焦"的说法。因此，卫气本源于下焦，滋生于中焦，宣发于上焦，卫气的生成与上、中、下三焦都有关系。

（2）卫气的性质

卫气的性质慓疾滑利（说明卫气急速易流行，活动能力强，行动快速）。《素问·痹论》说："卫者，水谷之悍气也"。

（3）卫气的运行和分布

卫气不受脉管的约束，行于经脉之外，外而皮肤肌肉，内而胸腹脏腑，遍及全身。《灵枢·营卫生会》说："其清者为营，浊者为卫，营在脉中，卫在脉外。"

（4）卫气的功能

① 护卫肌表，抗御外邪。当外邪侵犯肌体时，卫气有逐邪外出的能力。

② 控制汗孔的开合，调节体温。当肌体有热时，汗孔开启，汗液排出体外以散热，肌体有寒时，汗孔闭合，使汗不能排出，借此调节体温。

③ 温煦脏腑，润泽皮毛。

《灵枢·本脏》对卫气的功能概述如下："卫气者，所以温分肉，充皮肤，肥腠理，司开阖者也"。因此，人体肌肤汗孔等功能是否正常，与卫气的强弱有密切的关系。若卫气不足，肌肉不固，外邪就会乘虚而入，所以卫气具有保卫肌表，抗御外邪的作用，"卫气"由此得名。

正因为卫气司汗孔的启闭，所以人体出汗与否，也与卫气有关。例如卫气虚，汗孔启闭失职，就容易出汗，术语叫"表卫不固"的"自汗"。如果寒邪束表，抑遏卫气，卫气不能宣泄，就无汗。风寒感冒不出汗，就是这个道理。

此外，卫气与调节体温有关。从生理上来说，天热汗孔开放，以出汗来调节体温。从病理角度来说，感冒若不出汗就发烧，出点汗发热就退，亦是此理。

综上所述，气的生成来源不外有三个方面，即肾中的精气、水谷之气和从自然界吸入的清气。肾中的精气来自父母，藏于肾中，为先天的精气。水谷之气是由脾胃消化、吸收饮食物而来的后天水谷之精气。清气存在于自然界中，经肺吸入体内。

总之，气的生成，与先天之精气是否充足，饮食营养是否丰富，肺、脾、肾三脏功能是否正常，有密切关系。其中与脾胃的受纳、运化功能的关系尤为密切。《灵枢·五味》说："谷不入半日则气衰，一日则气少矣。"

（四）气的功能

气对人体具有十分重要的作用。《难经·八难》指出："气者，人之根本

也。"由于气的分布不同,名称各异,功能也各有特点。总括起来,不外下列几方面:

1. 推动作用

(1) 元气、肾气有激发和推动人体生长发育,及脏腑经络活动的功能。如肾气虚,推动作用无力,则生长发育就会迟缓,脏腑、经脉的功能就会减退,临床上常用补肾的方法进行治疗。

(2) 营气和宗气有推动血液循行的作用。故有"气行则血行,气缓则血滞"的说法,临床上应用活血化瘀药时再加行气药,就是这个道理。

(3) 津液的输布是靠气化作用。如气化功能失常,津液不能输布,就会导致水液停留。临床上对气虚水肿病人,多采用益气行水的方法。

2. 温煦作用

人体所以能够维持正常的体温,主要靠气的温煦作用来调节。阳气亢盛则发热,阳气不足则恶寒。临床所见到畏寒、怕冷、四肢不温等症状,就是阳虚的主要表现,治疗时需用温阳的方法。

3. 防御作用

人体的气有防御外邪侵入,固护肌表的作用。外邪已经侵入机体后,正气又有与病邪作斗争,驱邪外出的作用。外邪所以侵犯人体,是因为正气虚的缘故。所以《素问·评热病论》说:"邪之所凑,其气必虚"。邪气侵入人体哪个部位,哪个部位的正气就与之作斗争,直至驱邪外出为止。所以《灵枢·刺节真邪》说:"虚邪入之于身也深……有所结,气归之……深中骨,气固于骨"。

4. 固摄作用

固摄就是控制、统摄的意思。固摄作用,就是对精、血、津液的控制作用。精液是藏于"肾"的,除交媾时排精外,一般情况下是不排精的,这就是靠气的固摄作用。如果肾气的固摄作用减退,"精关"不固,就可能出现遗精、滑精等症。其他气的固摄作用表现在控制血液,不使血液溢出脉管之外;控制汗液与尿液,就是使其有节制地排出。

气的推动作用和固摄作用是相反相成的。例如:气对血的作用,一方面气能推动血液的运行,另一方面又能统摄血液不使溢出脉外,这样才能使血液得以正常循行。如果气虚推动功能减退,可以导致血行不利,甚至产生瘀血;气虚而固摄作用减退,也可导致便血、子宫出血等。

5. 气化作用

所谓气化,就是气的生理性运动变化。中医学里的"气化"有两个意义:

一是指精、气、津、血之间相互化生。《素问·阴阳应象大论》说:"精化为气",即肾精所化之气的"肾气"。肾气的盛衰对人体的生长发育、生殖有密切关系。王冰注解《素问·阴阳应象大论》时说:"气化则精生,味和则形长",这里指精气之间的相互化生。

二是指脏腑的某种功能活动。《素问·灵兰秘典论》说:"膀胱者,州都之官,津液藏焉,气化则能出矣。"这里的气化是指膀胱的排尿功能。三焦对体液的调节,称"三焦气化"。

(五)气的运行

气在人体内的运行通路,在中医理论里称为"气机"。气运行的基本形式是升降出入,人体内脏腑、经络等组织,都是气升降出入的场所。《素问·六微旨大论》说:"升降出入,无器不有"。解释:任何形体或是说人体任何脏器都在进行着升降出入的活动。

气的升降出入是人体生命活动的一种表现。气的升降出入一旦停止,也就意味着生命的停止。《素问·六微旨大论》说:"非出入,则无以生长壮老已,非升降,则无以生长化收藏。"解释:没有进退出入,就不可能有出生、成长、壮实、衰老和死亡。没有升降,如同植物一样不可能新生、长大、开花、结果和潜藏,人和植物一样都具有升降出入活动。

生长化收藏:原本是指生物一年中的五个生长发展阶段,这里是指人体而言。因此这里可以理解为:

生:新生。

长:长大。

化:成熟,如指人可理解为性成熟,有生殖能力。

收:结果可理解为有后代。

藏:潜藏,储藏。

所以原文中的"生长壮老已"和"生长化收藏"是互词,同一意义。

气的升降出入,具体体现在哪里?例如:肺司呼吸,呼和吸就是出和入,也是升和降;胃主受纳和腐熟水谷,以通降为顺,这就是入和降,小肠分别清浊,大肠传化糟粕,同时又吸收津液,这里就不仅有出有入,而且有降有升;肝主疏泄就包括调畅气机的作用在内,具体体现在升发条达,疏通血脉,调节女子的月经和男子的排精等方面。

另外脏腑之间在功能上还是互相协调的,如脾主升和胃主降,肝升与肺降,心肾交通;肺主呼气肾主纳气,也是气的升降运动的另一个方面。

气升降出入的运动要保持相对的平衡状态,才能维持人体正常的生理功能活动。如果气的运行发生阻滞,或运行逆乱,升降失调,出入不利,就要影响五脏六腑、上下内外的协调统一而发生种种病变。气的运行发生阻滞,就叫"气滞";气的运行逆乱,可以有多种表现,如上升太过,该降的不降,叫做

75

"气逆";该升的不升,叫做"气陷"(主要是指脾气升举无力)或是脏腑之间的协调关系失常。如肝升太过,肺降不及的"肝火犯肺",心火不能下交于肾,肾水不能上济于心的"心肾不交"等。

二、血

血即血液。由于血液行于脉管之中,所以脉有"血府"之称。血对人体脏腑组织器官具有濡养作用,是人体不可缺少的营养物质。血与心、肝、脾等脏均有密切的关系,即心主血、肝藏血、脾统血。

(一) 血的生成

1. 脾胃为气血生化之源

生成血液的基本物质,主要来源于脾胃化生的水谷精微。《灵枢·决气》:"中焦受气取汁,变化而赤,是谓血。"其中,中焦:指脾胃;受气:指受纳水谷之气;取汁:指取水谷之气中呈液体状态的精微物质;变化而赤:是上面所说的水谷之气中的"汁"要经过心阳的一番变化,成为红色的液体。

《灵枢·营卫生会》说:"中焦亦并胃中,出上焦之后,此所受气者,泌糟粕,蒸津液,化其精微,上注于肺脉,乃化而为血"。这段经文的意思是中焦之气也是从胃出发,即在中脘部分。这里受纳的水谷精气经过泌别糟粕,蒸化津液的消化吸收过程,并把其中精华部分上向传注到肺,化为血液。

2. 营气化血

血的化生,还必须有营气的参与。

《灵枢·邪客》说:"营气者,泌其津液,注之于脉,化以为血。"说明津液能注入脉中并化为红色的血,是营气的作用,而营气参与血液的化生,又成为血液的重要组成部分,行于脉管之中达于全身。

3. 精血转化

精藏于肾,肾精生髓而主骨,骨中之精髓除了滋养骨骼外,又是化生血液的主要物质。所以《张氏医通》说:"气不耗,归精于肾而为精;精不泄,归精于肝而化清血。"

另一方面,血液中的营养物质又是肾精后天资生之源,这就是精血转化互生的关系。

总之,血的生成是以水谷精微、营气和肾精作为物质基础,通过脾胃、肺、心(脉)、肾、肝等脏器的功能活动完成的。

(二) 血的功能

1. 滋养全身脏腑组织

血中含有丰富的营养物质,由于血液循行全身,内至脏腑,外达皮毛筋骨,从而将营养物质输送周身,对全身组织器官起着营养和滋润的作用。故《难经·二十二难》说:"血主濡之",就是说血有濡养的作用。

人体各种组织器官必须得到血的濡养,才能发挥其各自的功能。这种作用表现在眼睛和四肢运动方面尤为明显。《素问·五脏生成》说:"肝受血而能视,足受血而能步,掌受血而能握,指受血而能摄"。此处的"肝"字是眼的代词,肝开窍于目。《灵枢·本脏》说:"血和则……筋骨劲强,关节清利矣"。

如果血不足,失去了濡养作用,就可能出现视力减退、眼睛干涩,临床叫"肝血不足";

还会出现头晕、心悸,这叫"心血不足";

还会出现关节活动不利,这叫"血不养筋",四肢麻木叫做"血不营于肌肤";

如果四肢颤动,皮肤干燥作痒叫"血燥生风",因而有"治风先治血,血行风自灭"的治疗理论。

2. 血有化生神志的作用

血是神志活动的物质基础。《素问·八正神明论》说:"血气者,人之神"。《灵枢·平人绝谷论》说:"血脉和利,精神乃居"。血的盛衰与人的情志活动有关。气血充盛,才能神志清晰,精神充沛。反之,血虚不足,精神活动的物质基础不足,就可出现神志的异常,如心血虚、肝血虚,就可出现惊悸、失眠、多梦等症状。如果邪热侵入血分而造成"血热",扰乱神志,心神不藏,可出现神志昏迷。

(三) 血的循行

血液循行于脉管之中,流布全身,环周不休,运行不息,借以供给机体各脏腑组织器官的需要。血液的这种正常运行,是与心、肺、肝、脾等脏器的功能分不开的。

心主血脉:心气的推动,是血液运行的基本动力。所以心气虚的人,就会产生运血无力的"心血瘀阻证"。

"肺朝百脉":朝为朝会的意思,就是说循行全身的血液都要会聚到肺,通过肺气的作用,血液才能布散到全身。特别是宗气的贯心脉、助心气以推动血行的作用。所以,临床肺气虚的病人,日久就可导致气血两虚之证。

肝主藏血:肝脏有调节血量的作用,血流量的调节有赖于肝气的疏泄与藏血功能。如果肝不疏泄,气机不调,可导致气滞血瘀的病证;肝藏血的功能失职,可见鼻衄、崩漏等出血证。

脾主统血:血液在脉管里正常地运行,必赖脾气的统摄作用,即控制血液不行于脉外。如脾失去统血功能,临床可见便血、崩漏、肌衄(即皮肤、肌肉的瘀血斑)等,血溢脉外的出血证。

可以说:血液的运行是在心、肺、肝、脾等脏器的相互配合下进行的,因

77

此,其中任何一个脏器功能失调,都可能引起血行失常的病变。

三、津液

津液是体内各种正常体液的总称,包括了唾液、胃液、肠液、关节腔内的液体以及眼泪、涕、汗、尿等等。

津液是由饮食精微通过胃、脾、肺三焦等脏腑共同作用所化生的营养物质。津液在经脉内,为组成血液的成分;在经脉外,遍布于组织间隙之中。津和液通常是并称的,但二者在性质上,分布部位和具体功用方面均不同。"津"比较清稀,分布于皮肤之间,以滋润肌肤;"液"则比较黏稠,分布并濡养着关节、脑髓、孔窍。

(一) 津液的生成、输布与代谢

《素问·经脉别论》:"饮入于胃,游溢精气,上输于脾,脾气散精,上归于肺,通调水道,下输膀胱,水精四布,五经并行。"

解释:水液进入于胃,精气充盈,浮游涌溢,输送于脾,通过脾气布散水津的作用,再向上输送到肺,由于肺气肃降通调水道,又把水精下行输入到膀胱,这样就使水精四布于周身皮毛,流行于五脏之经脉。

津液的生成、输布与代谢,见图2-4。

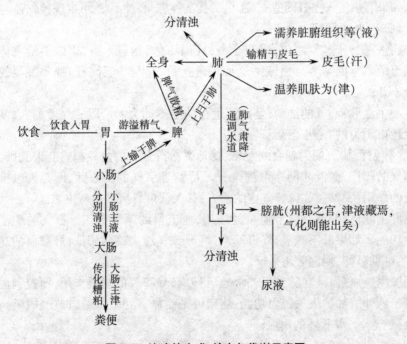

图2-4 津液的生成、输布与代谢示意图

从图2-4可知：

1. 津液的生成来源于饮食水谷。

2. 津液的输布和代谢:饮食入胃,经过胃的游溢精气以及小肠的吸收,归聚到脾而形成。津液的输布要靠脾的"散精",转输到全身,并上归于肺,经过肺的宣散和肃降来通调水道,使津液散布到全身,特别是到皮毛,化为汗液,润泽皮肤,废液下输膀胱,化为尿液排出体外。

3. 在整个水液代谢过程中,还必须通过两个脏腑的作用。①肾中阳气的作用。因为胃的受纳水谷、脾的散精、肺的宣散肃降,以及膀胱的排尿(气化),都需要肾阳的温煦推动才能实现,亦可以说肾阳是人体内水液代谢的原动力。所谓升清,即下归于肾的水液,又分清浊,经肾阳的气化作用,其中清者回吸收向上升,复归于肺,浊的一部分变为尿液,贮入到膀胱为尿。②三焦的作用。因为三焦是"决渎之官,水道出焉",所以津液的循行输布是以三焦为通道的。

4. 肝的疏泄功能也有助于津液的输布。因为肝的疏泄是保持脾胃正常消化功能的重要条件。肝疏泄功能正常,气机调畅,协助脾胃之气的升降,脾胃功能正常,则有助津液的运化输布。

津液是血液的重要组成部分,心主血脉的运行,所以心与津液的输布也有关系。

总之津液的生成、输布与代谢是一个复杂的过程,是许多脏腑共同协作的结果,其中以肺、脾、肾三脏最为重要,特别是肾脏更为重要,有"其本在肾,其末在肺"、"其制在脾"的说法。《景岳全书·杂证谟·肿胀》说:"凡水肿等证,乃脾肺肾三脏相干之病,盖水为至阴,故其本在肾;水化于气,故其标在肺;水惟畏土,故其制在脾。"所以任何一个脏腑的功能失常,都可造成津液的病变。

至于津液的病变,总的来说不外两个方面:

一是津液不足,二是津液不正常地积聚。津液不足,可以因生成不足引起,也可由丧失过多引起。前者可因于脾胃与肠的消化吸收功能障碍;后者可因热甚耗伤津液,或汗、尿以及粪便中的水分排泄过多等造成,失血亦可伤津。津液的不正常积聚,总是由于输布、排泄发生障碍,因而致使水液停聚,津液不足的病变,轻的叫"伤津",重的叫脱液或"伤阴"。津液的不正常积聚,可出现痰饮、水肿等病证。

$$
津液的病变
\begin{cases}
津液不足(生成不足或丧失过多)
\begin{cases}
伤津 \\
伤阴(脱液)
\end{cases} \\
津液不正常积聚(输布、排泄发生障碍)
\begin{cases}
痰饮 \\
水肿
\end{cases}
\end{cases}
$$

79

（二）津液的分类

从性状来分:清而稀薄的称为"津",浊而稠厚的叫做"液"。

从分布和作用来分:津存在于气血之中,以利气血的流行通利,主要分布于体表,滋养孔窍为泪、唾、汗等;液不与气同流行,藏于关节、筋膜、颅腔之间,以滑利关节,补益脑髓,润泽耳、目、口、鼻等空窍。

概括地说,津液本属一体,都是由饮食所化生。津与液在环流周身的过程中是互相影响,互相转化的,故在临床上常常津液并称,不予严格区分。

（三）津液的功能

《灵枢·决气》说:"腠理发泄,汗出溱溱,是谓津……谷入气满,淖泽注于骨,骨属屈伸,泄泽补益脑髓,皮肤润泽,是谓液。"

溱:音针,形容出汗多的样子。

淖泽:淖,音脑,浓稠的精微物质;泽,滞腻润泽的精微物质。

骨属:即关节。

经文解释:腠理发散宣泄所出的汗叫"津"。水谷入胃,化生的精微之气充满全身,浓稠、滑腻部分注入到骨,使骨骼关节屈伸滑利,注于脑,补益脑髓,而且能使皮肤润泽的就叫"液"。

指出津液的功能:

布散于体表——滋润皮毛、肌肤,排出于体外为汗。

进入体内——滋润眼、鼻、口,出于外为泪、涕、唾液。

流入关节——滑利关节。

渗入骨髓——滋润和充养骨髓和脑髓。

津液的代谢是维持体内液体平衡的重要环节。倘若津液生成不足,或大汗、大吐、大泻、大出血之后,或持续高烧,耗伤津液过多,就会出现皮肤燥裂、舌面无津、口渴咽燥、目涩鼻干、大便秘结、小便短少等一系列燥证表现。反之,津液代谢障碍,造成津液潴留,也会发生水肿,或痰饮内蓄的病证。

（四）五脏主五液

所谓五液,即汗、泪、涎、涕、唾。

《素问·宣明五气》的五脏化液:"心为汗,肺为涕,肝为泪,脾为涎,肾为唾,是为五液。"

五液是由五脏所化生、分别出于五窍的液体,这种分类方法是本于以五脏为主体的五个功能活动系统而来的。将五窍所排出的液体分属五脏,从而说明人体外在五窍的液体与内在的五脏之间是密切联系的。

1. 由于涕能润泽鼻窍,鼻为肺窍,故涕为肺液。如肺寒,肺气不宣,则鼻塞流涕。肺热,热伤肺津,肺燥,涕少鼻干。从鼻的润燥来推测肺的寒热,很有辨证的意义。

2. 泪能润泽目,目为肝窍,故泪为肝液。临床症见眼干目涩,常为肝阴、肝血不足;迎风流泪,为肝经风火或肝肾两虚。肝阴虚即肝血不足,则目涩;肾阴虚,阴精不足,不能上注于目,故视力减退,两眼昏花。

3. 汗为津液所化,津液是血的重要组成部分,心主血,故汗为心液。心阳虚则自汗,心阴虚则盗汗。

4. 涎溢于口,口为脾之窍,故涎为脾液。脾胃之津不上承,则涎少而口干,脾气虚不能摄津,则流涎不止。

5. 肾的经脉上夹舌本、通舌下,故唾为肾液。肾水泛滥,多口舌水滑,肾阴不足,则多口舌咽干。

注:唾为唾液,是口腔里的消化液;涎为口水,西方认为唾液、口水为一物,是由腮腺、颌下腺、舌下腺所分泌,临床上很难将涎与唾区别开。

从中医学角度认为,唾与涎都是唾液,俗称"口水",但涎溢于口,自口角流出,而唾生于舌下,从口中吐出,二者略有不同。故在临床上,口角流涎,多从脾治(多为儿童),唾液频出(多见于青少年或有吐唾液的坏习惯),治疗常予益肾。

五液之分不是绝对的,如汗液不但出于心,也与肺、肾、胃等脏腑有关。汗、尿的排泄就是津液环流代谢的表现,尿多汗就少,汗多尿就少。"汗为心之液",容易理解,但汗与肺、肾、脾、胃又有何关系呢?如腠理闭塞,汗孔不畅,是上焦不宣,责之于肺;膀胱不利,小便癃闭,是下焦不通,责之于肾;若胃脘不和,水饮停蓄,属中焦失运,责之于脾胃。

因此津液的生成、布散、排泄,皆与三焦的气化功能有关,也就是与肺、脾、肾三脏有着不可分割的联系。

四、气血津液之间的相互关系

(一) 气与血的关系

气属阳,血属阴,气血的关系也就是阴阳互相依存的关系,气与血的生成都需要水谷精微和肾中的精气,都有赖于肺、脾、肾等脏的功能活动。

气与血都是人体生命活动的物质基础,这是它们的相同之处。但气与血又有不同之处,气血相互依存,"气为血之帅,血为气之母"。气与血的关系主要表现在以下四个方面:

1. 气能生血

血液的物质基础是精,而促使精化为血液则赖气的作用,主要是营气的作用,水谷精微的吸收,要靠脾胃之气的作用,这就是"气能生血"的含义。气是指脏腑组织的活动能力。脏腑功能活动旺盛,也就是气盛时,则化生血液的功能就强。气虚时,则化生血液的功能就弱。因此,气虚常可进一步导致血虚,临床上见到气短、乏力、面色不华、头昏、眼花、心悸等气血两虚的病症。在治疗上,血虚用补血药时常配益气之药,如当归补血汤,这叫"补气以生血"。

2. 气能行血

气行则血行,所以血液的循行,必须靠心气的推动、肺气的散布、肝气的疏泄,即所谓"气行则血行"。

心主血脉有推动血液在脉管内运行的作用。

肺主一身之气,肺气、宗气有推动血液运行的作用。

肝有贮藏血液和调节血量的功能,人体内各部分的血液常随着不同的生理情况而改变其血流量,休息睡眠时,人体的血液需要量就减少,大量的血液归藏于肝。当劳动时,机体的血液需要量增加,肝脏就排出其储藏的血液,以供机体活动的需要。

在病理上,气的功能障碍,常引起血行不利,甚至导致瘀血。如肝郁气滞的患者可见有胸胁刺痛;心气不足者,可见有心血瘀阻。在治疗上,对瘀血除用活血化瘀药外,还要配行气药,才能获得好效果,就是这个道理。实际上有些活血药本身都具有行气的作用,如川芎、元胡、乳香、没药等。

3. 气能摄血

摄血就是气对血液的统摄。血能正常循行于脉管之中,而不溢出脉外,有赖气的统摄作用,这种气以脾气为主,故脾有统血的功能。如果脾气虚不能统摄血液,就会导致出血的病变,常见妇女月经过多、崩漏、皮下出血、便血等慢性出血疾患,称为"气不摄血"。治疗光用一般止血药达不到止血目的,唯有益气以恢复其统血的功能才能奏效,临床上用补中益气汤或归脾汤治疗出血证就是这个道理。又临床上血脱先固气,即取其益气固血的作用,又取其气能生血的作用,如独参汤。

气能生血,气能行血,气能摄血,都是气居于主导地位,血是在气的统帅下,所以气对血所发生这三个方面的作用,总称为"气为血之帅"。然而"气为血之帅"只讲了气与血的关系的一个方面。气与血的关系还有另一个方面,那就是血对气的作用,这个关系称为"血为气之母"。下边我们就说这个问题。

4. 血为气母

气能生血,血又是气之母。那么,究竟是气生血还是血生气?产生这种疑问是因为不了解"血为气母"的含义。"血为气母"是指气附于血,气要靠血不断提供营养才能充分发挥它的作用。正因为气附于血，所以营气即是血中之气。卫气虽不入脉，但亦赖津液的运载。

正因为气行血中，血才能运行不息，无气之血，即是死血。所以血以载气的同时，血不断地为气的功能提供水谷精微，所以气不能离开血和津液而存在。临床上常见大出血时，气亦随之丧失，这叫"气随血脱"；大出汗时，气亦随之耗散（大汗亡阳），这就是血为气母的道理。

"气为血帅"和"血为气母"说明了气和血两者之间的辩证关系，相互之间存在着密切的联系，两者相互协调，就能保持人体处于正常的生理状态。如果气血不协调，就可能发生种种疾病，所以《素问·调经论》说："血气不和，百病乃变化而生"。

（二）气与津液的关系

气与津液的生成都有赖于脾胃运化的水谷精微，它们的运行和输布，都以三焦为通道而运行到全身，但气与津液在性质、形态、功能活动等方面有许多的不同，也有着紧密的联系；两者以阴阳属性来分，则气属阳，津液属阴，它们之间的相互关系可归纳为两个方面。

1. 气可以化水，水停则气阻

气可以化水：是指津液的生成、输布和化为汗液、尿液以排出体外，都要靠脏腑的气化功能，靠气的升降出入的运动，如果气化功能减退或升降出入的运动失常，就可出现津液的生成不足或输布、排泄发生障碍而使津液不正常地积聚，或为痰饮，或为水肿，有时候津液不足和水液停积，这两种看上去好像矛盾的病理现象，会同时在一个病人身上出现。其实不矛盾，五苓散证就是既见到津液不足的口渴症状，又见到水气内停的小便不利的症状。这种病人要不要喝水呢？因为体内有水液停聚，可见口渴而又不能多饮水，"水入即吐"。这是气化功能减退，气不化水的一个例子。由于气和水饮在属性上来分是气属阳，水饮属阴，阴得阳则化，所以，在治疗痰饮、水肿时，常常用温热性的药物来驱除水饮，就是这个道理。如《金匮要略·痰饮病篇》说："病痰饮者、当以温药和之。"

水停则气阻：是指体内有不正常的水液停留积聚后，气机流通受到阻碍，从而出现气的升降出入运动的失常和脏腑功能活动的病理性改变。例如痰饮停留在肺，可影响肺的宣散肃降作用而使肺气上逆，表现为咳嗽、气急；水饮停留在胃，可影响胃气的通降而致胃气上逆，出现恶心、呕吐等症状。在治疗这种病症时，单纯用下气降逆的药物是不够的，必须从引起气阻的原因上着手，用化痰蠲饮的药物使痰饮去除，才能恢复气的正常运行，达到治疗的目的。

2. 气旺生津,气随液脱

津液的生成虽然来源于水谷精微。但要靠脾胃之气的受纳、腐熟和吸收,也就是气的气化作用。因此,脾胃之气旺盛,化生津液的功能健全,那么津液的生成也就充裕。反之,如果脾胃气虚,则受纳不足或纳而不化都会影响到津液的生成,这就是"气旺生津"的意思。

另外,津液的正常环流代谢,要保持出与入的相对平衡,这也就靠气的气化作用和固摄作用的协调配合。这就是说,既要通过气化作用使津液不断地生成和化成汗液、尿液排出体外,又要通过气的固摄作用来控制汗和尿的排泄量,这样才可使体内既没有不正常的水液停留聚积,又不会使有用的正常水液大量散失。如果气虚固摄作用减退,不能控制汗与尿的排泄,发生多汗、多尿,由于津液流失过多,可出现伤津、脱液的病变。

懂得了上面所讲的气的旺盛与否同津液充盈与否的关系,我们在临床上遇到伤津、脱液的病症,在治疗时就要考虑到它是不是同气有关。如果是气虚引起的,那就不能简单地用养阴生津的药物,而应该用补气甚至温阳的药物了。例如《伤寒论》中讲的,在外感热病初起时,由于发汗药使用不当,出现了遂漏不止的"漏汗",同时又见到小便少、四肢拘急屈伸不利等伤津脱液的症状,考虑到这种津液不足是阳气虚衰,固摄作用减退,津液随大汗、"漏汗"大量流失造成的,如果阳气不振奋,固摄作用不恢复,"漏汗"不解决,则津液将进一步流失,小便的来源更少,四肢筋脉更得不到津液的滋养,故知关键问题不在补津液,而是要振奋阳气,固护卫表,使漏汗止,津液不再流失,等到气的功能恢复,津液也就能正常地生成,小便也可以有了,四肢活动也可以正常。《伤寒论》第20条"太阳病,发汗遂漏不止,其人恶风,小便难,四肢微急,难以屈伸者,桂枝加附子汤主之",说明仲景认为这个病应该用附子这样能振奋阳气的温热药来治疗。

气随液脱的意思,是指当津液大量流失的时候,气也会跟着虚衰而脱。为什么气会随液而脱呢?这是因为在脉外的气是依附于津液的,所以津液的流失也就伴随着气的耗损,这是第一点。第二点,津液化汗液、尿液排出体外,是靠气的气化作用。如"膀胱者,州都之官,津液藏焉,气化则能出矣"。至于汗液的分泌,离不开卫气司开合的作用。可见汗、尿的大量外泄,不但使津液流失,而且必然要耗伤气而导致气虚,甚至亡阳虚脱(尤其是大出汗的情况下)。临床上这种气随液脱的现象并不少见,如急性胃肠炎的大吐大泻,一方面表现为伤津脱液,另一方面又可见到阳气暴脱;又如发汗药使用不当,发汗过多,可致大汗淋漓不止,也可发生亡阳虚脱。因此我们在临床上使用发汗药、利尿药、峻下逐水药时,必须考虑病人的体质,掌握好用药的剂量,以防止气随液脱的发生。在气随液脱的危重情况下,治疗应以益气固脱、回阳救逆为原则。

(三) 津液与血的关系

津液和血,在形态上都属液体,在功能上都以营养、滋润为主,所以二者都属于阴。津液在脉管内是血液的重要组成部分。如《灵枢·痈疽》说:"中焦出气如露,上注溪谷而渗孙脉,津液和调,变化而赤为血"。

中焦出气:指中焦所出的营气。

露:形容所分泌的津液像雨露灌溉草木一样营养全身。

溪:肌肉之小会处。

谷:肌肉之大会处。

孙脉:细小的络脉。

变化:气化的过程。

上段经文是说,从中焦所出的营气,分泌的津液像雨露灌溉草木一样,营养全身,上注于肌肉大小会合处的溪谷,并渗透于细小的孙脉,津液调和,经气化的过程,又能变成为红色的血液。

如果血液中的一部分渗出脉外,就成为津液。所以,津液与血有互相转化的关系,叫做"津血同源"。由于汗液由津液所化,所以也有"汗血同源"的说法。

由于津液与血在生理上有这样密切的关系,所以在病理上也常相互影响。出汗过多,既伤津液也伤血,正因为这个关系,所以大出血的病人,慎用发汗药和利尿药。反复出血的人,不但会造成血的虚衰,而且也会影响到津液。《金匮要略》说:"新产妇有三病",其中之一是"大便难"。为什么新产妇人容易出现大便难的病症呢? 就是因为有的产妇在分娩时失血过多,影响到了津液,肠中津液不足,大便就难,这是因血少而导致液耗。反过来,如果严重的津液不足,也会影响到血。例如有些患慢性消耗性疾病的人,先是出现严重的耗伤津液,表现为形体消瘦、口干舌燥等,进一步影响到血液也不足,不能营养肌肤,出现皮肤干枯粗糙、瘙痒的"血虚生风"。

血与津液既然有相互转化的联系,那么对血少的病人就不能再伤其津液,对津液不足的病人,也不能再耗伤其血。

《灵枢·营卫生会》说:"夺血者无汗,夺汗者无血"。

《伤寒论》说:"衄家不可发汗","亡血家不可发汗"。

85

第三章
经 络 学 说

经络学说是研究人体经络系统的生理功能、病理变化及其与脏腑相互关系的学说,是中医基础理论的一个重要组成部分。两千多年来,它一直指导着中医各科(尤其是针灸科)的临床实践。经络学说和藏象学说、病因学说结合起来,才能较完整地阐述人体的生理活动、病理变化,并为辨证论治确定理论基础,因此历代医家对其十分重视。

关于经络学说的起源,有两种传说:

1. 来源于砭石

"砭石"是用石头制作的一种锐利器具,是我国古代未使用铁器前的一种最原始的治疗工具。古人在从事生产与自然环境作斗争的过程中,往往当身体某处有病痛时,很自然地去按摩或捶击,从而使病痛得到缓解。有时,偶然被火灼伤或者被乱石所刺伤,反而使身体某部的疼痛或不适得到减轻或消失。这种偶然的现象反复出现,使感性知识不断得到积累。于是,从无意识地刺激到有意识地用砭石作为针具,来刺激或火灼某些部位,以治疗某些疾病。

在运用砭石治病的过程中,逐渐发现了许多刺、灸点(即现在所说的穴位)。在刺激这些点时,有时常出现感传线,又经过长期的实践,发现了某些点之间有内在的联系,这就形成了经络。另一方面,随着经验的积累,对穴位治疗作用的认识不断扩大,并发现主治性能基本相同的穴位,往往成行地分布在一定部位。这样情况在四肢肘膝以下更为突出,刺激这些分布在一定部位上的穴位,对一定的脏腑、某些器官以及体表的远隔部位,在治疗上都有一定的作用和相互影响,进而联想到这类穴位中有联系内脏和体表的通路存在。通过长期的实践积累,总结归纳,就形成了经络学说。

不难看出,经络学说的形成是古人长期实践的结果,它与砭石的应用是分不开的。

2. 来源于气功疗法

"气功"的原始,可能是道家的练功术,大约公元4世纪时就开始流行。由于炼气功有热感在周身运行,因而有人认为经络来源于气功。

关于气功问题,据说当气功锻炼到相当程度时,常感到脐下三寸的丹田处有热感。有时这种热感会转至会阴,向后沿脊柱上行至巅顶,然后沿腹中线下行,这种现象称为"任督贯通"或"阴阳贯通"。这是因为热感所过之处是任脉、督脉循行的部位。任脉行于腹中线,"主一身之阴",督脉行于背部中线,"主一身之阳"。这种贯通现象似乎有些悬乎,为此,上海一医气功研究小组曾对这种现象的有无做了实验研究。他们用精密的电位测定仪来观察炼气功人的经络,发现由于炼气功引起了经穴的电位变化。尽管明显的经络贯通现象未能测知,但证明气功时可以得到经络的真象,由此可见,经络学说的形成应当说是来源于砭石,而气功仅是进一步证实了经络的存在。

总之,经络学说的形成,来源于长期的实践,它不是古人凭空虚构,而是在实践中总结出来的。由于经络与人体的生理病理密切相关,而且又是针灸治疗的理论基础,所以古人十分重视它。如《灵枢·经脉》强调指出:"经脉者,所以决死生,处百病,调虚实,不可不通"。告诫从事医务工作的人,必须通晓经络,才有可能对疾病预后的判断以及诊断和治疗提供一定的依据。

近几年来,由于我国针刺麻醉的成功,引起了世界上许多国家对针麻原理和经络实质研究的重视。关于经络的实质问题,存有不同的见解。有的认为是神经,有的认为是血管,更有的认为是神经—体液的综合调节功能或机体生物电现象。总之说法不一,但我们深信,只要用辩证唯物主义思想作指导,应用现代科学的研究方法,一定能弄清经络的实质,为创造新医药学做出贡献。

关于本章的内容,在经络的实质未取得一致意见之前,仍以我国传统的说法为主。

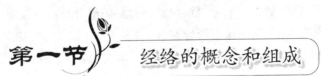

第一节　经络的概念和组成

一、什么叫经络

经络是人体经脉和络脉的总称,是气血运行的通路。

经,径也,是经络系统纵行的主干,多循行于深部。络,有网络的意思,为经脉的分支,像网络一样,无处不到,其分布部位较浅。正如《灵枢·经脉》说:"经脉十二者,伏行分肉之间,深而不见,诸脉之浮而常见者,皆络脉也。"说明在分布部位上经深络浅,前人把经络比喻为"经犹大地之江河,络犹原群之百川也"。既说明了经与络的区别和不可分割的关系,也形象地说明了经络像大地上的河流一样,纵横交错,遍布全身。既是人体内外上下各个部分相互联系的通道,又是气血运行的通路。人体所有的脏腑、器官、九窍以及皮毛、筋肉、骨骼等组织,就是通过经络的沟通和联系,成为一个有机的整体。

二、经络系统的组成

经络可分为经脉、络脉两大部分。经脉又分正经、奇经,络脉又有别络、孙络、浮络之分。此外还有十二经筋、十二皮部等也属经络范畴。

经络系统的组成:

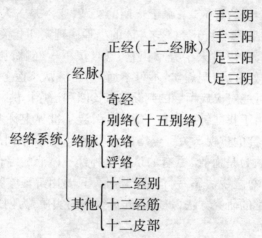

正经:有十二条(对),称十二经脉,是十二脏腑所属的经脉。有手三阴经、手三阳经、足三阳经、足三阴经,总共十二正经。

奇经:有八条,即督、任、冲、带、阴跷、阳跷、阴维、阳维,总称奇经八脉。

别络:共有十五,其中十二经脉与任、督各有一支别络,再加上脾之大络,合为"十五别络"。别络是由本经别出,走向表里的经脉,以沟通经脉表里之间的联系。

孙络:是别络中细小的分支。

浮络:是浮于浅表的孙络。

十二经别:是十二经脉别行分出的一种,循行于人体深部的经脉干线,有加强内外联系,濡养脏腑的作用。

十二经筋:是十二经脉所属肌肉系统的总称,行于体表,不入内脏,主要作用是连缀四肢百骸,主管关节运动。

十二皮部:依据十二经脉的循行部位,分布于表的皮肤之间,成为抵御外邪侵袭的第一防线。

经络连同它的附属组织,构成整个经络系统。经络系统以经脉为主,故下面主要介绍十二经脉和奇经八脉。

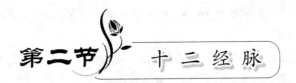

第二节 十二经脉

一、名称分类

上面说过,十二经脉是十二脏腑所属的经脉,这就是说,十二经脉中,每一条经脉属于一个脏或一个腑。这些经脉除了在体内深部循行外,还分别循行到体表,有的在上肢,有的在下肢。循行在上肢的称手经,循行在下肢的称足经。上肢和下肢有内侧和外侧,内侧属阴,为阴经循行部位,外侧属阳,为阳经循行部位。在四肢的内外侧,都分别有前、中、后三条经脉循行。因此,十二经脉中每一条经脉的名称都有三个组成部分:一是手或足,二是阴和阳,并依前、中、后分别给予太阴、厥阴、少阴、阳明、少阳、太阳的名称;三是所属的脏名或腑名。这样就构成了十二经脉的名称。

二、走向和分布

每一支经脉的详细走向分布,将在针灸学中讲。这里只是把十二经脉的大体走向及其在体表的主要循行分布作一简介。根据手足阴阳的不同,归纳为四组:

第一组:包括手太阴肺经、手少阴心经、手厥阴心包经,合称手三阴经。

手太阴肺经:起于中焦(胃),下络大肠,围绕胃的上口,穿过膈膜,入属肺脏,走上肢内侧前缘,止于拇指端。有一分支从膈后分出,交手阳明大肠经。(每一经脉通过本脏的叫"属",通其相表里的脏腑叫"络"。)

手少阴心经:起于心中,下膈络小肠,上行属心,走上肢内侧的后缘,止于小指外端,至内侧端交手太阳小肠经。

手厥阴心包经:起于胸中,属心包络,下走络三焦,上走上肢内侧的中线,止于中指内端,有一分支从掌中分出到无名指交手少阳三焦经。

以上三条经脉走向的共同点:

走向:起于胸部,循上肢内侧下行,止于手指端,分别与手的阳经相接,故有"手之三阴,从胸走手"的说法。

分布:

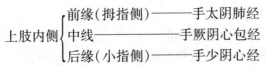

上肢内侧
- 前缘(拇指侧)——手太阴肺经
- 中线——手厥阴心包经
- 后缘(小指侧)——手少阴心经

89

第二组:包括手阳明大肠经、手太阳小肠经、手少阳三焦经,合称手三阳经。

手阳明大肠经:起于食指桡侧端,沿手背侧上行,走上肢外侧的前缘,到达缺盆分成二支,一支走入胸部络肺,下走腹中属大肠;另一支从缺盆上行,进入下齿中,还出口角环唇,左右交叉于对侧鼻孔的旁边,交于足阳明胃经。

手太阳小肠经:起于小指末端,走上肢外侧的后缘,通过颈部而终于颊。从颊分出至目内眦,交足太阳膀胱经。一支从肩胛交大椎,走入胸中络心,下属小肠。

手少阳三焦经:起于无名指端,沿上肢外侧的中线,上至颈部,循耳后,终于目外眦,交足少阳胆经。一支自肩走入胸部,络心包络,属三焦。

以上三条经脉走向的共同点:

走向:起于手指端,沿上肢外侧上行,止于头面部,分别与足的阳经交接,故有"手之三阳,从手走头"的说法。

分布:

$$上肢外侧 \begin{cases} 前缘———手阳明大肠经 \\ 中线———手少阳三焦经 \\ 后缘———手太阳小肠经 \end{cases}$$

第三组:包括足阳明胃经、足太阳膀胱经、足少阳胆经,合称足三阳经。

足阳明胃经:起于鼻旁,行于头面部,沿喉咙走入缺盆,直下乳线,络脾属胃,再走下肢外侧的前缘,止于足的第二趾。分支从足背分至踇趾内侧端,交足太阴脾经。

足太阳膀胱经:起于目内眦。上至头顶,下至项部,循走背部络肾,属膀胱,走下肢外侧的后缘,止于足的小趾外侧端,交足少阴肾经。

足少阳胆经:起于目外眦,循走头侧,下颈至肩,走侧胸部络肝属胆,行下肢外侧中线,止于足的第四趾外侧端。有一支足背分出至足大趾,交足厥阴肝经。

以上三条经脉走向的共同点:

走向:起于头面部,沿躯干下行,经下肢外侧,止于足趾端,分别与足三阴经交接,故有"足之三阳,从头走足"的说法。

分布:

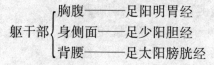

$$躯干部 \begin{cases} 胸腹———足阳明胃经 \\ 身侧面———足少阳胆经 \\ 背腰———足太阳膀胱经 \end{cases}$$

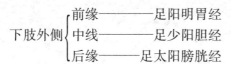

第四组：包括足太阴脾经、足少阴肾经、足厥阴肝经，合称足三阴经。

足太阴脾经：起于足的蹬趾内侧端，上走下肢内侧的中线，在内踝上八寸处，交出足厥阴肝经前。沿内侧前缘上行，络胃属脾，分支从胃穿过横膈入心，交手少阴心经。

足少阴肾经：起于足小趾下，斜走足心，上行于下肢内侧后缘。入腹部，属肾下络膀胱，上走胸部，分支从肺中分出，注胸中，交手厥阴心包经。

足厥阴肝经：起于大蹬趾外端，上走于内侧前缘，至内踝八寸处行足太阴脾经之后，沿中线上行，入腹中，络胆属肝，一支从肝分出，上贯膈注肺中，交手太阴肺经。

以上三条经脉走向的共同点：

走向：起于足趾端，经下肢内侧上行，止于胸腹部，分别交于手三阴经，故有"足之三阴，从足入腹"的说法。

分布：

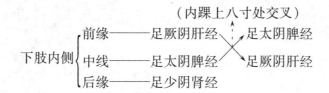

三、十二经脉的特点

以上介绍了十二经脉的大体走向和分布。从中可以看出其循行分布有以下几个规律。

（一）走向与交接规律

手足三阴三阳经的走向和交接规律是：

手三阴经从胸走手，在手指端交手三阳经；

手三阳经从手走头，在头面部交足三阳经；

足三阳经从头走足，在足趾端交足三阴经；

足三阴经从足入腹，在胸部交手三阴经。

这样就构成了一个"阴阳相贯，如环无端"的循环径路。

（二）分布与表里关系

1. 分布

（1）头面部

91

阳明经——面部、前额；

太阳经——面颊、头顶、后头部；

少阳经——头侧部、耳周围；

厥阴经——巅顶。

（2）躯干部

足太阳行于背部；

足少阳行于胸胁部；

足阳明行于胸腹部；

足三阴均行于腹部。

（3）四肢

内侧面：太阴在前，少阴在后，厥阴居中。

外侧面：阳明在前，太阳在后，少阳居中。

2. 表里关系

十二经脉分别络属互为表里的脏腑，阴经属脏络腑，阳经属腑络脏。尽管它们的属性不一样，但相互之间有表里经配合的关系。表里经的配合关系是：

阳明——太阴

少阳——厥阴

太阳——少阴

这就是：

手阳明大肠经与手太阴肺经互为表里；

手少阳三焦经与手厥阴心包经互为表里；

手太阳小肠经与手少阴心经互为表里；

足阳明胃经与足太阴脾经互为表里；

足少阳胆经与足厥阴肝经互为表里；

足太阳膀胱经与足少阴肾经互为表里。

由于手足阴阳十二经脉存在着这种表里关系，所以相表里的脏腑在生理上是彼此相通的。如肾主水液，尿液的形成靠肾的气化，而尿液的贮藏和排泄则由膀胱来完成，二者配合，共同完成尿液的生成和排泄。在病变时也是相互影响的，如心火可下移于小肠等。

在循行路线方面，凡具有表里关系的经脉于四肢的分布，都是内外相对称的。

阳明经与太阴经分布于四肢内外侧前缘；

少阳经与厥阴经分布于四肢内外侧中线；

太阳经与少阴经分布于四肢内外侧后缘。

（三）流注次序

从十二经脉的循行来看,它们的流注次序是:肺经→大肠经→胃经→脾经→心经→小肠经→膀胱经→肾经→心包经→三焦经→胆经→肝经→肺经……

了解十二经脉的特点,对于今后讨论临床证候、诊断、治疗都有一定帮助。

四、十二经病症

各经脉的病症以自学为主,这些病症,大致可分为两类:一是本经脏腑功能失常的表现;二是本经循行部位上的病变。

以手太阴肺经为例,喘咳、气逆、胸闷胀满、小便数而欠(欠:少也)等症,是肺主气、司呼吸及通调水道等功能失常的表现;缺盆疼痛、烦心、掌中热、桡臂痛、肩背痛等症,都是肺经循行部位的病变。

教材所载的十二经病症,出自于《灵枢·经脉》,在每条经脉循行后的病候记载。看起来零碎散乱,但有些对今天的临床仍有其指导意义。例如肺经病症中的"肩背痛"一症,好像不可思议,但现在临床上发现有的肺癌患者肩关节酸痛的症候,常常被误诊为关节炎。

另外,从十二经脉主要病症还可看到,有的病症见于几条经脉,说明这个病症关系到好几个脏腑,例如"目黄"一症,大肠经、心经、小肠经、心包经等经脉都有,"黄疸"一症见于脾经。

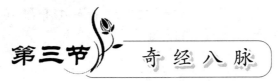

第三节 奇经八脉

"奇",异也。因异于十二正经,故称"奇经"。与正经相比较,奇经"奇"在哪里呢? 也就是说奇经有哪些不同特点呢?

一、奇经的特点

1. 不直接与内脏联系。十二经脉中每一条经脉都内属脏或腑,为脏或腑所属的经脉。而奇经八脉除其中的督脉"绕肾""贯心"以外,都不与脏腑直接联系,而与奇恒之府,特别是脑与女子胞有直接的联系。如督、任、冲三脉皆起于胞中,督脉还入属于脑。

2. 无表里络属。奇经八脉没有十二经脉那种一脏一腑的表里络属关系。

3. 除督、任外,其余六脉均无经穴,它们是各自贯穿十二经脉的某些经穴而自成通路。

4. 除带脉和冲脉外,循行均由下而上。奇经八脉中除带脉横行于腰腹,冲脉有一分支向下行以外,其余六脉都是从下肢或少腹部向上行,在上肢没有奇经分布;而十二经脉则有上行也有下行,有行于下肢的,也有行于上肢的。

奇经八脉中除阴跷、阳跷、阴维、阳维四脉是左右成对以外,任、督、带三脉是单一而不成对的。冲脉有的地方成对,有的地方单行不成对;而十二经脉则都是左右成对的。

此外,十二经脉中每一经脉都有经穴,奇经八脉除了督、任两脉有经穴外,其余六脉都依附出入于十二经脉之间。由于任、督二经有经穴,因此与十二正经合称为"十四经"。

由于奇经八脉交叉贯穿于十二经脉之间,进一步密切了经脉之间的联系,所以有调节正经气血的作用。"凡十二经脉气血满溢时,则流注于奇经八脉。蓄以备用,不足时,也可以由奇经给予补充。"

二、奇经的分布、功能及其主病

(一)督脉

"督",总督、总管的意思。手足三阳经大多在督脉的大椎穴处交会,好像分支河流会聚于湖海一样。故称它为"阳脉之海"。又因为它与阳经有联系,能调节阳经的气血,所以又说它能"总督一身之阳"。

1. 循行

"起于胞宫,下出会阴,并行脊柱之内,上行至风府,深入连属于脑,达于头顶,向下走入颜面的正中线,到上齿龈部。"

2. 功能

(1)调节阳经气血,为"阳脉之海"。

(2)反映脑及骨髓的功能(督脉贯脊入肾属于脑)。

(3)促进男性生殖功能。

3. 主要病症

《难经·二十九难》:"督之为病,脊强而厥。"

(1)属于循行部位异常的:背脊强痛等。

(2)属于脑、脊髓、生殖功能方面的:脊柱强直,角弓反张,精神失常,小儿惊厥,精冷不孕等。

(二)任脉

"任"有两个意思。

一是担任,即担任一身阴经之气。因足三阴上接于手三阴经,而足之阴经又在任脉的中极、关元处交会。因此,任脉联系了所有的阴经,故有"阴脉之海"之称。二是妊养。因为任脉亦起于胞宫,故与妊养胎儿有关,所以有"任主胞胎"的说法。

1. 循行

起于胞中,出会阴,沿胸腹正中线上行,至下口唇内环绕口唇,然后分左右二支上行至两目下。

2. 功能

(1)调节阴经气血,为"阴脉之海"。

(2)调节月经,促进女子生殖功能。

3. 主要病症

《难经·二十九难》:"任之为病,其内苦结,男子为七疝,女子为瘕聚。"《素问·骨空论》:"任脉为病,男子内结七疝,女子带下瘕聚。"(七疝,指冲疝、狐疝、癞疝、厥疝、瘕疝、㿗疝、癃疝。)

(1)属于循行部位异常的:疝气、少腹部肿块。

(2)属于基本功能失常方面的:带下、月经不调、流产、不孕等。

(三)冲脉

"冲",上冲的意思。冲脉上至于头,下至于足,总领诸经的气血,故有冲脉为"十二经之海"之称。

1. 循行

冲脉与督脉、任脉一样,也起于胞宫,出于会阴,一脉分三支而行:

(1)沿腹腔后壁上行于脊柱内。

(2)沿腹腔前壁夹脐上行,至咽喉,络口唇。

(3)出会阴下行,沿腹内侧下行至足大趾间。

2. 功能

(1)调节十二经气血,为十二经脉之海。

(2)调节月经,特别是月经的开始与终止及量的多少,所以《素问·上古天真论》有:"女子二七而天癸至,任脉通,太冲脉盛,月事以时下"以及"七七任脉虚,太冲脉衰少,天癸竭,地道不通……"等的记载。因其与月经有关,故又称冲为"血海"。

(3)调节气机升降。

3. 主要病症

《难经·二十九难》:"冲之为病,逆气而里急。"

(1)气血升降失常方面:吐血及气逆上冲等。

(2)妇女生殖系统的疾患:崩漏、月经不调,经闭,乳少等。

因督、任、冲三脉同起于胞中，故有督、任、冲"一源而三歧"之说，凡性机能、生殖、妇科疾患皆与此三脉有关。

（四）带脉

带脉围腰一周，好像束带的样子，约束诸脉，所以称带脉。十二经脉与奇经八脉中，除了带脉是横行的以外，其余都是纵行的。

1. 循行

起于季肋（在侧胸部最下最短的肋骨处，就是俗称软肋的部位），横行围腰一周，在腹部面斜向下行复至季肋。

2. 功能

（1）约束纵行的诸经。

（2）司妇女的带下。

3. 主要病症

《难经·二十九难》："带之为病。腰溶溶若坐水中。"（溶溶：软弱无力。）

带下，子宫下垂，腹部胀满，腰软无力等。前者与带脉的功能有关，后者为带脉循行部位的异常。

（五）阴跷脉、阳跷脉

"跷"本作"蹻"，有跷捷的意思。因为阴跷、阳跷都起于足跟而跷踝后上行，在作用上可使人行动跷捷，所以称跷脉。

1. 循行

阴跷脉经内踝，沿下肢内侧后方上行，经腹部、胸部，出结喉旁；阳跷脉经外踝沿下肢外侧后部上行，经腹部、胸部后外侧，经肩、颈外侧，上夹咽。

2. 功能

司下肢肌肉的运动和控制眼睑的开合。

3. 主要病症

《难经·二十九难》："阴跷为病，阳缓而阴急；阳跷为病，阴缓而阳急。"

（1）眼睑开合异常：嗜睡（阴跷为病）；不眠（阳跷为病）。

（2）肢体运动方面异常：肢体内侧和外侧肌肉拘急，癫狂。

（六）阴维脉、阳维脉

维，有维系的意思。

1. 循行

阴维脉从下肢内侧阴经交会的地方（筑宾穴）开始，沿下肢内侧上行，与一些阴经相联系，循胸腹部，终于咽喉。阳维脉起于外踝下，走下肢外侧，经躯干部后侧，止于项后。

2. 功能

阴维脉维系阴经,主里。

阳维脉维系阳经,主表。

3. 主要病症

《难经·二十九难》:"阳维为病苦寒热,阴维为病苦心痛。"

阳维脉主表,且与足太阳、足少阳联系最为密切,故"阳维为病苦寒热"。

阴维脉主里,故"阴维为病苦心痛"(包括胸痛、胃脘痛)。

以上介绍了十二经脉和奇经八脉的大体循行部位和特点,在讲奇经八脉的时候,同时介绍了八脉的基本功能和主要病症。那么,整个经络系统(包括络脉及十二经筋在内)的生理功能究竟有哪些呢?

以下将介绍经络的生理以及经络在病理上的作用,经络学说在诊断和治疗上的应用。

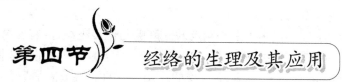

第四节　经络的生理及其应用

一、经络的生理

经络的生理功能主要表现在两个方面:

1. 运行气血,联系全身

经络,是气血运行的通路,气血循着经络的分布而营运全身。人的生命活动,不能离开气血,而气血之行不能离开经络。所以《灵枢·本藏》说:"经脉者,所以行血气而营阴阳,濡筋骨,利关节者也。"由于十二经脉及其分支的纵横交错,入里出表,通上达下,相互络属于脏腑之间,奇经八脉联系沟通于十二正经、十二经筋、十二皮部、络经脉皮肉,从而使人体的各个脏腑组织器官有机地联系起来,构成一个表里上下彼此之间紧密联系,协调共济的统一体。经络的这种沟通联系,具体地说,有如下四种:

(1) 脏腑与外在肢节之间的联系。例如:十二经筋分属于十二经脉,而十二经脉又内属于脏腑,这样就使筋肉组织与内脏之间通过经脉的沟通联系起来了,所以《灵枢·海论》说:"夫十二经脉者,内属于脏腑,外络于肢节"。

(2) 脏腑与五官九窍之间的联系。例如:眼、耳、鼻、舌和前阴、后阴都是经脉循行所过的部位。这就使五官九窍通过经脉的沟通,与内脏联系了起来,有的还成为五脏的苗窍,如肝经联目系,心的经别系舌本,胃与大肠经都环绕口唇等。

(3) 脏腑之间的相互联系。例如:十二经脉中每一条经脉都分别络属于一脏一腑,有的一条经脉还联系好几个脏腑。如胃经的经别上通于心,肾经入肺,肝经注肺中,肺经起于胃等等。

（4）经脉与经脉之间的相互联系。十二经脉的阴阳表里相接,十二经脉与奇经八脉之间的纵横交错,奇经八脉之间的相互联系等等。这种联系又有一定的会聚之处:

① 头部:《灵枢·邪气脏腑病形》:"十二经脉,三百六十五络,其血气皆上注于面而走空窍。"《备急千金要方》:"三百六十五络,皆上归于头。"

② 心、肺:《素问·痿论》:"心主身之血脉"。《素问·经脉别论》:"肺朝百脉"。

③ 任、督、冲脉:任脉为"阴脉之海";督脉为"阳脉之海";冲脉为"十二经脉之海"。

2. 反映传导

由外及内叫传导,由内及外叫反映。脏腑与体表组织、五官九窍之间,以及脏腑之间、体表组织之间、经络之间在生理上相互联系,病理上是相互影响的。由于经络有运行气血、联系全身的作用,所以内脏的活动情况可以反映到体表组织,体表组织之间及内脏之间也可以相互传导。这种反映传导作用在病理状态下表现得更为明显,下面就要具体讲到。

由于经络有上述这些生理功能,所以经络在疾病的发生与传变中也有作用,而经络学说在疾病诊断和治疗中也就有很重要的指导意义。

二、经络的应用

这里主要讲经络在病理上的作用和经络学说在诊断治疗上的应用。

（一）经络在病理上的作用

经络在病理上的作用主要表现在三个方面:

1. 外邪入侵的途径

经络是运行气血的通路,也是病邪传播的通路。经气充沛,气血运行通畅,各脏腑组织功能强健,就能抵御外邪的侵袭,防止疾病的发生。反之,经络失去其正常的功能,则经气不利,外邪就可乘机入侵。如教材举了外感初起,内舍于肺,影响到大肠病变的例子,说明了外邪侵犯人体从皮毛、腠理内传至五脏六腑,是以经络作为传导的途径的。正如《素问·皮部论》说:"邪客于皮则腠理开,开则邪入,客于络脉,络脉满则注于经脉,经脉满,则入舍于脏腑也。"

2. 病理反映的途径

这主要有两种情况:

（1）脏腑病变反映于五官九窍

通过经络的联系，内脏的病变可以反映到其所联系的五官九窍。例如：肝火可见到目赤；心火可见舌尖红，甚则溃疡疼痛；胃热可见齿痛；胆火可出现耳暴鸣、暴聋等等。

（2）脏腑病变反映于体表一定部位

这主要是反映在脏腑所属经脉在体表的循行部位及某些经穴。例如：肝气郁结常见两胁胀痛，这是因为足厥阴肝经抵少腹布胁肋之故。真心痛不仅表现为心前区疼痛，而且常牵引到上肢内侧的后缘，这是因为上肢内侧的后缘，是手少阴心经循行的部位。再如胆囊炎病人常在阳陵泉穴位处有压痛，因为阳陵泉是足少阳胆经的经穴。

3. 脏腑病变相互影响的途径

由于脏腑之间有经脉沟通，所以一个脏腑的病变可以通过经络的联系影响到另一个脏腑。例如：足厥阴肝经属肝、夹胃，所以肝病可以及胃；肝经又"注肺中"，所以肝火又可以犯肺；足少阴肾经"入肺""络心"，所以肾虚水泛，水气可"凌心射肺"；足太阴脾经"络胃"，且"从胃直上过膈，注心中"，胃经的经别也"上通于心"，所以胃热可以"熏心"，出现神志昏糊的症状，至于相为表里的两经，使一脏一腑的联系更为密切，因而在病理上常相互影响，如心火可下移小肠；大肠实热，腑气不通也可以引起肺气不利而喘咳、胸满等等。

（二）经络学说在诊断、治疗上的应用

1. 诊断方面的应用

常用的有两点：

（1）分经辨证：就是根据经脉的循行部位和所联系的脏腑的生理和病理特点，来分析临床的各种病理表现。前面介绍过的经脉的主要病症就是经络学说在诊断方面的具体应用。《伤寒论》中的六经分证也是运用经络学说结合藏象学说、病因学说、阴阳学说等建立起来的辨证方法。

（2）分部论经：就是根据病变部位是在哪一条经脉循行路线，来分析它属于哪一经的病。例如可因头痛部位的不同而区别为不同经的病，即痛在前额，多与阳明经有关；痛在两侧，多与少阳经有关；痛在后头部，多与太阳经有关；痛在巅顶，多与厥阴经有关。又如牙痛：上牙痛多与足阳明胃经有关，下牙痛多与手阳明大肠经有关。

近年来，在临床实践中发现在经络循行的通路上，或在经气聚集的某些穴位处有明显的压痛或摸到结节状、条索状的反应物或局部皮肤的形态变化，也常有助于诊断。如麦粒肿可在背俞穴见皮肤色素沉着；肺脏有病时，可在肺俞出现结节或中府穴有压痛，肠痈可在阑尾穴有压痛，长期消化不良的病人可在脾俞见到异常的变化等。《灵枢·官能》说:"受其所通,左右上下,知其寒温,何经所在。"

2. 治疗方面的应用

常用的也有两点:

(1) 分经用药:应用药物治疗要提高疗效的话,就需要在辨明是哪一经或哪一腑的病变的基础上,选择对某一经或某一脏腑有特殊治疗作用的药物,这就是中药学里的"药物归经"的理论,这些理论用以指导临床治疗的分经用药和某些引经药物的使用。例如:

头痛属太阳经的可用藁本、羌活;

头痛属阳明经的可用白芷;

头痛属少阳经的可用柴胡;

头痛属厥阴经的可用吴茱萸。

因为羌活、藁本、白芷、柴胡不仅能分别入手足太阳、阳明、少阳经,而且能作其他药的向导,引导其他药归入以上各经发挥治疗作用。

(2) 循经取穴:针刺的穴道,大多数在经脉的干线上,临床常用循经取穴的方法,治疗某一经或某一脏腑的病证。例如:胃痛,取足阳明胃经的足三里穴;肝病,刺足厥阴肝经的期门穴;太阳头痛,取足太阳膀胱经的昆仑穴;少阳头痛,取足少阳胆经的窍阴穴;阳明头痛,取手阳明大肠经的合谷穴等等,此外还有邻经取穴、局部取穴等,将在针灸学中介绍。

经络除与针灸疗法有关外,其他推拿、按摩等疗法,也是以经络学说为基础的,比如经络学说用于儿科推拿、按摩方面:掐心经可以退热发汗,掐大肠经可以治疗小儿腹胀等。民间的捏脊疗法,也是按照经络的作用,在小儿背部的督脉或膀胱经的俞穴部位上,使用手法治疗小儿消化不良和积聚等症。

当前被广泛运用的针麻,也是在经络学说的基础上发展起来的。

第四章 病因病机学说

前面我们已经学习了阴阳五行、脏腑、经络等学说，都是有关祖国医学在人体生理方面的基础理论。现在我们开始学习祖国医学有关发病、病因、病机方面的基本知识。在发病一节中，将研究疾病是怎样发生的。在病因一节中，将研究发生疾病的原因，或者说是致病因素，以及各种病因的致病特点与症状表现。在病机一节中，将研究各种致病因素作用于人体后所引起病变的机制，也称为病理。下面分节来讨论：

第一节　发　病

一、疾病的发生

中医学认为人体内部各脏腑组织之间，以及人体与外在环境之间，都是相互对立，而又是统一的。当人体健康时，人体内部各脏腑组织之间，以及人体与外在环境之间，不断地产生矛盾，而又不断解决矛盾，从而维持着相对的动态平衡，保持人体正常的生理活动。《素问·生气通天论》曰："阴平阳秘，精神乃治。"当这种动态平衡因某种原因遭到破坏，而又不能及时自行调节恢复，人体就会发生疾病。因此，疾病的发生，是因为各种致病因素作用于人体，破坏了人体阴阳相对的平衡状态。那么，怎样破坏了阴阳平衡的呢？这关系到两个方面：

一是人体本身正气相对减弱；

二是邪气对人体的影响。

1. 什么叫正气

正气是指人体对于外界致病因素的防御能力和调节阴阳平衡的能力，以及机体对内、外环境的适应能力。这种能力的基础也就是人体的脏腑功能及其物质基础——精、气、血等。如果人体脏腑功能（阳气）或物质基础（阴精）不足，也就表现为正气虚弱。

2. 什么叫邪气

凡导致脏腑功能紊乱的原因，或一切致病因素，都叫邪气。

所以说疾病的发生是邪气作用于人体正气的结果,正气是人体发病的根据,而邪气是人体发病的条件,因此疾病能否发生,决定于正邪两方面矛盾的斗争。

二、发病的过程

一切疾病的发病过程,都是正邪斗争的过程;疾病过程的发生、发展及其表现形式,是由正邪双方势力的对比和力量的消长所决定的。

中医学很重视人体的正气,认为一般情况下,人体的正气旺盛,邪气就不容易侵入,人体就不会得病。《素问遗篇·刺法论》曰:"正气存内,邪不可干。"当人体的正气相对虚弱,不足以抵抗外邪时,邪气才能乘虚而入,侵犯人体而发生疾病;或邪气过盛超过了人体正气的抵抗能力,也会引起疾病。《素问·评热病论》说:"邪之所凑,其气必虚"(凑即聚也,侵犯之意)。

疾病发生以后的发展变化及其预后,也是正邪继续斗争的表现。正气增长一分,邪气就消退一分,正胜则邪退,疾病逐渐痊愈。反之,正气衰弱,邪气增长,正衰则邪进,疾病发展加重,甚至恶化而导致死亡。

三、影响正气盛衰的因素

正气的强弱,既然在发病过程中起决定作用,那么决定正气盛衰的因素是什么呢? 有以下几个方面:

1. 体质因素——先天禀赋

父母身体的素质,可以遗传给后代,影响下一代的身体健康,并形成个体差异。如《灵枢·寿夭刚柔》曰:"人之生也,有刚有柔,有弱有强,有短有长,有阴有阳。"(刚柔指性格,强弱指体质,长短指高矮)。就是说人的生命有机体,其性格有刚柔,体质有强弱,身材有高矮,禀质有偏阳盛或偏阴盛的不同。这种体质的差异,表现在发病上,可出现两种情况:

一是同样受外邪侵袭,有人发病,有人不发病。

二是感受同样的外邪,病情变化不同。如同样感受风寒外邪而发病,体质强者发热无汗,体质弱者发热多汗;或素体阳盛者风寒侵入机体后可从阳化热,素体阴盛者外邪入里从阴寒化。

因此体质因素不同,疾病的发生、发展也有差异,因而表现的证候也不尽相同。当然先天的禀赋强弱,还要看后天的调养适当与否,先天不足,可以后天补充,所谓以后天养先天,可以弥补先天之不足,相反先天禀赋强盛,若后天脾胃功能不健,则体质也会逐渐衰弱。

2. 精神状态

人的精神状态时刻影响着机体脏腑、气血的功能活动,当然也影响正气的强弱,与疾病发生也有一定关系。人精神振作,脏腑功能协调,气血通畅,正气旺盛,邪气难于侵入人体。相反,若精神受刺激,情志不舒,脏腑失调,气血阻滞,正气相对虚弱,邪气容易侵犯人体。

3. 生活环境

居处环境不同,对人体的发病也有影响。如我国西北地区,地势高而寒冷少雨,多燥寒病;而东南地区,地势低而温热多雨,多湿热病。又如从事水产和地下作业的人多患寒湿病,居住山区的人易患瘿气病。

4. 饮食偏嗜

饮食偏嗜会影响正气而发病,如嗜酒,或过食肥甘,常致湿邪内蕴。

5. 饮食营养

饮食正常,营养丰富,人体正气强盛。若饮食不佳,营养失调,气血生化来源不足,正气虚弱,容易感受外邪。

6. 劳动锻炼

适当的体力劳动和体育锻炼,可以使机体气血通畅,正气旺盛,即使先天禀赋稍差,也可以通过劳动锻炼补其不足。营养失调,不参加身体锻炼,就会使正气虚弱,气血不畅而易发生疾病。

四、邪气的因素

中医学强调正气在发病学中的主导地位,但并不排除邪气在疾病发生中的重要作用。一般来说,邪气侵犯人体是正气相对虚弱的情况下,但在某些情况下,邪气也可起着主要作用。如:疫疠之气,其毒气较猛烈,常容易在人间互相传染。另外跌仆损伤,也可使人体得病。

总之,中医学认为,疾病是在致病因素的作用下,引起了机体阴阳的偏盛偏衰,脏腑气血功能紊乱所致。在发病上既强调正气(内因)的主导作用,也不否定外因在一定条件的致病作用。这种朴素的辩证法思想,对指导临床治疗有积极的作用。

第二节　病　因

一、什么叫病因

简单地说,引起人体发病的原因就叫病因。中医学的病因概念是:凡破坏人体阴阳相对平衡,导致疾病发生的原因,就叫病因或称致病因素。

为什么这样说呢？因为中医学的特点是整体观念。绪论中我们学过，人是有机的整体，人与自然界的关系是对立统一的关系，正常情况下，人体各脏腑、器官之间以及人与外界环境之间维持着相对的动态平衡，如果这种相对的动态平衡被破坏，造成阴阳失调，疾病就会发生。所以说，破坏人体阴阳相对平衡，导致疾病的原因就叫病因。

二、病因学的形成

中医病因学是在整体观念的思想影响下形成的，早在《内经》中就有了明确的记载。由于人是有机的整体，人与自然界息息相应，因而发病的原因往往是机体内部功能失调，或破坏了人与自然界对立统一的关系。如《素问·阴阳应象大论》曰："天有四时五行，以生长收藏，以生寒暑燥湿风，人有五脏化五气，以生喜怒悲忧恐，故喜怒伤气，寒暑伤形。"春生夏长，秋收冬藏，谓四时之生长收藏。冬水寒，夏火暑，秋金燥，春木风，长夏土湿，谓五行之寒暑燥湿风。人之五脏，肝、心、脾、肺、肾五脏之气，以生五志——喜怒悲忧恐，五志太过，更伤五脏之气。寒暑太过，伤人形体。所以说五脏对外（自然界）应顺应四时阴阳的变化和生长收藏的发展规律，以维持正常的生理活动，对内应调节喜怒悲忧恐，以协调五脏之气。如果不是这样，就是疾病发生的原因所在。《素问·调经论》云："夫邪之生也，或生于阴，或生于阳。其生于阳者，得之风雨寒暑。其生于阴者，得之饮食居处，阴阳喜怒。"这里的"或生于阴，或生于阳"有几种解释：按原篇之意，指发病的部位，作为阴经、阳经解，引申之也作内、外解，或病因之分类解。"阴阳"指男女房事而言。杨上善："饮食起居，男女喜怒，内部生于五脏，故曰生于阴也。"这就将病因分为阴阳二类：风雨寒暑——阳邪；饮食居处，阴阳喜怒——阴邪。

汉代张仲景《金匮要略》曰："千般疢难，不越三条：一者：经络受邪入脏腑，为内所因也；二者：四肢九窍，血脉相传，壅塞不通，为外皮肤所中也；三者：房室、金刃、虫兽所伤。以此详之，病由都尽。"仲景主要以病位深浅来分类。脏腑病——内因，四肢九窍病——外因，又加上房室、金刃、虫兽所伤的病因。

宋代陈言（无择）提出三因学说："六淫邪气所伤外因，五脏情志所伤内因，饮食劳倦，跌仆金刃，虫兽所伤为不内外因。"这种分类法在病因学上，将致病因素与发病途径结合起来，对临床辨证有一定意义。

三、中医病因学的特点

（一）辨证求因

中医指的病因与现代医学的病因概念不完全相同。中医的病因重在"辨证求因"。

什么叫辨证求因？由于各种病因的性质不同，致病后正邪斗争的病情变化不一样，根据疾病反映出的不同临床表现，通过分析疾病的症状、体征来推求病因，从而提供治疗用药的根据，这叫"辨证求因"或叫"审因论治"。例如：同是感冒：如见恶寒重、发热轻的病因为风寒之邪；发热重、恶寒轻的病因为风热之邪；恶寒发热并重，又有周身痛重、头沉如裹的病因为风寒夹湿之邪。由此可见，疾病的症状，是辨别病因的根据，因而也有人将病因称之为"病因辨证"。与八纲辨证等列入辨证的范围。

（二）因果关系

在疾病的过程中，原因和结果是相互作用的，在某一疾病阶段中是结果的东西，在另一阶段中可能成为原因，如痰饮是某些脏腑功能失调，以致水湿停聚的结果形成痰饮。但这种病理产物痰饮反过来又成为病因，导致其他证候的发生。又如瘀血，常因气虚、气滞、出血等原因引起血行不畅而凝滞成瘀血，但这种病理产物一旦形成，会影响正常的血液运行而造成出血。因此，某些病因，本来是果，而在另一方面又是因，这种因果关系是由于人体脏腑功能失调而发生的。

四、病因学的分类

105

发病的原因很多，有外在气候变化太盛的六淫，有内在情志太过的七情，还有饮食不节或不洁，劳伤过度，虫兽外伤等等。由于这些病因致病的规律不同，因而分为外感病病因和内伤病病因两大类。六淫之邪（疫疠之气）是从体外侵入所致的疾病，统称"外感病的病因"。其余情志、饮食、劳倦等所致疾病，发自内脏，故统称"内伤病的病因"。这就根据病因的从外、从内，将一切疾病划为外感与内伤两大类。此外还有金刃、虫犯、外伤等。

（一）六淫

什么叫六淫

淫，是太过之意。六淫，是指导致人体外感病的致病因素，它是由六气淫胜所形成的。

那么，什么叫六气呢？

六气是指风、寒、暑、湿、燥、火这些自然界气候变化的主气。一年五时气候变化各有其主气。如：

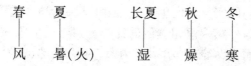

春　　夏　　　长夏　　秋　　冬

风　　暑(火)　　湿　　　燥　　寒

长夏是指夏秋之变(农历六月)阴雨季节,湿气最重,故主湿。一年五时,气候的温热湿寒凉之所以不同,就是因为六气分主五时的缘故。六气如何成为六淫而致病呢?正常情况下,六气原是一年四季气候变化的主气,不是致病的因素。但在一定的情况下,气候变化可以导致人体生病。什么情况下呢?一般来说:

(1) 气候的太过或不及,冬季寒气太盛,或应寒而反不寒;夏季炎热过盛,或应热而反不热。

(2) 非其时而有其气:《素问·六微旨大论》:"至而至者和。至而不至,来气不及也。未至而至,来气有余也。"如春行夏令——未至而至,或春行冬令——至而不至。

(3) 人的体质较弱,不能适应气候的变化而发病。

这种成为致病因素的六气,是由于"六气淫胜"所致,故称六淫。因此,一般来说,正常气候,称为"六气",成为致病因素的叫"六淫"。所以六淫是泛指一切外感病的致病因素。

六淫致病的特点

(1) 与季节有关——六淫致病与季节的气候有关,因为六淫本为四季气候的主气。如:

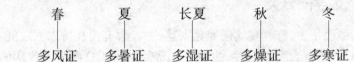

春　　　夏　　　长夏　　　秋　　　冬

多风证　　多暑证　　多湿证　　多燥证　　多寒证

(2) 与居处环境有关——久居湿地,易感湿邪而多湿病;夏季高温作业,易患中暑。

(3) 常合邪致病——六淫不但可以单独致病,也可两种或两种以上病邪同时侵入人体而致病。如:风寒感冒,风寒湿致痹。

(4) 六淫转化——六淫在发病过程中可以互相影响,在一定条件下可以相互转化。如寒邪入里,可以从阳化热,寒邪转化为热邪,或里热证,暑湿羁留,久则湿邪可以化燥伤阴。

(5) 发病规律——六淫致病,多从体外入侵,或犯肌表,或从口鼻而入,由表入里,由浅入深,由皮毛到内脏。

内生五气

内生五气,是指在疾病发展过程中,所出现的风、寒、湿、燥、火(热)等证;它与外感六淫名同而实异。内生五气,是由于脏腑功能失调,机体内阴阳偏盛偏衰所出现的与外感六淫相类似的证候。如热极生风、阳虚而寒、脾虚生湿、阴虚化燥、津伤化燥等,称为内风、内寒、内湿、内热(火)、内燥。内生五气与外感六淫的症状有些类似,而其性质截然不同,一为病因(六淫),一为病证(内生五气)。它们之间还可以相互影响,如外风可以引动内风,外湿可以引动内湿。以风而言:六淫风邪初起伤人体表,出现发热、恶风、汗出等症状;若误治或失治,风邪入里从阳化热,热极生风,津液被热耗伤可出现惊厥、抽搐等症,这便是外风引动内风之证候。

风

1. 风邪的性质与特点

(1) 风为百病之长:风邪为六淫之一,常为外邪致病的先导,寒、湿、燥、热等邪多依附于风邪而侵犯人体,如风寒、风热、风湿等,故《素问·风论》曰:"风者,百病之长也。"

(2) 风为阳邪,其性开泄:风为春季的主气,故风为阳邪,阳主升,主开泄,故风邪致病的特点为:

① 易侵犯人体上部(头面)。《素问·太阴阳明论》云:"伤于风者,上先受之。"

② 侵犯皮毛,使腠理开泄,故其证见汗出、恶风。

(3) 风性善行而数变:"善行",是指风邪致病,病位游走不定,变幻无常的特性而言。如痹证,常由风寒湿之气杂至而成,若关节窜疼,游走不定,是属于风邪偏胜的表现,又称为行痹。又如风疹,遍身红疹,瘙痒,散漫无定处,此起彼伏等。

"数变",是指发病急,变化快,常变幻无常。如外感风邪,发病急,传变也快,又如中风(为内风)往往出现猝然昏倒,不省人事,故又称"卒中"。

(4) 风性主动:"主动"是指风邪致病,具有动摇不定的特点,如临床常见晕、抽、震、颈项强直等症状。《素问·阴阳应象大论》:"风胜则动。"《素问·至真要大论》:"诸暴强直,皆属于风。"

2. 常见外风证

(1) 伤风——风邪侵犯体表,出现发热、汗出、恶风、脉浮等证。

(2) 风寒——风寒合邪侵袭肌表,而见发热、恶寒、无汗、身痛,脉浮等证。

(3) 风热——风热合邪,可从口鼻而入,出现发热、微恶风、汗出、口渴、脉浮数等证。

(4) 风湿——风湿合邪致病,可见发热、恶风、少汗、头痛如裹、关节疼重等证。

(5) 风水——风邪袭肺,肺气失宣,不能通调水道,常见发热,恶风,面部浮肿,或一身悉肿,小便不利等症。

107

（6）风疹——风邪入侵血脉，发为风疹，皮肤起风团，瘙痒，漫无定处，此伏彼起等证。

（7）风痹——风寒湿合邪，入侵经络关节，风气胜，关节疼痛游走不定等证。

3. 内风常见病证

内风多由脏腑功能失调而引起，尤其是与肝的功能失调和精神活动有关。如肝木风阳太盛，或肾阴亏耗，脾虚失运，均会影响肝的功能，使筋、目失养，而眩晕、抽搐等类似外风的善动，数变的临床症状特点为发病骤急，变化莫测。轻证：头晕、目眩、手足颤动、四肢麻木、口眼㖞斜。重证：猝然昏倒，不省人事，抽搐，拘急，或角弓反张，甚至偏瘫等。《素问·至真要大论》："诸风掉眩，皆属于肝。"

常见内风证：

（1）热极生风——多见于热性病。尤以小儿为多见，因为阳热太盛入营血，或伤津液，出现高热、惊厥、神昏、抽搐等证。

（2）肝阳化风——有虚实之分

虚证多由肝肾阴虚，肝阳上亢，化火生风。

实证多由气郁化火，煎液成痰，痰火并发，肝风内动。

轻证：眩晕、头痛、急躁易怒。

重证：突然昏倒，中风偏瘫等。

（3）血虚生风——多由于慢性病，或年老肝血亏耗，或产后血虚筋脉失养，而出现头晕、目眩、耳鸣、四肢麻木或四肢颤摇不定。

寒

1. 寒邪的性质与特点

（1）寒为阴邪，易伤阳气：寒为阴邪，为冬气主令，最易伤人阳气，所以若寒邪侵袭肌表，与卫阳相搏，阳气不得宣泄，便出现恶寒、发热等症。若寒邪直中脾胃，伤及脾胃之阳，便有脘腹冷痛、肠鸣、腹泻等症；这是因为阳本可以化阴，但阴寒偏盛，阳气被伤。温煦气化作用减退，以致脾阳不运所致，这也就是《素问·阴阳应象大论》所说"阴胜则寒"，"阴胜则阳病"。

（2）寒邪凝滞、主痛：凝滞即凝结阻滞之意，寒邪入侵人体，损伤阳气，使气血凝结阻滞，经脉气血不能得阳气的温煦而畅通流行，不通则痛。《素问·举痛论》："寒气入经而稽迟，泣（同涩）而不行，客于脉外则血少，客于脉中则气不通，故卒然而痛。""寒气客于脉外则脉寒，脉寒则踡缩，踡缩则脉绌急，绌急则外引小络，故卒然而痛。"因此，疼痛是寒邪侵袭人体的特征之一，如寒邪袭表则周身疼痛，袭于经脉关节，则经脉拘急，关节疼痛，屈伸不利，袭于脏腑则脘腹疼痛。

（3）寒性收引：收引即收缩牵引的意思，寒邪能使人体气机收敛闭塞，经脉挛急，客于皮表，毛窍收缩，腠理闭塞。《素问·举痛论》："寒则气收"。气收就是气机收引阻滞，其临床表现常见：寒客皮毛腠理，可使毛窍收缩，卫阳闭塞，毛窍收缩。故在恶寒发热的同时，可见到无汗的症状；寒客经络关节，可使经脉收引拘急，出现肢体屈伸不利，或冷厥不仁。

2. 外寒及其常见病证

外寒即六淫中之寒邪，为自然界的寒气，是冬季的主气。因冬季天气寒冷，容易使人致病，但其他季节，也可因气候骤变，寒流袭击而发病。

（1）风寒证——风寒合邪致病，主证可分三类：

① 寒邪束表——恶寒重，发热轻，无汗，头痛，脉浮紧。

② 伤于肺——咳嗽，鼻流清涕，声重，也可见到恶寒发热。

③ 寒袭经脉——经脉拘急，周身关节疼痛。

（2）寒痹证——又称痛痹，关节疼痛剧烈，得热则舒，遇冷加重，或拘急屈伸不利，为风寒湿三气合邪侵入关节，而寒邪偏胜，气血因寒凝气滞，闭阻不通而疼痛剧烈。

（3）寒伤脾胃——寒邪直中脾胃，或由于过食生冷，寒为阴邪，损伤脾胃之阳，致使脾胃升降失司，若寒在胃，即胃脘疼痛，喜热恶寒，呕吐，少食；寒在脾，即腹冷疼痛，肠鸣腹泻，喜热恶寒。

3. 内寒常见病证

内寒是阳气虚衰，寒从内生，功能减退的一种表现，故又称"虚寒"。《素问·调经论》云："阳虚则外寒"。其主证常见：面色㿠白，倦怠嗜卧，肢冷，畏寒喜暖，舌淡胖，脉沉迟。

心阳虚，兼见心胸憋闷，甚则绞痛，面青唇紫等。

脾阳虚，兼见脘腹疼痛，呕吐清水，腹胀食少，大便溏泄等。

肾阳虚，兼见腰膝冷痛，下利清谷，小便清长，以及男子阳痿、女子带下清稀等。如阳虚不能化水，还可见小便不利，周身水肿。《素问·至真要大论》云："诸病水液，澄澈清冷，皆属于寒。"

阳虚证的内寒，多与肾有关，因为肾为阳气之根，称为元阳。《素问·至真要大论》云："诸寒收引，皆属于肾。"

暑

暑为夏令之主气，亦即夏令炎热之气，独见于夏令。又因暑邪乃火热所化，故《素问·热论》曰："先夏至日为病温，后夏至日为病暑。"

1. 暑邪的性质与致病特点

（1）暑为阳邪，其性炎热：暑既为火热之气所化，当属阳邪，因为阳盛则热，阳主升散，阳盛腠理开泄而汗出多。《灵枢·岁露》曰："暑则皮肤缓而腠理开"，因此，伤暑以高热、出汗多、脉洪为其特征。

（2）暑性升散，易伤津耗气：暑为阳邪，其性升散，侵犯人体，使人腠理开泄而多汗。汗出过多，则伤气耗津，津伤则见口渴、喜饮、小便短赤，气耗则见心烦气短、倦怠，甚则猝然昏倒，不省人事。《素问·举痛论》："炅则腠理开，荣卫通，汗大泄，故气泄矣!"（炅——火热之意）。

（3）暑多夹湿：夏令气候炎热，且多雨水，热蒸湿动，气候湿热，故暑之为病最易夹湿，也有人认为，暑必夹湿，因此暑邪为病发热烦渴的同时，也常见四肢倦怠、胸闷呕恶、大便溏泄、脉濡、苔垢腻等。

2. 常见暑证

（1）伤暑——又叫暑热，常见身热多汗，心烦，口渴喜饮，倦怠无力，小便短赤。

（2）中暑——中暑之证有轻重之分。

轻证——证见头晕、恶心、胸闷、呕吐。因阳气被伤，清阳不升则头晕；胸阳郁闭则胸闷；胃气失降则呕恶。

重证——证见突然昏倒，不省人事，喘渴，大汗出，手足厥冷。因暑热盛，津气大伤，阳气内闭，不能外达而手足厥冷；清阳闭阻不开，气机逆乱，突然昏倒不省人事；气大伤则喘渴，汗大出。

（3）暑湿——寒热阵发，心烦口渴，胸闷呕恶，食少倦怠，便溏，小便短少。因暑邪夹湿袭表，遏郁阳气，而寒热阵发；热盛则心烦、口渴；湿盛则胸闷、呕恶、食少、倦怠；湿重困脾阳，则便溏、溲短，甚则大便黏腻不爽，舌苔厚腻。

湿

湿为长夏之主气，长夏正当夏秋之交（农历六月），暑热炽盛，阴雨连绵，水湿之气受阳热之熏蒸上腾，与热交蒸，潮湿充斥，故为一年四季中湿气最盛的季节。

1. 湿邪的性质与致病特点

（1）湿为阴邪，易阻遏气机，损伤阳气：湿为长夏之主气，长夏属至阴，湿又为水气所化，水属阴，故湿为阴邪。湿伤及人体经络脏腑，阻遏气机，使升降失常，经络阻滞不通，出现胸脘痞闷、小便短涩、大便不爽等症。因为脾主湿，故湿邪最易损伤脾阳，如果脾阳受困，运化失常，水湿停聚，可见腹泻、尿少、水肿、腹水等症。《素问·六元正纪大论》曰"湿胜则濡泄，甚则水闭、胕肿"。

（2）湿性重浊

① "重"即沉重、重着之意,主要指湿邪所表现的症状而言。若湿困肌表,营卫不和,则周身肌肉困重酸沉,四肢酸懒发沉;湿阻清阳不升,头昏而沉重,如巾箍头。《素问·生气通天论》曰:"因于湿,首如裹"。

湿邪滞留经络关节,则阳气不布,气血闭阻,见关节疼痛重着,沉重难举。

② "浊"即秽浊,指分泌物、排泄物等秽浊不清而言。如湿邪在上,见面垢眵多;湿邪下注,则小便混浊淋痛,妇女带下秽浊;湿邪在肠,则大便黏滞不爽,甚则痢下脓血,湿邪出于肌表,则见肌肤疮疡,疮疹痒且流脓水。

（3）湿邪黏滞:"黏"即黏腻,"滞"即阻滞,湿性黏滞主要表现在以下两个方面:

一是症状方面:如大便黏腻不爽,小便涩滞不利等。

二是病变表现:病程较长,缠绵难愈,如湿温、湿痹、湿疹等。

2. 外湿及其常见病证

外湿为病,多与气候及居处环境有关,如长夏季节,阴雨连绵,雾露潮湿入侵,或久居潮湿之地,或久涉水淋雨等,皆易外湿入侵,其途径多从肌肤而入。浅则侵犯皮肉、筋骨、关节,深则伤及脏腑。湿邪入侵后,又常随人体素质而有寒化、热化之不同。素体阴盛,湿从寒化,而为寒湿;素体阳盛,湿从热化而为湿热。外湿常见病证有:

（1）风湿证:风与湿合邪致病,但以湿为主。风湿表证常见:发热午后为重,汗出而热不解,恶风,头身重困,四肢酸楚。因湿为阴邪,遏阻阳气,至午后阳气旺盛之时,郁而热盛,发热午后为重。风性开泄,而汗出恶风;湿性重浊,故头身重困,四肢酸楚。

（2）湿痹证:为风寒湿三气杂至合而为痹,但湿气偏胜。证见:关节酸痛重着,固定不移,屈伸不利,或肌肤麻木不仁。

因湿留关节,阻闭阳气,血气流行不畅,而关节酸痛,屈伸不利,湿邪重浊,疼痛固定不移,又称"着痹"。

3. 内湿常见病证

内湿主要是脾虚的表现,因脾喜燥而恶湿,脾又主运化水湿,故脾阳虚,运化失常,不能行其津液,于是聚而为湿,甚则积而为水。《素问·至真要大论》曰:"诸湿肿满,皆属于脾"。

有时心肾阳虚也往往影响脾阳虚,而水湿停聚,湿从内生。常见病证,根据其病位不同,其症状也不一样。如:

湿阻上焦:胸膈满闷,头晕胀,头沉重,小便短少,苔白腻。

湿阻中焦:脘腹痞满,食欲不振,口腻不渴,有时口中发甜,大便溏泄,苔白厚而腻。

湿阻下焦:足肿,小便淋浊,妇女白带过多。

燥

燥为秋季之主气,因秋风敛肃,气凉少濡润,气候劲急干燥,称为燥气。

1. 燥邪的性质与致病特点

(1)燥邪干涩,易伤津液:燥是收敛、清肃之气,其性干燥,最易伤人津液。《素问·阴阳应象大论》说过:"燥胜则干"。临床表现常见:口鼻干燥、咽干口渴、皮肤皲裂,毛发不荣,大便秘结,小便短少等。刘完素《素问玄机原病式》曰:"诸涩枯涸,干劲皴揭,皆属于燥。"

(2)燥易伤肺:肺为娇脏,喜清肃濡润,既不耐于湿,更不耐于燥;湿则停饮,燥则津伤。同时肺气通于天,外合于皮毛,外燥多从口鼻而入,最易伤肺;肺失津润,则宣发肃降无能,出现干咳少痰,或胶痰难咯,甚则痰中带血,喘息胸痛等。

肺与大肠相表里,肺燥则大肠液少,同时肺气不降,故见大便干燥,甚则大便秘结。

2. 外燥常见病证

外燥有温燥、凉燥之分。俞根初云:"秋深初凉,西风肃杀,感之者多凉燥;久晴无雨,天时风热过盛,感之者多病温燥"。也可因夏天余热未消,则多温燥,若近冬之空气偏胜,则多凉燥。实际上,也就是燥邪偏热偏凉的不同。

(1)凉燥——恶寒、发热、头痛、无汗、口鼻干燥,干咳少痰,舌苔薄白而干。因燥为阴邪,与寒气合则为凉燥;伤于肌表,阳气闭塞,恶寒多于发热,无汗,肺津受伤,干咳少痰,口鼻干燥,凉燥与寒邪之区别在于津液耗伤情况明显。

(2)温燥——发热微恶风,头痛、少汗,口渴,心烦,鼻干、咽燥,干咳,少痰,或痰中带血,咳而不爽,舌尖边红,苔薄白而干。因燥与热气合则为温燥,侵犯人体多从口鼻而入,侵入肺卫,故发热重,恶风寒轻微,燥邪伤津较重。温燥与风热表证之区别,在于伤津表现明显,如干咳少痰,鼻干咽燥,舌尖边红,苔干等。温燥与温热病伤津之区别在于有表证,如发热、微恶风寒、头痛少汗等症。

温燥与凉燥之区别

凉燥	恶寒重	无汗	口干饮水少	舌苔白而干
温燥	微恶风寒	少汗	口干欲饮	舌尖边红苔干

3. 内燥常见证候

内燥为疾病过程中津液耗伤的表现,多由热盛伤津,或汗、吐、下后损伤津液,或失血失精等原因引起。常见病证:

在外:形体消瘦,皮肤干燥,甚则粗糙,毛发干枯无光泽,鼻咽干燥等。

在内:口渴喜饮,大便干结,小便短少,舌红少津,脉细数等。

内燥因为是精血耗伤,津液缺乏的表现,所以又常称"血燥津亏"。

火(热)

火有生理和病理两个不同的概念。生理之火即指藏于脏腑之内,具有温熙和生化作用的阳气,《内经》称为"少火"。病理上的火,即指阳盛太过,耗散人体正气的病邪,《内经》称之为"壮火"。所以《素问·阴阳应象大论》曰:"壮火食气……少火生气"。这里讨论的是病理之火。李念莪《内经知要》注云:"火者,阳气也。天非此火,不能发育万物;人非此火,不能生养命根,是以物生必本于阳。但阳和之火则生物,亢烈之火则害物。故火太过,则气反衰;火和平,则气乃壮。"这里的"火和平"即是少火,"亢烈之火"即壮火。

火热为阳盛所化,通常火与热可以混称。但火与热,同中有异,热为火之渐,火为热之极,故热极可以化火。习惯上,作为病因,一般多称热而不称火,如六淫外邪致病的风热、暑热、湿热之类;作为病证,则多称火而不称热,如心火上炎、胆火横逆、肝火亢盛等,此为内生之火。

火与热也有内外之分、虚实之别:

属外感病者,多为感受温热邪气所致,也可由风、寒、暑、湿、燥等外邪转化而来,所谓"五气化火"。不过外邪火证,其间往往要经过一段化热的过程,如寒之化火,须由寒化热,热极而后生火;湿之化火,须与气相结,或湿郁化热,湿热极甚而成痰火;风与燥均可化热生火;而暑本为火热之气所化。因此一般认为,外感引起的火证,多属实火。

属内伤病者,多为脏腑气血阴阳失调而成,如情志抑郁,精神刺激,久郁化火,所谓"五志化火"(五志化火有虚、有实)。又久病失养,以及一切可以引起营血阴精耗损的因素,皆可生热化火。这种内伤所致的火,多属虚热、虚火。《素问·调经论》云:"阴虚生内热",或称"阴虚火旺"。实火如肝郁气滞、气郁化火、肝火上炎等。

此外,温与火热同性,由于温(邪)也属于外感热病的一类致病因素,更近于热,所以温热常并称。

1. 火热邪气的性质与其致病特点

(1) 火热为阳邪,其性炎上:火为阳,火性燔灼焚焰,升腾上炎,故属阳邪。因其为热甚,故其证常见高热、恶热、烦渴、汗出、面红、目赤、舌红、苔黄、脉洪数等。若扰乱神明可见心烦不眠、狂躁妄动、神昏谵语等症。《素问·至真要大论》曰:"诸躁狂越,皆属于火"。

火性炎上,故其病证常表现在人体的头面部,如:

心火上炎,证见口舌生疮,心烦不眠。

胃火炽盛,证见齿龈肿痛,口臭,喜冷饮。

肝火上冲,证见头痛、目赤、肿痛等。

(2)耗伤阴津:火热之邪最易迫津外泄,消灼阴液,故其临床表现除有热象外,往往伴有口渴喜饮、咽干舌燥、大便秘结、小便短赤等津伤液耗的症状。

(3)生风动血:火热之邪侵袭人体,往往燔灼肝经,耗伤阴液,使筋脉失养,而致肝风内动,所谓热极生风。证见高热神昏、谵言妄语、四肢抽搐、目睛上视、颈项强直、角弓反张等症。所以《素问·至真要大论》:"诸热瞀瘈,皆属于火。"(瞀,昏愦、闷乱;瘈,抽搐。)

火热太盛入于血分,则迫血妄行而致各种出血证,如吐血、衄血、便血、尿血、皮肤斑疹及妇女月经过多、崩漏等。

火热之邪可以使气血壅聚于局部,腐蚀血肉发为痈肿、疮疡,所以《灵枢·痈疽》云:"大热不止,热甚则肉腐,肉腐则为脓,故名曰痈。"《素问·至真要大论》云:"诸痛痒疮,皆属于心。"这里的心,主要指心经火热而言。

2. 外火及其常见证候

外火即指外感热邪所致的热病,属外感热证。其特点是:起病急,病程短,变化快,主要证见:初起发热,微恶风寒,头痛,咽喉肿痛,口干而渴,继则但热不寒,大渴引饮。待热入营血,则见心烦不寐,甚则生风动血。

3. 内火常见证候

内火为脏腑功能失调所致,出现阴阳偏盛偏衰的情况,有虚实之分。阳偏盛为实火,阴偏衰为虚火。

实火如:

肝火上炎的目赤口苦,急躁易怒。

心火上炎的心烦失眠,口舌糜烂。

胃火上冲的口渴喜冷饮,齿龈肿痛,大便干结。

肺火上逆的咽喉肿痛,咯吐黄痰,甚则吐脓血。

虚火,即阴虚火旺证,多属心、肝、肺、肾等脏之病变。常见虚火如:

肺肾阴虚:五心烦热,失眠,盗汗,甚则潮热。

肝阴虚:咽干,目涩,头晕,耳鸣。

心阴虚:心悸,气短,舌红绛,甚则舌尖生疮。

六淫病因小结

1. 六淫即六气淫胜,导致人体发生疾病,成为致病的因素,有时也泛指一切外感疾病的病因而言。

2. 六淫致病,有其共性,也各有其个性。

(1) 六淫共性为:

① 与季节及居处环境有关。

② 能单独致病,也常合邪而致病。

③ 六淫之间可以相互影响,相互转化。

④ 其发病途径,多从皮毛或口鼻而入,故又称外感病的致病因素。

⑤ 风、暑、火属阳邪,而寒、湿、燥属阴邪。

(2) 六淫致病个性:

风——为百病之长,其性开泄,善行而数变,风性主动。

寒——寒性凝滞,易伤阳气,寒性收引主痛。

暑——暑性炎热,主升散,易伤津耗气,暑多夹湿。

湿——湿性重浊而黏滞,易阻遏气机,损伤人体阳气。

燥——燥性干涩,易伤肺而耗损津液。

火——火性炎上,易耗伤阴津,生风动血。

3. 六淫除暑以外均有内证,因而有外感六淫与内生五气之分,前者为病因,后者为病证,但外感六淫也可化生为内生五气。

(二)疫疠

1. 什么叫疫疠

疫疠,是指具有强烈传染性的致病邪气。这种邪气,也是从体外侵入的,因此它也属于外感病的致病因素,它引发的疾病,也属于外感病的范畴。但感染疫疠之气的病证,有强烈的传染性,发病急骤而严重。中医古代文献记载之名有瘟疫、疠气、戾气、异气、毒气、乖戾之气等称。

2. 疫疠的特点

(1) 疫疠非六淫之邪,乃疫毒之气,毒性强烈。《温疫论》云:"温疫之为病,非风非寒,非暑非湿,乃天地间别有一种异气所感。"

(2) 疫毒之气,从口鼻而入,有传染性,病情重,可致温疫流行。《诸病源候论》云:"人感乖戾之气而生病,则病气转相染易,乃至灭门。"

(3) 发病急骤,患者症状相似。《素问遗篇·刺法论》云:"五疫之至,皆相染易,无问大小,病状相似。"

(4) 疫疠之气种类很多,其传染各有其特异性,即某一种疫疠之气,只能导致某一相应的疾患。如天花疫气只能传染引发天花病。

3. 常见疫疠

如大头瘟(头面丹毒)、虾蟆瘟(痄腮)、疫痢(细菌性痢疾)、白喉、烂喉丹痧(猩红热)、天花、霍乱等等。

4. 发病条件

（1）与自然界气候的反常有关,如久旱无雨、酷热、湿雾、瘴气或阴雨连绵等。

（2）环境和饮食卫生不良,污秽杂物的腐败和堆积不除,恣食生冷不洁的食物。

（3）社会制度:20世纪初,经济落后,政府无视人民疾苦,年年瘟疫流行。近50年来,我国的卫生工作贯彻"预防为主"的方针,积极开展爱国卫生运动,除害灭病,烈性传染病已消灭,其他传染病也基本控制,偶有散发,立即检疫,杜绝传染,保障了人民健康。

（三）七情

什么叫七情

七情,即指喜、怒、忧、思、悲、恐、惊七种情志活动的变化。情志活动,是人体对外界环境的不同反映,属精神活动范畴。在正常情况下,对人体功能无影响,不会致病。但七情太过也可导致疾病的发生。如强烈的精神刺激,超过人体自行调节的范围,又如突然的精神创伤,或长期持久的情志太过,使脏腑气血功能紊乱,阴阳失调而发病。

七情致病,直接影响有关内脏的功能,病发于内脏,所以又常称"内伤七情"。因其为内伤病的主要致病因素,故常称为"内因"。这与六淫致病从体外侵入,其病变由外而内性质不同。六淫致病常称为"外感六淫",因其为外感病的主要致病因素,亦常称"外因"。这种"内因"与"外因"之称,仅为中医病因学上的一种分类方法,与哲学中的外因概念不同,不能混为一谈。

七情与五脏的关系

中医学认为,人体的情志活动,虽然是人体对客观外界事物的不同反映,但情志活动的产生,却分别与五脏功能有密切的关系,也就是说必须以五脏的精气为其物质基础。只有外在的刺激因素作用于有关内脏,才能表现出不同的情志变化。《素问·阴阳应象大论》云:"人有五脏化五气,以生喜怒悲忧恐","心在志为喜","肝在志为怒","脾在志为思","肺在志为忧","肾在志为恐"。《素问·宣明五气》云:"精气并于肺则悲"。

关于七情分属五脏,《内经》中有不同的分属方法。一般认为:喜属心,怒属肝,思属脾,悲、忧属肺,惊、恐属肾。七情分属五脏,实际上是以五脏为主体,在"四时五脏阴阳"理论的指导下形成的,因而将不同的情志活动分属于五脏,称为五脏之志。

情志活动虽然是人体对客观外界事物的反映,是以五脏精气为物质基础的,但情志的异常变化反过来对五脏也有不同的影响,主要影响内脏的气机升降失常功能。因此,七情太过可以引起五脏的病变。《素问·疏五过论》:"离绝菀结,忧恐喜怒,五脏空虚,血气离守"。(离绝,离别,绝望;菀结,气滞郁结;离守—离散失守。)

七情致病的特点

1. 不同的情志伤害不同的内脏

不同情志致病的病变特点不同,如《素问·举痛论》云:"怒则气上,喜则气缓,悲则气消,恐则气下……惊则气乱……思则气结"。

(1)怒则气上:指肝气横逆而上冲,大怒则肝气疏泄太过,肝气上冲,甚至血随气逆,气血并走于上,引起昏厥。《素问·生气通天论》云:"大怒则形气绝,而血菀于上,使人薄厥。"

(2)喜则气缓:过分喜笑,以致心气缓散,精神不能集中,甚至心气涣散不收,精神失常的喜笑不休。

(3)悲则气消:过度悲哀,以致意志消沉,肺气耗伤。

(4)恐则气下:过度恐怖,以致肾气不固,气陷于下,二便失禁。

(5)惊则气乱:突然受惊,以致心无所依,神无所附,慌乱失措。

(6)思则气结:思虑过度,损伤脾气,以致气机阻滞郁结,运化功能失常。

2. 情志太过,首先伤心

情志太过,虽然对人体内脏有不同的影响,但"心为五脏六腑之大主","精神之所舍",故情志的异常变化,首先影响心脏的功能,然后分别影响其他脏腑,出现种种不同的功能失调。所以《灵枢·口问》说:"心者,五脏六腑之主也……故悲哀愁忧则心动,心动则五脏六腑皆摇。"

3. 五脏功能失调对情志的改变

精神因素的刺激,可以影响脏腑的功能,另一方面,脏腑功能失调,也会表现不同情志的改变。如肝病可出现情绪抑郁不乐,或烦躁易怒。《灵枢·本神》云:"肝气虚则恐,实则怒"。(恐为肾之志,肾为肝之母,子病及母。)心病可出现哭笑无常,精神异常。《灵枢·本神》云:"心气虚则悲,实则笑不休"。(悲为肺之志,肺属金,心属火,心气虚,金反侮之。)

4. 情志与疾病预后的关系

七情不仅可以致病,而且在许多疾病的发展过程中,可以影响疾病的预后。如情绪舒畅,精神振奋,疾病虽重但可逐渐随治疗而日益好转,以至痊愈;相反,如情绪不佳,或情志剧烈波动,往往可以使病情变化加重,甚至突然恶化。如肝病易怒,而大怒后可使病情加重或恶化,引起呕血等症,甚至引起死亡。

常见情志病证

心病——因为心主神志，所以精神因素导致心的功能失调，可见惊悸、怔忡、失眠、多梦、心神不宁，或精神恍惚、哭笑无常、狂躁妄动、精神错乱等。

肝病——肝主疏泄，七情导致肝功能失调，可致精神抑郁，或烦躁易怒、两胁胀痛，嗳气太息，或咽中梗阻，妇女月经不调，乳房胀痛，甚则结块等。

脾病——脾主运化，情绪不佳导致脾功能失调，可引起食欲不振，脘腹胀痛，恶心，呕吐，或大便不调等。

七情所伤，可使脏腑单独发病，也可相互影响使关联的脏腑并病。如思虑过度，劳伤心脾，引起心悸、健忘、失眠、多梦、肢倦、食少等症，若郁怒不解，可致肝脾不和，出现精神抑郁、胁肋胀痛、胀闷憋气、肠鸣腹泻等证。

（四）饮食劳倦

饮食和劳动是人类赖以生存，保持健康的必要条件。但饮食要有节制，劳逸安排要适当。否则，也可引起脏腑功能失调，或机体抗病能力下降而发生疾病。

饮食

饮食是后天之精的来源，以维持人体生命不可缺少的物质。正常情况下不会致病，但在以下几种情况下可为致病因素之一。

1. 饥饱失常

过饥——摄食量不足（吃不饱、吃不下），缺少五谷化生之精微作为气血生化之物质基础，生化之源不足，气血亏虚，久之则衰少为病，同时正气虚也易遭受外邪侵袭而致病。

过饱——饮食过量，损伤脾胃。《素问·痹论》云："饮食自倍，肠胃乃伤"。胃伤不能及时腐熟水谷，脾伤不能运化转化精微，而致脘腹胀痛拒按，吞酸嗳腐，泻下臭秽；若食积不化，久而化热生痰，而成食积，常见小儿手足心热、脘腹胀满、面黄肌瘦等。同时食伤脾胃后，中气不足，营卫不和，易引入外邪而致病。

2. 饮食不洁

进食生冷不洁食物，可引起胃肠疾病和肠道寄生虫病。由于伤及脾胃之阳气，而致腐熟运化功能受阻。可见胃脘疼痛，腹泻，呕吐，下痢，便虫吐蛔，甚至蛔厥等症。（因蛔虫引起剧烈腹部冷痛，使四肢厥冷。）

若误食毒物（食物中毒），毒伤脏腑，可见呕吐、腹泻，甚至昏迷，危及生命。如野菜中毒、毒蘑菇中毒、发芽的土豆中毒等。

3. 饮食偏嗜

饮食应该适当地调节，方能得到全面的营养物质，若有偏嗜习惯，日久必引起营养缺乏疾病，或使机体阴阳偏盛偏衰而致病，如浮肿、夜盲等症。《素问·至真要大论》云："夫五味入胃，各归所喜，故酸先入肝，苦先入心，甘先入脾，辛先入肺，咸先入肾，久而增气，物化之常也。气增而久，夭之由也。"

又如偏嗜生冷，易损伤脾阳，寒湿由生，发生腹痛、腹泻等证。若过食肥甘厚味，或嗜酒无度，湿热内生，痰浊壅滞，而致痰饮、疮疡及痔疮出血等证。《素问·生气通天论》："膏粱之变，足生大疔"。

劳逸

正常的劳动，有助于气血疏通，增强体力，不会致病。正常的休息，可使疲劳得到恢复。但过劳、过逸，也可成为致病因素。

1. 过劳

注意可有三种情况：

（1）劳力过度：损伤脾气，可见气少力衰，四肢困倦，神疲懒言，动则气喘。《素问·举痛论》云："劳则气耗"。

（2）劳心过度：即思虑过度，耗伤阴血，使心神失养，而出现心悸、健忘、失眠、多梦等症。

（3）房劳过度：性生活不节，易耗伤肾精，而致肾虚，出现腰膝酸软，眩晕，耳鸣，精神萎靡，男子遗精、滑泄、阳痿，女子月经不调、带下等。

2. 过逸

过度安逸，不参加劳动和锻炼，使气血运行不畅，脾胃功能呆滞，也会使水湿停滞，生痰化浊，阻滞经脉，出现食少、乏力、肢体软弱、精神不振，甚至引起胸痹等。

（五）外伤及虫兽所伤

1. 外伤

外伤包括创伤、跌打损伤、持重努伤、烧伤烫伤等。这些致病因素，直接可使皮肤肌肉破裂、出血或肿痛血瘀，或筋骨折伤、脱臼等，甚至脏腑因外伤猛击而破裂出血。若出血过多，可导致昏迷，甚则死亡。

若皮肤破伤，外邪继而乘其破损处侵入，若引起破伤风，导致抽搐、痉厥甚至死亡。

2. 虫兽伤

毒虫、毒蛇、疯狗、猛兽等咬伤，轻症可使皮肤破损，肿痛、出血，重症毒气入血，引起高烧、昏迷、精神失常等中毒症状，亦可危及生命。

（六）痰饮、瘀血

痰饮和瘀血都是脏腑功能失调的病理产物，这些病理产物一旦产生，又能直接或间接地作用于机体的某些脏腑或组织，发生各种疾病，因此也是致病因素之一。

痰饮

1. 什么叫痰饮

痰和饮是脏腑病理变化过程中,由于津液不能及时布散,凝聚变化而成。前人有"积水为饮,饮凝为痰"的说法。痰饮有两种不同概念:

(1) 是指病因而言:为有形之痰饮,视之可见,触之可及,或听之有声的痰饮,如咳吐之痰饮。

(2) 是指病证而言:为无形之痰饮,视之不见,触之无物,但表现有头目眩晕,恶心,呕吐,气短或癫狂,昏不识人等症状。

痰与饮有什么区别呢?

痰得阳气之煎熬而成,灼液成痰,因此浓度较大,质较黏稠。

饮得阴气之凝聚而成,聚水成饮,因此浓度较小,质较清稀。

因此前人有痰热而饮寒之说,但是临床实践中也有寒痰或饮属热性的,仍需辨证论治。

2. 痰饮的形成

痰饮的形成,主要关系到肺、脾、肾、三焦等脏腑,由于气化功能障碍,影响津液的输布和排泄,致使水液停聚而成痰饮。那么肺、脾、肾、三焦等脏腑都有哪些生理功能? 又如何形成痰饮的呢?

(1) 肺:肺为水之上源,肺主呼吸,肺气宜宣发肃降,人体内的津液赖肺气之宣发气化而输布于体表四肢百骸,又赖肺气之肃降而使水液下行,赖三焦水道通畅而下输于膀胱。若肺失宣降,津液气化失利,不能正常输布与排泄,则水液停聚而成痰饮。

(2) 脾:脾为生痰之源,脾主运化水谷,脾气有升清降浊的功用,津液赖脾气上升而输之于肺,再通过肺的宣发肃降而转输全身。若脾失健运,水湿停留,凝聚而为痰饮。

(3) 肾:肾为水之下关,肾有调节人体水液平衡的作用,水液受肾阳之蒸发气化作用而温煦周身,剩余的部分水液,通过三焦而下输到膀胱,复因肾的气化而排出体外为尿。若肾阳不足,气化功能失常,水液停聚为饮,凝则为痰。

(4) 三焦:三焦为人体内之水道,为通行元气与水谷精微的道路,津液必须通过三焦的通道才能输布周身。若三焦水道不利,则水液潴留,内而脏腑,外而筋骨皮肉,为水肿痰饮之证。

3. 痰饮的证候及其特点

由于痰饮形成的病证相当广泛,故有"百病多由痰作祟"和"怪病多从痰治"的说法,根据痰所在的部位不同,其证候也不一样。

（1）痰证

痰浊阻肺：肺失宣降，可见咳喘多痰、喉中痰鸣等症。

痰浊在脾：运化失常，可见肠鸣、泄泻等。

痰浊在胃：胃气不降则见痞满不舒，胃气上逆则恶心、呕吐。

痰浊上逆头部：清阳不能上升，则眩晕、昏冒。

痰阻胸膈：胸阳受阻，气机闭塞，可见胸满而喘、咳引胸背作痛等症。

痰浊流于四肢：则气血不通，可见四肢麻木或疼痛。

痰浊流窜经络骨节：痰气裹结，可生瘰疬、痰核、阴疽流注。

痰浊阻滞三焦：少阳经气不通，可诱发疟疾。

痰犯咽喉：痰气凝结咽喉，咽中梗阻如有异物。

（2）饮证证候

根据饮停的部位不同，亦有不同的见证，如：

饮停肌肤：皮肤水肿。

饮停胸胁：气机不畅，可见胸胁胀痛，咳嗽短气。

饮在膈上：肺气不宣，可见咳喘不能平卧。

饮在肠间：证见腹满食少，肠鸣漉漉有声。

（3）痰饮的特点

① 可以有形，也可无形。

② 痰饮致病，五脏六腑，四肢百骸，几乎无处不至，均可见其病证。

③ 可与六气结合而为病，也可因个人阴阳偏盛衰而出现不同证候，如风痰、寒痰、热痰、湿痰等。

④ 其临床表现，随其病变部位不同而异。总之，痰饮辨证，必须综合分析各方面的情况，仔细辨认，方能做出正确诊断。

瘀血

瘀血又称蓄血，由于全身血液运行阻滞，或局部血行不畅，及离经之血未消而成。机体内有瘀血，反过来又影响气血的运行，导致脏腑功能失调，而引起许多疾病。因此也属于致病因素之一。

1. 瘀血的形成

瘀血形成的原因，常见有下面几种：

（1）气虚："气帅血行"，气虚推动血行无力，血液运行迟滞。如气虚不能统血，血离经道，出于脉外而成瘀血。

（2）气滞：气行则血行，气滞则血瘀，因此凡能引起气机不畅，升降失常的病因，均可影响气滞而血瘀，使血行受阻。临床常见气滞血瘀证候。如肝郁气滞之胸胁疼痛等。

（3）血寒：寒邪入经，经脉蜷缩而拘急，血行不畅凝涩而瘀滞。如寒邪犯胃，脘腹刺痛难忍。

（4）血热：热入营血，血热互结，血液因之而蓄结。

（5）外伤：外伤肌肤或伤及内脏，致使血离经脉，停留体内，不能及时消散，或排出体外，形成瘀血。

2. 瘀血的特点

（1）疼痛——瘀血阻塞经脉，气血不能通行而发生疼痛，其痛处固定不移，痛如针刺，痛处拒按，按之痛甚。

（2）肿块——由于离经之血不能及时排出，聚而成肿块。外伤瘀血可见皮肤青紫，血肿包块，若内伤脏腑，瘀血聚留不散，可按及有形之肿块，其坚硬程度，随其病症而不同。

（3）出血——若由于外伤肌肤，血出于脉外，可见体表出血，若离经之血阻于体内，则经脉之气受阻，新血不能归经，而致血溢脉外，可出现体内出血，如妇女月经不调、崩漏，或呕吐、便血等症。

（4）瘀斑、紫绀——瘀血阻塞脉络，血行障碍，瘀斑、瘀点常见于舌部，或见于唇甲青紫的紫绀症。

（5）皮肤甲错——瘀阻脉道，日久新血不生，肌肤经络失去濡养，则见肌肤甲错，或面色黧黑，毛发枯槁等症。

3. 瘀血的病症

常随其所瘀阻的部位不同而产生不同的症状。如：

瘀阻于心——胸闷、心痛、口唇青紫、痛如刀绞或刺痛。

瘀阻于肺——胸痛咳血。

瘀阻于肝脾——肝脾肿大，胁肋胀痛，胁下可扪及癥块。

瘀阻于肠胃——脘腹胀痛，呕血或便血，痛处不移。

瘀阻于胞宫——小腹胀痛，月经不调，或痛经，或见崩漏。

瘀阻于四肢——局部肿痛，或青紫，肢体酸楚不举，若见于肢端，甚则脱骨疽。

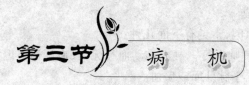

第三节　病　机

概述

1. 病机的概念

什么叫病机？

王冰说：病机者，病之机要也。

张景岳说：机者，要也，变也，病变所由出也。

我们认为，各种致病因素作用于人体后，正邪斗争所引起的阴阳偏盛偏衰，或脏腑功能紊乱，气机升降失常的变化机制，叫病机。简言之，病机就是疾病发生、发展与变化的机制。病机学说是中医学理论的重要部分，是辨证论治的重要理论基础。

2. 病机的渊源

病机原本是藏象学说的主要内容。但"病机"这一名词，最早见于《素问·至真要大论》的"审察病机，无失气宜……帝曰：愿闻病机何如？岐伯曰：诸风掉眩，皆属于肝。诸寒收引，皆属于肾。诸气膹郁，皆属于肺。诸湿肿满，皆属于脾……"也就是后世所称的病机十九条。诸，多数之意；皆，同也。属，近也，归类。

多种振掉、眩晕的风证与肝有关。

多种收敛、牵引拘急的寒证与肾有关。

多种喘满、郁迫之证与肺有关。

多种浮肿、胀满的水湿之证与脾有关。

病机十九条中对病因病证和脏腑之间的关系，做了精辟的归纳，重点指出："审察病机，无失气宜。""谨守病机。各司其属。"

审察——审查，观察。

气宜——五脏之气各有所宜。

谨守——谨慎掌握。

司——管也，归也。

汉代张仲景在《伤寒论》中，总结了外感病的病机，首创六经辨证及其传变规律。

隋代巢元方等编写了《诸病源候论》，对内、外、妇、儿等各种疾病的病因病机进行了论述，是一部有代表性的著作。

金元时代，刘完素所著《素问玄机原病式》、《素问病机气保命集》补充了病机十九条中所缺的燥一条，云："诸涩枯涸，干劲皴揭，皆属于燥。"并提出"六气皆从火化"的学说；李杲所著《内外伤辨惑论》，分析了内伤外感的病机，指出内伤病病机是人体元气耗伤；朱震亨提出"阳有余，阴不足"的学说，主张滋阴以降火。

清代温病学派的兴起，吴又可等医家陆续对温热病机做了剖析，总结出温病卫气营血传变规律和三焦传变规律。

3. 病机的内容

目前我们认识到疾病的发生、发展和变化，与患病机体的体质强弱和致病因素的性质极为有关，此外，外界环境的影响也很重要，但其根本原因在于人体内部的因素。因为病邪作用于人体后，正气奋起抗邪引起正邪相争，机体的正常功能紊乱，破坏了人体的阴阳相对平衡或导致脏腑气机升降失常，产生一系列的病理变化。

疾病是多种多样的，不同疾病有其不同的病理变化，内伤外感，气血脏腑各种疾病，各有它特殊的病变机制。临床上不同致病因素虽可以引起千差万别的病理变化，但可总结一些共同的规律，主要的病机有邪正斗争、阴阳失调、升降失常等，它们之间是相互影响，相互联系的。

一、邪正斗争

邪正斗争，是指机体的抗病能力与致病因素的斗争。邪正斗争的过程就是疾病发生发展的过程，而邪正的消长变化反映在证候上，如：

病位方面：有表证、里证。

性质方面：有寒证、热证。

邪正关系：有虚证、实证。

（一）邪正斗争与虚实变化

《素问·通评虚实论》曰："邪气盛则实，精气夺则虚。"致病因素作用于人体后，在病变的发展过程中邪正双方是互为消长的，正气增长则邪气消退，邪气增长则正气消减。随着邪正的消长，患病机体就会反映出不同的病机与证候，即虚实的变化。

1. 实

实：指以邪气亢盛为主要矛盾的一种病理反映。即发病后，邪气亢盛，正气不太虚，人体正气奋起与邪气作斗争，临床表现为亢盛有余的实证。如：壮热、烦躁、声高气粗、腹痛拒按，二便不通，脉实有力等实热证；或痰、食、血、水等滞留，引起痰涎涌盛，食积不化，瘀血内阻，水湿泛滥等，均属实证。

2. 虚

虚：指正气不足，抗病能力减弱，正气虚损为主要矛盾的一种病理反映。如：禀赋素虚或疾病后期，或大病、久病、出血等，导致气血津液不足，伤阴伤阳，正气虚弱，功能衰退，临床表现为虚损不足的虚证，证见神疲体倦、面容憔悴、心悸气短、自汗、盗汗、语声低微、五心烦热、畏寒肢冷、脉虚无力等。

3. 虚实错杂

在某些长期的、复杂疾病中,由于病邪久留,耗损正气,或正气本虚,无力驱邪,导致痰、食、瘀、血、水湿凝结阻滞,而成虚实错杂的病变。如臌胀病临床表现中,既有腹部胀大有水,甚至青筋暴露、二便不利等实的症状,又见形体消瘦、饮食减少、气短无力等虚的症状,这便是虚中夹实的证候。

4. 虚实真假

在一些复杂的病证中,由于正气虚损,实邪结聚,阻滞经络,气血不能外达,引起虚实真假的情况,临床可见以下两种病变:

(1) 真实假虚:指本为实证,但由于实邪壅滞,经络闭阻而外见假虚之象。如热结肠胃证,见有精神默默、身寒肢冷、脉沉或伏的虚象,但仔细观察患者,语声高亢,气粗,脉虽沉但重按有力,因此说明由于热伏于里,遏阻阳气,使阳气不能通达于表,而出现身寒、肢冷等假虚之象。

(2) 真虚假实:指本为虚证,又出现一些实证假象。如脾虚不足,运化无力而出现腹满腹胀、腹痛、脉强等实象,但仔细观察腹虽胀但时胀时消,腹虽痛却不拒按,脉虽弦重按却无力,这就是真虚假实证。

总之,病证的虚实,取决于正邪双方力量的对比和邪正斗争消长变化的结果。根据临床观察,实证的病理变化,多见于外感六淫(初、中期)或痰、食、血、水等邪滞留为患;虚证除素体虚弱外,主要是因病而致虚。此外由于脏腑功能减弱,病邪久留,还能出现虚实真假的证候。

表4-1 虚实真假的鉴别要点

	实	虚
腹胀满	常满而不减	时胀时消
腹痛	拒按	喜按
脉象	有力	无力
舌质	苍老	胖嫩

(二) 邪正斗争与疾病转归

邪正斗争的结果就是疾病的转归。在疾病过程中,正气与邪气不断地斗争,其结果或为正胜邪退,疾病趋于好转而痊愈,或为邪胜正衰,疾病趋于恶化而死亡。若正邪斗争势均力敌,任何一方都不能立刻取得胜利,便会在一定的时间内出现正邪相持的局面。

1. 正胜邪退

邪气侵入机体,正气驱邪外出,正气充盛,抗病力强,使邪气难于发展,病邪不能继续深入,则病位浅,病情轻,病程短。正气继续增强,邪气逐渐消退,最后完全战胜邪气,病邪对人体的作用消失或终止,脏腑气血功能迅速得到恢复,机体阴阳的两个方面在新的基础上获得新的相对平衡,疾病得到痊愈。

2. 正邪相持

某些疾病,邪正斗争的过程较长,或因正气抗邪外出力量较差,或因邪气侵入部位较深,或正气时有增长又时现减弱,因此病情时好时坏,时轻时重。邪气不能继续深入,正气也不能迅速驱邪外出,正邪消长处于相持阶段,临床上常表现为某些慢性病的病变阶段。

3. 邪胜正衰

病邪侵入机体,若邪气亢盛,正气虚衰,正邪斗争,正气不能将邪气战胜,祛邪外出,邪气反而乘虚深入,损伤正气,脏腑气血功能更加障碍,而邪气危害作用不断增加,邪胜正衰,病情日趋恶化。若邪气不断耗伤气血,最终使正气衰竭,邪气独亢,形成阴阳离决,而导致死亡之转归。

综上所述,可以看出,正邪斗争与消长,不仅决定着病变的虚实,而且直接影响着疾病的发展变化与转归。概括地说,正虚邪实则病进,正胜邪衰则病退。也就是在疾病过程中,或由于正气之虚,或由于邪气之盛,均会促使病情发展趋向恶化,甚至死亡。而正气充盛或正气得以恢复,邪气退却,则病情多向好的方面转化,以至痊愈。

二、阴阳失调

阴阳失调,是指人体在疾病过程中,由于阴阳偏盛偏衰失去相对平衡,所出现的阴不制阳或阳不制阴的病理变化。它又是脏腑、经络、气血、营卫等相互关系失调,以及表里出入、上下升降等气机运动失常的总的概括。

为了更好地理解阴阳失调的病机,首先我们复习一下阴阳协调的生理。

1. 人体的正常生命活动是阴阳两个方面保持着对立统一的协调关系的结果。也就是说,属于阳的功能与属于阴的物质之间是对立统一的关系。

2. 人体的生理活动是以物质为基础的,没有阴精,就无从产生阳气,反过来说,没有阳气的作用,就不能化生阴精。即阴阳互根。

3. 人体各种功能活动(阳),必然消耗一定的营养物质(阴),而各种营养物质(阴)的补充,又必然消耗一定的能量(阳),从而五谷化生精、血、津液。即阴阳消长与转化。

以上三方面的作用维持着人体阴阳处于相对的动态平衡状态。一旦阴阳的某一方面出现了偏盛偏衰,阴阳失去了相对的平衡,就会发生疾病。

1. 阴阳失调是疾病发生的根据

由于各种致病因素作用于人体,使机体内部阴阳两方面失去了协调平衡的作用,而出现偏盛偏衰的情况,才能形成疾病。所以说阴阳失调又是疾病发生、发展的内在根据,也是总的病理,它可反映在以下几方面:

$$
阴阳失调
\begin{cases}
气血不和
\begin{cases}
气滞 \xrightarrow{\text{导致}} 血瘀 \\
气虚 \xrightarrow{\text{导致}} 血脱
\end{cases} \\
营卫失调 \longrightarrow 发热、恶风、头痛、汗出、脉浮等 \\
脏腑经络功能紊乱
\begin{cases}
心阳不振 \longrightarrow 肺失宣降 \\
肾阴不足 \longrightarrow 肝阳上亢
\end{cases} \\
气机升降失常
\begin{cases}
心肾不交 \longrightarrow 肾水不升,心火上炎 \\
脾气不升,胃气不降
\end{cases}
\end{cases}
$$

2. 阴阳失调的病机

(1) 阴阳偏盛

① 阳盛则热:是指感受阳邪,或感受阴邪从阳化热,或情志内伤而化火等因素,引起阳气偏盛而产生热性病变。症见身热、烦躁、舌红苔黄、脉数等。

由于阳的一方面偏盛,常会导致阴的一方偏衰,所以除以上症状表现外,同时还可见到口渴、小便短少、大便燥结等阳盛伤阴,阴液不足的症状,所以称阳盛则阴病,但矛盾的主要方面在阳盛。

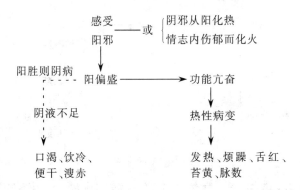

② 阴盛则寒:是指感受阴邪,脏腑功能减退,阴气偏盛而产生寒性病变。症见恶寒、喜暖、口淡不渴、苔白、脉紧或迟。

由于阴的一方偏盛,常耗伤阳气,故会导致阳的一方偏衰,所表现的症状如恶寒、脘腹疼痛、溲清便溏等。这种阳气偏衰的表现是由于阴盛引起,所以又称阴胜则阳病。

感受阴邪(寒)
↓
- - - - - - 阴偏衰 → 功能减退
阴胜则阳病   ↓
阳气偏衰   寒性病变
↓   ↓
脘腹疼痛、   恶寒、喜暖、口淡
溲清、便溏   不渴、苔白、脉紧

（2）阴阳偏衰

① 阳虚则寒：由于久病体弱伤阳而致阳虚火衰，功能减退，阳不制阴，则阴盛内寒，气化功能衰减。

例如：慢性肾炎，在疾病的过程中，有时出现形寒肢冷、水肿等症状，这是因为阳气不足，阴气偏盛所出现的内寒症状。这种寒是由阳虚所致，因此阳虚是矛盾的主要方面。

与此同时，还要注意，病情进一步发展，可造成阳损及阴，引起阴精生化不足，最后导致阴阳两虚。

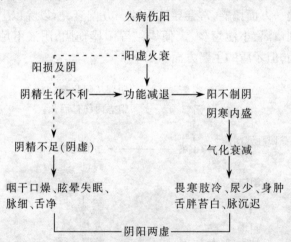

久病伤阳
↓
- - - - - - 阳虚火衰
阳损及阴   ↓
阴精生化不利 → 功能减退 → 阳不制阴
                                    阴寒内盛
↓   ↓
阴精不足(阴虚)   气化衰减
↓   ↓
咽干口燥、眩晕失眠、   畏寒肢冷、尿少、身肿
脉细、舌净   舌胖苔白、脉沉迟
└────────── 阴阳两虚 ──────────┘

② 阴虚则内热：由于久病体弱伤阴，而致阴虚液少，阴不制阳，则火热内生，虚火上扰。

例如：肺结核患者，可见低热盗汗、咽干、心烦、颧红等症状，就是因为阴虚则相对来说阳气偏盛，而出现的虚热症状。

又如：高血压病中，有因肾阴虚而致肝阴不足，肝阳上亢，出现眩晕耳鸣、头痛、失眠多梦等症者。

这种热象是由阴虚而致,所以称"虚热",矛盾的主要方面在阴虚。

但另一方面还要注意,若病情进一步发展,可造成阴损及阳,阳气化源缺乏,导致阴阳两虚。

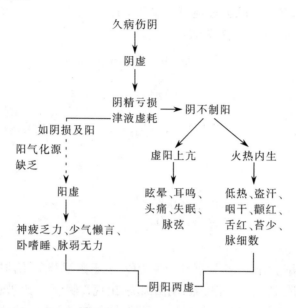

（3）阴阳格拒

① 阳盛格阴(真热假寒、阳厥、热厥):因热极盛深伏,阳热内结,阴不能和,阳气闭郁于内,而格阴于外,出现手足厥冷的现象。其实质是内真热而外假寒。如:热证见高热、不恶寒、反恶热、烦渴饮冷、小便短赤、舌红苔黄,有时会出现手足厥冷、脉沉之象,但仔细诊察手足虽冷但肌肤灼热,脉虽沉但重按有力,因此手足厥冷是为阳盛格阴之热厥,或称阳厥的假象。

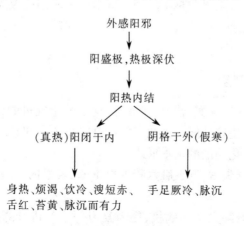

② 阴盛格阳(真寒假热、阴厥、寒厥):因阴寒过盛,拒阳于外,出现身热、面红、脉大之表象,其实质是内真寒而外假热之象。如:

证见四肢不温,甚则厥冷,溲清,便溏或飧泄,舌淡苔白等寒盛之象;有时又见身热、面颊泛红、脉大等现象。但仔细体察,身虽热但欲盖衣被,脉虽大但无力,故知内为真寒而外为假热。

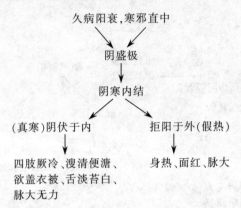

久病阳衰,寒邪直中

阴盛极

阴寒内结

(真寒)阴伏于内　　　　　　拒阳于外(假热)

四肢厥冷、溲清便溏、　　　　身热、面红、脉大
欲盖衣被、舌淡苔白、
脉大无力

(4) 亡阴、亡阳:疾病发展到严重阶段,由于阳损及阴,阴损及阳,最后出现阴竭阳脱,阴阳不能互相维系,阴阳离决,出现亡阴或亡阳的现象。

亡阴——汗出温而黏,肌肤热,手足温,脉细数极无力。

亡阳——大汗淋漓,冷而清,肌肤凉,手足冷,脉微细欲绝。

阴竭 ──阳无所依附而散越→ 亡阳
阳脱 ──阴无以气化而生源竭→ 亡阴 　阴阳离决

综上可述,阴阳失调是疾病的内在根据,它贯穿在一切疾病发生发展的始终,而我们治病就是要调整阴阳,所以《素问·阴阳应象大论》:"阴阳者,天地之道也,万物之纲纪,变化之父母,生杀之本始,神明之府也,治病必求其本。"

三、升降失常

人体脏腑、经络、气血、营卫、津液等,均依赖于气机的升降出入而相互联系,以维持正常的生理功能。因此气机的升降出入是机体各脏腑组织的综合作用,也是人体气化功能的基本形式。

若气机的升降失常,则五脏六腑气血壅塞、表里内外闭阻、四肢九窍不通等病变就会发生。

我们要了解升降失常的病机,还需复习一下气机升降的生理功能,知其

130

常而后知其变。

与气机升降功能有关的脏腑：

1. 肺

（1）肺之生理

① 主宣发——肺主气，司呼吸，吸清呼浊，贯注心脉，因宣发作用行于周身，以温润肌肤。

② 主肃降——肺气清肃下降，促使水液运行周身，并使水道通调，下输膀胱。

（2）肺之病理

① 肺失宣发——出现寒热、咳嗽等。

② 肺失肃降——水道不利，出现咳喘、尿少、水肿、痰饮等。

2. 脾胃

（1）脾胃之生理

① 脾主运化——五谷之精微，赖脾气升清作用化生为血，以营养周身。

② 胃主纳谷——五谷入胃，胃气腐熟，因胃气之下降，而下传于小肠，大肠将糟粕排出。

（2）脾胃之病理

① 脾不升清——中气不足，腹胀腹泻，清阳不升，头目眩晕；中气下陷，内脏脱垂，阴挺、脱肛。

② 胃不降浊——胃气上逆，轻则嗳气、呃逆、干哕；重则恶心、呕吐。

《素问·阴阳应象大论》：清气在下，则生飧泻；浊气在上，则生䐜胀。

3. 肝胆

（1）肝胆的生理

① 肝主疏泄——使人体气机调畅，精神愉快；协助脾气升清，胃气降浊，分泌胆汁；通利三焦水道。

② 胆——胆汁来源于肝，是肝之余气泄于胆后，聚合而成。因此，肝与胆在生理、病理上的关系非常密切，常互相影响。

（2）肝胆之病理

① 肝失疏泄——气机郁滞

肝郁气滞——出现胸胁胀满，精神抑郁，或急躁易怒、头痛眩晕等症，若大怒可致晕厥。

肝木克土——出现嗳气、纳呆、呕恶、腹胀、腹泻等症。

水道失利——出现尿少、浮肿、腹水等症。

② 胆失疏泄——胆气上溢则口苦；湿热相蒸，胆汁外溢，而见黄疸、身目

俱黄。

4. 心肾

（1）心肾之生理

心肾相交，水火既济——心火必须下降于肾，以温肾水，使肾水不寒。肾水必须上升于心，使心阳不亢。

（2）心肾之病理

① 水气凌心——心阳衰微，不能下温肾水，以致水寒不化，反而水气凌心，出现心悸、水肿、咳喘、尿少等症。

② 心火独亢——肾水虚损，不能上滋心阴，心火独亢，出现心悸、怔忡、心烦、失眠、舌红苔少、口舌生疮等症。

5. 肺肾

（1）肺肾之生理

① 肺司呼吸，主宣降，肺吸清气，下纳于肾。

② 肾藏精纳气，肾水气化，上滋肺阴。

（2）肺肾之病理

① 肺气不能宣降，出现咳喘，不能平卧，甚则水肿。

② 肾精亏损，摄纳无权，肾不纳气，出现气喘，动则尤甚，呼多吸少等症。

6. 脾胃为升降之枢纽

脾胃为后天之本，居中焦，通连上下，是升降的枢纽；脾胃的升降正常，出入有序，可以维持："清阳出上窍，浊阴出下窍，清阳发腠理，浊阴走五脏，清阳实四肢，浊阴归六腑"。各种正常生理功能，如肝之生发、肺之肃降、心火之下降、肾水之上升、肺主呼吸、肾主纳气等，无不配合脾胃以完成其升降运动。

故《吴医汇讲》："……治脾胃之法，莫精于升降……俾升降失宜，则脾胃伤，脾胃伤则出纳之机失其常度，而后天之生气已息，鲜不夭杜生民者已。"

前一阶段，我们学习了中医学基础的阴阳五行、脏腑、经络、病因病机四章的内容，这些基本理论是非常重要的，可以说是中医学基础之基础。学习和掌握这些基本理论是为进一步学习本课程后面的几章以至临床各科打基础的，所以说它是中医学基础之基础。通过前一段的学习，我们初步对中医学有了一定认识，在本门课的绪论中曾经谈到：中医学有其独特的理论体系，在这理论体系中的各个内容之间既有联系性，又有其独立性。下面所要讨论的第五章诊法的内容，诚然也是建立在前面所学的理论基础上而进行的。因此，同学们在学习过程中，必须前后互参、上下紧密联系，这样才能学得深，理解得透，从而也才能真正掌握各部分内容的精神实质。

第五章

诊　法

概说

这部分主要谈两个问题。

1. 诊法的概念与意义

诊,诊察;法,方法;诊法,就是诊察疾病的方法。

再讲得确切一点,所谓诊法,就是临床上调查了解病情的方法。

医生通过这些方法,可以了解到病人的病史、症状、体征等材料,根据这些资料,进行分析、归纳,进一步提出辨证、立法和处方用药。所以说,诊法既是收集临床资料的一种手段,又是辨证论治的重要依据(意义)。

中医学的诊法,是在长期的医疗实践中逐渐形成和发展起来的,有着极为丰富的内容和独到之处,在中医学理论体系中,占有重要的地位。

人体是一个有机的整体,是以五脏为中心,与六腑相配合,并通过经络沟通内外,联络皮、肉、脉、筋、骨。机体一旦发生疾病,局部病变可以影响全身,全身的病变也可以反映在某一局部;内部可以牵连及外,外部也可以传变入里。正如《丹溪心法》说:"欲知其内者,当以观乎外;诊于外者,斯以知其内。盖有诸内者,必形诸外。"如牙痛(局部病变)重者可引起头痛、发烧、疲乏、不思饮食等全身症状(局部影响全身);再有肝胆有热,可见口苦、咽干、目赤等局部病变(脏腑病变反映在局部);又如肝胆湿热,有时可出现全身皮肤发黄的黄疸病(内部牵连及外);外感初起,怕冷、恶风、鼻塞、咽干,进而可出现高热、咳嗽、不思饮食、大小便异常等邪气入里的见证(外部病变传变入里)。

因此,人体每一病变的产生,无不体现整体功能的失调和物质代谢的紊乱。中医的诊法,就是在这种整体观念的理论基础上产生的。在临床上,我们通过这些诊断方法所搜集的材料,运用脏腑理论,从整体观念来进行分析、归纳,找出其中的内在联系,从而做出正确的诊断。

所以,中医的诊法,充分显示了整体观念,同时也重视局部与整体的关系,并遵循"有诸内必形诸外"的理论原则,这是中医诊法的特点所在,或者说是独到之处。

2. 四诊与四诊合参

(1) 什么叫四诊

四诊,是指望、闻、问、切四种诊察疾病的方法。

望诊:即医生用眼睛来观察病人的某些部位的情况和其他有关情况。

闻诊:是医生凭听觉和嗅觉,来收集有关病情资料的一种方法。

问诊:即医生询问病人有关疾病的情况。

切诊:即医生用手触按病人的脉搏及体表的某些部位以了解病情的方法。

中医诊法,就是运用这四种基本方法,对病人进行周密的调查和细致的观察,广泛地收集临床资料,从而为辨证提供依据。

(2) 四诊之间的关系(四诊合参)

望闻问切虽然内容不同,各自从不同的角度或者说是从不同的侧面来收集病变资料的方法。但它们之间又是相互联系、相互补充、不可分割的。这种四诊相互联系、相互配合、相互补充,才能获得比较全面的临床资料。这种四诊互相结合起来的方法,就叫做"四诊合参"。

临床时,四者必须结合起来运用,把四个方面收集起来的材料综合进行分析归纳,才能有助于正确地识别证候。任何过分地强调和夸大某一种诊法的重要性、特殊性,而忽视其他诊法,或者以一诊来代替四诊的做法,都是片面、不正确的。以为最高明的医生,无论什么病都能一望而知,特别是仅凭切脉来诊断疾病,那是故弄玄虚、抬高自己身价的医疗作风。这种做法不但得不到病人详细的、全面的病情资料,辨证缺乏准确性,更重要的是往往产生错误。到目前为止,在中医界仍有少数医生带有这种作风,即所谓"不用病家开口,便知病情根源"。摸完脉即开方,这样做是不符合中医诊法基本理论的。不过,所谓以脉代诊者,其实也并非一诊,往往望、闻二诊,"妙"在其中,只不过有些装腔作势罢了。正因如此,其诊断结果有时也并不是完全错误的。

还应该指出,上述的四诊方法,限于当时的历史条件和科学技术水平,还不可能像现代医学那样借助于现代科学的仪器和物理、化学等方法以诊察疾病,在客观指标上亦欠明确。所以在有条件的情况下,还应该与西医学的诊断技术与方法相互配合应用,走中西医结合的道路,才能提高诊断水平,更好地服务于临床。

第一节 望 诊

望诊,是医生运用自己的视觉,对病人进行有目的地观察,从而获得有关病情资料的一种诊断方法。

为什么望诊可以诊断疾病呢？

《灵枢·本脏》云："视其外应，以知其内脏，则知所病矣。"意思是说，观察其显现在外面的症状（反映），便可借以测知其内脏的变化，从而也就可以了解到所发生的疾病了。

我们知道，人体是一个整体，机体内部发生病变必然会反映到体表上来，往往出现神、色、形、态等方面的异常变化。因此，通过对病人进行有目的地观察，可以测知机体内脏气血、阴阳的盛衰变化情况。

望诊的内容，主要包括望全身、望局部、望舌、望排泄物和望小儿指纹。

下面分别加以介绍。

一、望全身情况

望全身情况，主要包括望神、色、形、态四个方面。

（一）望神

1. 什么叫神

所谓"神"，中医学中论述较多，概括起来有两个概念：

一是指人体生命活动总的外在表现（广义），是内脏功能的反映。例如所谓"精神"、"神气"等即指此而言。

二是指人的精神意识活动（狭义），又称为"神明"或"神志"，如"心主神"、"脑为元神之府"等就是指的这种"神"而言。

这里的望神，主要是指广义的神而言，但也包括了狭义的神。

望神是望诊的重要部分，也是诊断的第一个步骤。就是说，当我们接触病人的时候，要求做到经过短暂的观察，就能对病人的"神"有一个初步概念，判断其正常与否，从而为诊断提供一定依据。这是什么道理呢？

因为"神"是以精气作为物质基础的，有精而后有神，精是第一性的，神是第二性的。《灵枢·平人绝谷》说："神者，水谷之精气也"（代表生命活动力的神气，主要由饮食物的精气化生而成）。"神"产生后，通过人的精神活动、意识状态、面目表情、语言声调、反映能力等方面表现出来。因此，观察神的表现就可以了解内脏精气盛衰的变化，从而推断正气强弱、病情轻重和疾病的预后。

2. 望神的内容

望神，主要以两目、精神、神志三方面为主。其中最主要的还是观察眼神的变化，因为"目"为五脏六腑之精气所注，其目系通于脑。神藏于心，外候在目，所以察眼神的变化又是望神的重要内容之一。

一般来说：

两目灵活,明亮有神
精神充沛,振作　　　　　　　　有神
神志清楚,动作协调,反应灵敏
两目呆滞,目陷无光
精神萎靡不振　　　　无神
神志昏蒙,反应迟钝

有神,又叫"得神"(有神气),表示正气未伤,脏腑功能未衰,虽有邪气,病亦轻浅,预后良好。

无神,又叫"失神"(神气丧失),是正气不足,或邪气过盛,正不胜邪的反映;或津液耗伤,正气衰竭的表现,表示病情较重,如果治疗不当,预后就差。《内经》中所谓"得神者昌,失神者亡"就是这个道理。

其他如:神昏谵语,手足躁扰(热盛则烦),为邪热内炽的火热证,多见于外感热病(如阳明病)或火邪入心阶段(热入心包)。

神志恍惚,目视不明,多为气阴将绝的重证,多见于疾病深重的垂危阶段。

神志昏迷,循衣摸床,撮空理线,两目呆滞,多为邪盛正衰,神气将亡。

目眶深陷,肌肉瘦削,皮肤干瘪无弹性("瘪",原意为"极度消瘦"之义,这里主要是指失水、津液缺乏的表现),多为水津竭绝之象,可见于严重脱水。

神志异常,临床上还常见癫、狂、痫的病人。这些病证将在内科学中加以介绍,这里不做详细讨论。

临床望神,还必须注意一种假神,需与真"有神"相鉴别。这种现象多见于重病之后。本来久病、重病患者,精气往往已经衰极,在精神方面的表现应该是衰颓的,但病人反而出现某些似乎"有神"的现象(假象)。如原来精神极度衰惫,意识不清,而猝然精神转"佳",意识清醒;(颓,表示精神萎靡不振;惫,疲惫,极度疲乏。)或本来面色晦黯不泽,突然颧红如妆;或原是语言低微,时断时续,不思饮食,突然转为语言清利、思想饮食等,这些现象多是阴阳格拒,阴不敛阳,欲将离决,生命将亡的预兆,一般叫做"回光返照"或"残灯复明"。

(二) 望色

望色主要望病人面部的气色。《四诊抉微》:"夫气由脏发,色随气华"。(脏,五脏;发,发生;色,色泽;气,精气;华,外荣。隐然含于皮肤之内者为气,显然彰于皮肤之表者为色。气较色为重要,气与色不可分离。)因面部血管丰富,最能反映脏腑气血盛衰的情况(面部皮肤嫩薄,脉络充盈,多气多血的阳明经循于面部)。

望色的内容,主要包括颜色和光泽两方面。颜色分青、黄、赤、白、黑五种。由于中医学理论是以五脏系统为主体,所以古人将五色分属于五脏,称为五脏之本色。如心色赤、肺色白、脾色黄、肝色青、肾色黑。这种五色的分类法,经过后世的发展,临床上对某些病证分析有一定的参考价值。

光泽是指五色的润泽与晦黯,主要反映人体精气的盛衰(即前面所述的"有神"与"无神")。一般来说:病人面色鲜明有光泽、荣润的,说明精气未衰,病较轻浅,预后较好;若面色晦黯无光泽、枯涩(枯,干也,缺乏水分;涩,不光滑,不滑溜),说明病变深重,精气已伤,预后较差。

望色与望光泽二者必须结合起来观察和分析问题,这样才能较全面地认识人体不同的病理反映。

我国人的正常面色,应是微黄红润而有光泽,它是脏腑气血的外荣,称为"常色"。病人所表现出的异常色泽,称为"病色"。

现将五色主病分述如下:

1. 白色

白色主病:虚证、寒证、失血证。

白色是气血不能充盈脉络的表现。因此,寒凝血滞和气血虚弱,都可呈现面色发白。

例如:

阳虚证——推动血液运行无力,或阳虚水气不化,故多见面色㿠白而又浮肿。

血虚证——血少不能上荣,见面色淡白,面容消瘦。

寒证而面色苍白,这是由于寒主收引,血脉收缩的缘故。

失血证——面色苍白无泽如壁。

此外,在外感热病的发热过程中,突然出现面色苍白,出冷汗,多属阳气暴脱的虚脱证(可见于感染性休克)。

2. 黄色

黄色主病:虚证、湿证。

脾虚不能运化,水谷精气不能充养经脉、肌肤,其本色毕露(黄色主脾病);或水湿不化,湿邪滞留肌肤,则反映出面色萎黄,枯槁无光泽的颜色。

如脾胃气虚,长期消化不良,营血不能上荣,多现面色淡黄,枯槁无泽,称为"萎黄";

脾气虚衰,湿邪内阻,水湿不化,面色黄而虚浮,称为"黄胖"。

最明显的是湿热熏蒸,身面均黄的黄疸,黄色鲜明的属湿热,黄色晦黯的属寒湿。

此外,湿邪在表的表湿证,也常见到面色黄滞晦黯。

3. 赤色

赤色主病:热证。

这是由于血热而致皮肤脉络血液充盈的缘故。

赤色主热,有实热、虚热的不同。

实热证的面色,常满面通红,多见于外感热病高热时。

虚热证的面红,仅限于两颧部潮红(午后较明显),多见于久病阴虚阳亢时(如肺结核后期)。

此外,还有一种面红娇嫩鲜艳,浮于肌表,游移不定的,这是真寒假热,阳浮于上的"戴阳"证,属危重证候。

4. 青色

青色主病:寒、痛、瘀血、惊风。

青色是经脉阻滞、气血不通的现象。

寒则气血凝滞(寒性凝滞,寒主收引),故色青。

经脉气血不通,"不通则痛",故青色又主痛。

瘀血为气血凝滞所致,故青色又主瘀血。

青为肝色,肝为风木之脏,故又主惊风。

如风寒痹痛、阴寒腹痛,疼痛剧烈时,都可见面色青白。

此外,面色青灰、口唇青紫,多为内有瘀血,见于心气不足(推动无力)、心血瘀阻(如肝硬化或心衰)。

小儿高热,在鼻柱(鼻梁)眉间及口唇四周出现青色,多为将发惊风之征兆。

5. 黑色

黑色主病:寒(多指内寒)、痛、肾虚(多为阳虚)、水饮证。

黑色是阳气虚衰、气血瘀滞的重病。

阳衰则阴盛,阴盛则寒,寒则气血凝滞,凝滞不通则痛。

阳虚气化不利,水气内停,则为水饮。

肾为阳气之根,故肾虚、阳虚、瘀滞作痛、水饮为患等,皆能见到黑色,如水饮病的面色黧黑(痰饮、哮喘等);久病肾虚,阳气不足,阴寒凝聚,常见目眶周围黑,如慢性肾上腺皮质功能减退(艾迪生病)等;又如蝴蝶斑,常因肾虚血凝所致。

五色主病,临床上有一定实际意义,应有所重视,但又必须与病史和脉证互参,而不能机械地生搬硬套。

(三)望形体

形体,指人体的外形。在生理上,形体内应五脏,与脏腑互相紧密联系,共处于一个同一体中。在病理上,内脏发生病变,则常常反映到形体(皮、肉、筋、脉、骨等)而发生种种不同的变化。

望形体,主要是观察病体的强弱、肥瘦及其他方面的一些异常情况,最明显的是形体的肥瘦。如病人形体肥胖,少气乏力,多属阳虚而有湿痰(阳虚水湿不化而生湿痰),可见于内分泌功能紊乱、甲状腺功能减退以及部分高血压病患者。形体消瘦,多属阴虚有火(阴虚精血不足,不能营养肌肉所致),多见于肺肾阴虚(如肺结核)等患者。

前人有"形盛气虚"、"肥人多痰"、"瘦人多火"等说法,就是有关望形体的经验之谈。

有关望形体的强弱和盛衰,在《素问·脉要精微论》中有这样一段描述:"头者,精明之府,头倾视深,精神将夺矣;背者,胸中之府,背曲肩随,府将坏矣;腰者,肾之府,转摇不能,肾将惫矣;膝者,筋之府,屈伸不能,行则偻附,筋将惫矣;骨者,髓之府,不能久立,行则振掉,骨将惫矣。"

精明之府——精气神明所居之处。

头倾视深——头倾,为头低垂不能举;视深,为目陷无光。

背者,胸中之府——张志聪:"心肺居于胸中,而俞在肩背,故背为胸中之府"。

惫——坏也。

偻附——吴崑:"偻,曲其身也;附,不能自步,附物而行也"。

振掉——振动掉摇。

语译:头是精气神明所居之处,如果见到头部低垂不能抬起,目陷无光,便可以知道是精神即将衰败了;背部是胸中脏器所居之处,如果见到背部弯曲而肩随着下垂的,便可以知道是胸中之气行将败坏了;腰为两肾所居之处,如果见到身躯不能转侧,便可以知道肾脏精气将要衰惫了;膝为诸经的会聚之处,如果见到不能久立,行则动摇不稳,便可以知道是骨将衰惫了。

这段论述,从观察头、背、腰、膝、骨不同部位所表现出来的不同病态和活动障碍,来判断与之相关联的脏腑病变的程度及其预后;并且认识到五脏是人身形体强壮的根本。

此外,临床如见形瘦,大肉已脱(骨瘦如柴),为精气衰竭的征象;肢体浮肿,多为阳虚水湿停聚所致;按之凹陷不起为水肿,按之即起者为气肿。

(四)望姿态

由于疾病的性质不同,其表现的动静姿态也不一样。如病人卧时蜷缩成团,多为阳虚或有剧痛;卧时仰面伸足,手足躁动不安者,多为阳盛实热。眼睑、口唇或手足指趾不时颤动,见于外感热病的,是动风发痉的预兆;见于虚

139

损久病,多属气血不足的虚风证;四肢抽搐,突然昏倒,多见于风病,如癫痫。手足拘挛,屈伸不利,可见于风寒湿痹。若一侧手足举动不遂或麻木不仁的,叫半身不遂,是中风偏瘫,可见于脑血管意外。足膝软弱无力,活动不灵的,是痿证;颈项强直,角弓反张或见口噤,多为热盛动风作痉,常见于破伤风及小儿惊风等症。

疾病是复杂的,其表现的姿态也是各式各样的,但总有一个原则,这个原则就是"阳主动,阴主静"。所以,凡属阳证(包括热证、实证)其姿态多表现为动而不安;凡属阴证(包括寒证、虚证)其姿态多表现为静而安。

二、望局部情况

病变反映于体表局部的变化,是非常复杂的。这里仅举常见的一些变化作一介绍,详细的见于今后临床课的各种具体病证中。

(一) 望头与发

头为诸阳之会,精明之府,中藏脑髓。髓为肾所主,发为肾之华、血之荣,这就可以看出,头、发与内脏、气血有着密切关系,所以,五脏的病变,气血的盛衰,常常反映于头与发。

望头,主要指观察头的形状及动态。例如:

小儿头颅过大,伴有智力发育不全,多为先天不足、肾精亏损(慢性的)。

小儿囟门下陷,亦为先天不足,或阴液亏损(急性的脱水)。

小儿囟门高突,多为邪热内炽,属热、属实。

小儿囟门不闭,多属虚证,见于脾肾两亏,发育不良。

无论大人小儿,凡头摇不能自主的,皆为风证。

久病头倾不能抬起,多属精气竭绝之危证。

望发主要观察质和色的变化。如:

发稀疏易脱落,或干枯不荣,多为肾气不足,精血虚损。

发黄或发白,亦属肾亏血虚。

青少年时期大量脱发,属肾虚,或为血热。

突然出现片状脱发,中医认为是血虚受风。

(二) 望目

目为肝窍,五脏六腑之精气皆上注于目。因此,望目的异常,可测知五脏的病变,特别是肝的病变。

望目,除在前面望神一节中所述的望眼神而外,还应注意观察眼的外形、动态及眼球的颜色等方面的变化。例如:

眼窝下陷,多为津亏液脱,见于大汗、大吐、大泻之后。

眼球突出,多为痰气郁结,若兼颈肿,则为瘿肿病(地方性甲状腺肿)。

眼睑浮肿,状如卧蚕,为水肿,多见于风水证。

眼球不灵活或目睛上吊,或斜视,或直视,均属肝风内动。

小儿睡眠时露睛的,多属脾虚或气血不足。

目赤红肿,多属肝经风热(外感病)或肝火上炎(内伤病)。

白睛(巩膜)发黄,多为肝胆湿热引起的黄疸。

目眦(眼角)溃烂,多属湿热。

疾病后期,见瞳孔散大,多属精气衰竭,神气亡散的危重证。

(三) 望耳

耳为肾窍,属少阳经,为宗脉所聚之处。因此,耳的一些异常变化,往往与肾和胆有关。

耳部望诊应注意耳的色泽和耳内情况(有无肿痛、流脓等)。

耳轮的色泽以红润为佳。如果耳轮干枯焦黑,多属肾精亏损、精不上荣所致,属重证。

耳部肿痛,多是肝胆火热上炎。

耳内流脓水,多属肝胆湿热。

(四) 望鼻

鼻为肺窍,胃经之所过。

望鼻主要是观察鼻内分泌物。如:

鼻头或周围充血,或生红色丘疹,名酒糟鼻,多属肺胃有热。

鼻翼煽动,多见于肺热;若久病鼻煽,喘而汗出,则为肺肾精气衰竭重证。

小儿鼻梁青筋显著,多属疳积。

鼻流清涕,为外感风寒。

鼻流浊涕,且有腥臭味,是鼻渊(鼻窦炎),由于感受外邪或肝胆郁热所致。

鼻衄,为肺胃蕴热或阴虚火旺,灼伤血络,热迫血行。

(五) 望唇、齿、咽喉

1. 望唇

唇为脾之外荣。望唇应观察其颜色、润燥和形态的变化。

从颜色方面来看,口唇的正常色泽应红而鲜润。若唇色淡白,多属气血两虚;唇色青紫,多为寒凝血瘀;唇色深红,为热在营血。

从润燥和形态的变化来看:

口唇干枯皱裂,可见于外感燥邪,亦见于热炽伤津。

口角流涎,多见于脾虚不摄,或胃中有热,或虫积。

口唇糜烂,多为脾胃湿热上蒸。

口眼㖞斜,则为中风。

撮口或抽搐不停,为肝风内动或脾虚生风(脾虚生风在中医又称为慢脾风,为脾虚水谷精气不能养肝,肝不荣筋所致。从动风来说,仍属肝风内动范畴)。

口开不闭,常见于脱证。

2. 望齿

齿为骨之余,肾主骨。阳明经络于齿龈。由于这些生理上的密切关系,故望齿可测知肾、胃的病变。如:

牙齿干枯不润,多见于高热伤津,胃津不能上润。

牙齿干燥如枯骨,多为肾精枯竭,肾水不能上承。

牙齿松动稀疏,齿根外露,多属肾虚,或虚火上炎。

牙龈色白,是血虚的象征。

牙龈红肿或兼出血,是胃火上炎。

睡中咬牙或啮齿,常见于胃热或虫积。

3. 望咽喉

咽喉为肺、胃之通道,心、肾、肝、脾、胃等经脉均络于咽,故咽喉的病变与许多脏腑都有关。这里仅举几个例子:

咽喉红肿疼痛,为肺胃有热。

咽喉红肿,甚则化脓,溃烂如腐渣,为肺胃热毒已盛。

咽喉红色娇嫩,不甚肿痛而干燥者,多属肾亏,虚火上炎。

咽喉部有灰白色假膜,擦之不去,重擦出血,且随擦随生的,多为白喉(肺热阴伤)。

(六) 望皮肤

对全身皮肤的观察主要是看其有无水肿、发黄及斑、疹、痦、痘等。

周身皮肤及面目发黄的,是黄疸病。

皮肤虚浮肿胀,按之凹陷,多属水湿泛滥的水肿病。

皮肤枯槁不润泽,多由津液耗伤所致。

若局部水肿兼有发疹瘙痒者,多由风邪、水湿搏结而成。

皮下出现红色瘀点,点大成片,平铺于肌肤上的,为"斑";形如粟米,高出皮肤的为"疹"。斑疹多见于急性外感热病,如流脑、乙脑、麻疹、猩红热等病,是邪热深入营血,迫血外溢,热毒外发的表现。

望斑疹,主要是望其色泽和形态。一般以红润鲜明,分布均匀,疏密适中为顺;以晦黯不鲜明、分布疏密不匀,或见而即没为逆。红色浅淡为毒热尚轻；深红紫赤为毒重；黑而晦黯为毒极，预后不良。疹形如豆大，或红肿成片、或团，瘙痒难忍的，是风疹。疹形如粟米，瘙痒溃破，流渍水的，是湿疹。

白痞，也叫白疹，是出现在皮肤上的一种晶莹如粟的透明小疱疹，高出皮肤，擦破流水，多发于颈项和胸腹部，往往随汗而出。多由于湿郁肌表，汗出不彻所致。白痞的色泽形态，以晶亮饱满如白蜡样为顺。若痞色无光泽，颗粒不饱满，为津液损伤的表现。若痞色枯白，空壳无液，为逆，是津液枯竭的重证。

痘有天花与水痘两种。天花为烈性传染病。由于我国贯彻以预防为主的方针，及时开展预防接种工作，本病已经绝迹，但水痘则仍可见到。水痘的特点为四周无红圈，痘疱内所含浆液薄而如水且发亮，疱顶无脐（不凹陷），水痘易破易干，消退后不留痘痕，多发于小儿。

至于皮肤上有形可见的疮疡（如疖、痈、疔、疽）一类病证的望诊，内容极为丰富，详见中医外科学教材，这里不作讲述。

此前介绍了望全身情况和望局部情况两个方面的望诊内容。通过望全身情况可获得对疾病总的印象，再进一步有重点地进行分部望诊（即望局部），则对疾病的情况可以认识得更为具体。但必须指出，望局部情况，不仅是通过对局部的观察以了解局部的病变，更重要的是由此了解整体的失调，以寻找疾病的关键所在。望局部这部分内容较多，且变化非常复杂，我们只作了粗略的介绍，详细内容则在临床各科中加以补充。

三、望舌

望舌，又称舌诊，是望诊的重要内容，也是中医诊断疾病的重要依据和独特方法之一。

舌诊的历史已很悠久，早在《内经》中就有记载，以后历代均有发展，特别是到了明清，温病学说的形成和发展，不仅大大地丰富了舌诊的内容，而且将其作为温热病辨证论治的重点内容。近代医家对舌诊也非常重视，在前人的基础上，经过反复的临床实践，积累了不少新鲜的经验，在理论方面也有进一步发展，有关舌诊的专著甚多，为中医诊断学理论增添了新的内容。特别是近年来，中医舌诊受到了国内外医学界的重视，运用现代科学知识和方法研究舌诊的资料日益增多，为中医走向现代化做出了一定贡献。

在介绍舌诊的具体内容之前，我们先讨论如下几个问题：

（一）舌与脏腑的关系
望舌为什么能诊病？

在概说中我们曾提到"有诸内必形诸外",这是中医诊断学的理论原则之一。通过观察体表组织器官的变化,就能推断内脏的病变。那么,舌与内脏的关系又是怎样的呢?

舌,作为人体外在的一个组织器官,它与内脏有着密切的联系。这种联系可以表现在生理和病理两个方面。

1. 舌为心之苗,又谓脾之外候

舌与心气相通(心的气血上通于舌),是心脏显露于外的一个苗窍。故有"心开窍于舌"的理论。所以舌能反映心气、心血的盛衰,故称"舌为心之苗"。

口为脾窍,舌位于口内而司味觉,因此,舌与脾胃的关系也很密切。脾胃的运化情况能反映到舌上来,故称"舌为脾之外候"。

舌即为心之苗,心主血而又主神明,是五脏六腑之大主。《素问·灵兰秘典论》说:"心者君主之官,神明出焉。故主明则下安,主不明则十二官危。"而脾胃又为后天之本,后天精气的盛衰关系到五脏六腑的功能活动,所以舌象除了能反映心脏气血的盛衰以及脾胃的运化情况外,也能反映五脏六腑功能活动的情况。

2. 经络相联系

手太阴肺之经,系喉咙,连舌本;手少阴心之别络系舌本;足少阴肾之脉夹舌本;足厥阴肝之脉络于舌本;足太阴脾之脉连舌本,散舌下。经脉内系脏腑,是气血运行的通路,所以人体脏腑、气血、津液的虚实,疾病的浅深轻重变化,都能反映于舌。

上述两点足以说明舌的变化与内脏是密切联系的,因此望舌的变化,就有助于疾病的诊断。

另外,附带提几句有关舌体各部分属五脏的理论。历代医家在长期的临床实践中,发现舌的一定部位与一定的脏腑相联系,并反映着相关脏腑的病理变化,从而将舌面一般分成四个部分,即舌尖属心肺(上焦),舌中部属脾胃(中焦),舌根部属肾(下焦),舌两边属肝胆。

这种舌的分部候脏腑的方法,在诊断疾病时有一定的价值,但应结合具体情况,具体分析,不能过于机械地看待。

(二)舌诊的临床意义

前面已经谈到,舌诊是望诊的重要组成部分,是中医诊断疾病的重要依据之一。为什么这样说呢?

临床实践证明,舌象的变化确能客观地反映人体气血的盛衰、病邪的性质、病位的浅深、病情的进退以及判断疾病的转归与预后。在某种情况下甚至可以作为辨证的主要依据。尤其是对外感热病、脾胃疾病和血分疾病,因其舌象变化更为明显,所以对其诊断更有重要的指导作用。

总之,掌握好舌诊,在中医诊断学中具有特殊的重要意义。

但也应该指出,在临床上有时亦可见到病重而舌象变化不大,或正常人出现异常舌象及染苔等假象情况,因此舌诊也必须联系病史、证候、脉象等相互参照,方能保证诊断结果的正确性。

(三)舌诊的方法和注意事项

这项内容,这里只作简单介绍,因为在今后课间实习时还要重复提到。同时,这些基本知识重在实践中掌握和应用,在理论上没有更多阐述的必要。现归纳提出如下几点:

1. 光线

患者要面向光线较强之处,尽可能使光线直射于口内。若光线暗淡,每使黄白不分、红紫难辨。

2. 伸舌姿态

告诉患者自然地将舌伸出口外,舌尖略向下,舌体呈扁平形。

3. 染苔

某些食物或药物,能使舌苔着色,称为"染苔"。如乳汁、豆浆能使苔染成白苔;杨梅、咖啡、茶、烟等能使苔染成黑褐色;蛋黄、橘子能使苔染成黄色;药物如黄连、核黄素等亦可将舌苔染黄。

染苔着色大多浮于舌苔的表面,经过唾液的冲刷可以褪去,若有怀疑则应询问患者是否吃过容易染苔之食品或药物。

4. 其他

饮食的磨擦或是刮舌,可使苔由厚变薄;牙齿有脱落者,其脱齿一侧之舌苔较多,对侧则舌苔较少;中风病人,舌体运动不灵,可使舌质变红;鼻塞不通或张口呼吸的病人,舌面每多干燥。对这些情况,亦应注意区别。

通过以上几点的介绍,我们复习了舌与脏腑经络的关系问题,同时也初步了解了舌诊的临床意义、方法和注意事项。那么望舌的具体内容又有哪些呢?现在,我们重点讨论这个问题。

(四)舌诊的内容

舌诊的内容,主要包括望舌质和舌苔两部分。什么叫舌质?什么叫舌苔?

舌质,是指舌的肌肉、脉络组织,又称"舌体"。

舌苔,是舌体表面上产生的一层苔状物,形如地面阴湿处所生的苔,故名。

正常人的舌象,应是舌体柔软,活动自如,颜色淡红,舌面铺有一层薄薄的、颗粒均匀、干湿适中的白苔,常描写为"淡红舌"、"薄白苔"。下面将舌质与舌苔分别加以叙述。

1. 望舌质(体)

望舌质,对于诊察脏腑、气血的盛衰和判断疾病的预后等具有重要意义。临床上主要观察色、形、态三个方面。

(1) 望舌色:正常舌色多呈淡红色,浅深适中,鲜活润泽,见于健康人;也可见于外感表证初期;或其他疾病病情轻浅,机体一般情况尚好者。

病色:可分以下四种。

① 淡白舌:即舌色较正常浅淡。主寒证、虚证。主要是由于阳气虚弱、气血不足,不能上荣于舌所致。临床常见的有两种情况:

一是舌体稍肥大,舌面润泽或舌边有齿印,多属阳虚有寒,常见于内伤病的阳虚证;如舌面润泽津多的,常为阳虚不能化水的现象,可见于阳虚停饮或水肿证(在慢性肾炎、心衰以及慢性消耗性疾病时可见此舌)。

二是舌体接近于正常,或略瘦小,舌面润而津不多,多属气血两虚,可见于血虚证(神衰、各种贫血性疾病)。

② 红舌:即舌色深于正常,呈鲜红色。主热证。主要由于热盛血涌、气血充盛脉络所致。

红舌主热,有实热和虚热之分。

见于实热证的:

舌红不干——里热虽盛,但津液未伤。

舌红而干——里热伤津。

舌红而有芒刺——血分热甚,常见于温热病的邪热入营之营分证。

见于虚热证的:

舌红无苔——是阴虚火旺,常见于肺肾阴虚和肝肾阴虚等证。

③ 绛舌:即舌色深于红舌,介于红舌与紫舌之间,常为红舌的进一步发展。主内热深重,邪热入于营血,亦有实热、虚热之分。

实热证(多见于外感热病):舌色纯绛的,多为温热病,邪热入营。较上述红舌,热邪更甚。舌色深绛的,多为温热病邪热入血的血分证。绛而光亮,多是邪热入营血,胃阴将亡的重证。

虚热证(多见于内伤病,阴虚火旺、久病的重证):绛而不鲜,干枯无津者,多为肾阴已涸,阴液大伤。

④ 紫舌:即舌色青紫,或舌上有青紫斑块、瘀点,多因邪热炽盛,血气壅滞;或阴寒内盛,血脉瘀滞所致,总属瘀血的征象。

主病有寒热之分:

紫色深,干枯少津——属热,多系邪热炽盛,阴液大伤,血气壅滞不畅之证。多见于外感热病,邪热炽盛之证。

淡紫或青紫湿润——属寒,多因阴寒内盛,血脉瘀滞所致。可见于各种阳虚阴盛的危重证。

舌见瘀斑、瘀点,多为血瘀见证。

总的来说,淡白舌多见于虚证;红绛舌多见于热证;青紫湿润为寒,干燥为热;色鲜明的正气未伤,晦黯的正气已伤;舌润的津液未伤,干燥的津液已伤。

(2)望舌形:舌形,即舌的形状,包括舌质的荣枯老嫩和形体的异常变化。

① 舌质的荣、枯、老、嫩:

舌体润泽者为荣,说明津液充足。

舌体干瘪者为枯,说明津液已伤。

舌质纹理粗糙,形色坚敛,苍老者为老,多属实证、热证。

舌质纹理细腻,形色浮胖,娇嫩者为嫩,多属虚证、寒证。

② 舌形的异常变化有:

胖大舌:舌体较正常舌胖大为胖大舌。有胖嫩与肿胀之分。

胖嫩:舌体胖大,舌质纹理细嫩,色淡,舌边常有齿痕,多属虚寒证。因为虚寒证多伤阳,阳气受伤则津液不化,湿邪阻滞,故舌胖嫩而色淡。如阳虚水肿或阳虚停饮,多见此舌。

肿胀:舌体肿胀满口,多属实热证。色深红的,多属心脾热甚,如重舌。色青紫而黯的,多见于中毒。

瘦薄舌:舌体瘦小而薄。为阴血亏虚,津液大伤,不能营养充盈舌体所致。如兼舌色淡白的,多是气血不足,心脾两虚;如兼舌色红绛而干,多是阴虚火旺,津液耗伤。这种情况,多见于外感热病、邪热深重阶段。

裂纹舌:舌面上有各种形状的裂沟。多由阴液亏损,不能荣润舌面所致。见于外感病的,多为舌色红绛而有裂纹,为热盛伤阴征象。见于内伤杂病的,多为舌色淡白而有裂纹,常是阴血不足,不能上荣舌面的反映。

正常人亦可见裂纹舌,这是生理现象,无诊断意义。

齿痕舌:指舌体的边缘见牙齿的痕迹,甚者如荷叶边样。多因舌体胖大而受齿缘压迫而成。故齿痕舌常与胖大舌并见。多属气虚。

芒刺舌:指舌乳头增生、肥大,高起如刺,摸之棘手。主邪热过盛。

舌尖有芒刺,多属心火亢盛;

舌边有芒刺,多属肝胆火盛;

舌中有芒刺,多属肠胃热盛;

此外,芒刺舌还须与舌色舌苔合参。例如:芒刺舌兼见舌质红绛而干的,多为热盛伤阴;芒刺舌兼见黄燥苔或黑苔的,多为邪热盛极之候。

(3)望舌态:态,指动态。望舌态,即观察舌体运动的变化。

正常舌态,是舌体柔软,活动自如。

舌的病态常见的有如下几种:

① 强硬:指舌体不柔软,活动不自如,屈伸不利,致使语言謇涩不清。多由于痰浊或瘀血阻络,或邪热炽盛,高热伤津所致。

见于外感热病的,多属热入心包,痰浊内阻,或热盛伤津。常见于温热病的高热之际。

见于内伤杂病的,多为中风征兆,常与四肢麻木、半身不遂、口眼㖞斜等症状并见。

② 痿软:指舌体软弱,伸缩无力,转动不便。多属虚证,为气血虚极,阴液亏损,筋脉失养所致。

见于久病的,如舌质淡,为气血两虚;舌质绛,是阴亏已极。

见于新病的,舌质多红而干,是热灼阴伤的表现。

③ 颤动:指舌体不自主地震颤,多为风象。有虚风和实风之别。

舌微动,舌色淡,见于高年或久病之后的,是血虚动风;

舌动兼见舌色红紫,见于外感热病的,是热极生风,或肝风内动。

④ 吐弄:指舌伸长吐露口外的,为吐舌;舌时时微出口外,立即收回口内,或舌舐口唇上下、左右,称为弄舌。

吐弄舌皆属心脾热甚,以小儿为多见,病情较严重。

⑤ 歪斜:指舌体伸出时,舌歪向一侧。多为中风的先兆。临床常见于中风证或面神经麻痹等病证。

⑥ 短缩:指舌体短缩,不能伸长,多是危重病症的表现。

舌短缩兼见舌淡湿润或兼青紫的,多为寒凝经脉。

舌短缩兼见舌胖苔腻的,多属湿痰内阻。

舌红绛而干的,多是外感热病,热甚伤津的危证。

2. 望舌苔

舌苔由胃气上蒸而生。正常人仅有一层薄白苔,干湿适中,不滑不燥,是胃气正常的表现。病理性舌苔,是由于胃气夹邪气上蒸而成(内热、秽浊之气、痰饮、食积等)。所以,观察舌苔的异常变化,有助于疾病的诊断。

一般来说,舌苔的变化,常能反映出病变的部位、疾病的性质,以及正邪斗争的情况。古人有"舌质候脏腑气血盛衰,舌苔候病邪性质"的说法,就是这个原因。

望舌苔包括苔色和苔质两个方面。

（1）望苔色：舌苔的颜色，一般可分为白苔、黄苔、灰苔和黑苔四种。

① 白苔：主表证、寒证。

苔薄白而润，多见于外感病初期的表寒证。

舌淡苔白，常见于里寒证。

苔薄白而干，多见于外感风热表证的初起。

苔白厚而腻，多见于寒湿。痰饮、停食如属寒者，亦可见到这种苔象。

苔白厚而干，多见于里有湿邪，胃津不足。

苔白如积粉，满布舌面，扪之不燥，常见于温疫（感受秽浊之邪），亦可见于内痈（热毒内盛而致）。

白苔是临床最常见的一种舌苔，其他颜色的苔象，多由白苔转变或发展而成。

② 黄苔：主里证、热证。黄苔为热邪熏灼所致，故主热证。

一般来说，邪热越重，黄色越深。淡黄为微热，深黄为热重，焦黄为热结在里。

苔薄黄而润，是表邪开始化热入里，津液未伤，或湿热病初起。

苔深黄而干，是里热炽盛，津液已伤。凡里热证，黄苔常与红舌并见。

苔厚黄而腻，是里有湿热或食积。

③ 灰苔：主里热证，亦可见于寒湿证。

灰色，即浅黑色，灰苔常可发展为黑苔。故灰黑苔常同时并见。

苔灰而润，多为寒湿内阻，或痰饮内停。

苔灰而干，多属热灼津伤，亦可见于阴虚火旺。

④ 黑苔：黑苔多由灰苔或焦黄苔发展而成，常见于疾病的严重阶段。黑苔主里证，主热极，又主寒盛。

黑苔主寒主热之分，在于苔的润滑与燥裂。苔黑而燥裂，甚则舌起芒刺，多为热极津枯；苔黑而滑润，则多属阳虚寒盛。

（2）望苔质

① 厚薄：透过舌苔，能隐约见到舌体的为薄苔，不能看到舌体的为厚苔。

薄苔主表证，多见于疾病初起，病邪轻浅，如外感表寒证的薄白苔和表热证的薄黄苔。

厚苔主里证，见于外感热病的，为邪已入里，如伤寒的阳明证，温病的气分证，均可见黄苔而厚，甚则黄厚焦干；见于内伤杂病的，是里有积滞或湿痰，如伤食和痰饮病等。

由上可知，观察舌苔厚薄的变化，能了解病邪的轻重和病情的进退。舌苔由薄变厚，表示病邪由表入里，由轻变重；舌苔由厚变薄，表示邪气得以内

149

减或外达,病情由重转轻。

② 润燥:舌苔润泽,是津液上承之证。所以观察苔的润燥,能测知津液变化的情况。

舌苔干燥,望之枯涸,扪之无津,称为燥苔,若粗糙刺手的又称为糙苔。这种苔象,均为津液亏竭,不能上承所致。多见于热盛伤津,或阴液亏耗的病证(如大承气汤的苔焦黄燥裂),但也有因阳气虚不能化津上润而苔反燥的,如消渴证、五苓散证(但苔干而不黄,多为白干苔)。

苔面有过多水分,扪之滑利而湿,称为滑苔,水分更多的,叫水滑苔。多是水湿内停之征(如饮停胃脘,可见水滑苔)。

在病变过程中,舌苔的燥润,可以互相转化,如由燥转润,是热邪渐退、津液渐复的表现;若由润转燥,则为热势加重,津液已伤或邪从热化。

③ 腻腐:指舌苔较厚,舌面覆盖有一层混浊而滑的黏性物,苔质致密,颗粒细腻,刮之难去,叫做腻苔。是湿浊上蒸,阳气被阴邪所抑而致,多见于湿浊、痰饮、食积等证。

黄腻者属热,白腻者属寒。

苔如腐渣,颗粒较大,松软而厚,如豆腐渣堆铺舌面,刮之易脱的,叫腐苔。是胃中腐浊之气随胃气上蒸所致。常见于食积、痰浊等病。

④ 剥落:指舌苔块状脱落,脱落处光滑无苔,边缘清楚,称为"花剥苔"。多见于虚证。乃因胃的气阴不足所致。如为腻苔花剥的,则为痰湿未化,正气已伤的现象。

舌苔全部剥落,不再复生,以致舌面光洁如镜,叫做"镜面舌",是胃阴枯竭,胃气大伤的表现。

⑤ 有根无根

有根苔:舌苔坚敛而着实,紧贴舌面,刮之不去,舌与苔如同一体,苔好像是从舌里长出似的。又叫"真苔"。多为实证、热证。表示有胃气。

无根苔:舌苔不着实,似浮涂在舌上,刮之即去,不像从舌上生出来的。又叫"假苔"。多见于虚证、寒证。表示胃气已虚。

故察舌苔之有根无根,对辨邪正虚实、胃气的有无,有一定的意义。

总之,观察舌苔的厚薄,可知邪气的浅深;舌苔的润燥,反映津液的存亡;舌苔的腻腐,可知脾胃的湿浊;舌苔的剥脱,可知胃气胃阴的虚实;舌苔有根与无根,可辨别邪正的消长、胃气的有无。

(五) 苔、质合参

疾病是一个复杂的发展过程,舌质与舌苔的变化,都是人体内在的复杂病变在舌上的反映。一般来说,舌质主要反映内脏气血的盛衰;舌苔主要反映病情的寒热和胃气的盛衰、有无等。但在临床实际应用的时候,质与苔二者是不能截然分开的,因为疾病的发生和发展,往往是既有病邪的影响,同时也有脏腑气血的变化。所以,舌质与舌苔应当相互参合,互相补充,把两方面的变化结合在一起进行分析判断,而且亦要与全身病证综合起来进行考虑,这样才能避免片面性。

在一般情况下,舌质与舌苔的变化是统一的,其主病往往是二者的综合。例如:临床上常看到的舌质红而干与舌苔黄并见。前面已讲过,舌质红主热,干为伤津;苔黄主热。舌质与舌苔二者综合起来,说明内有实热。再如,舌质淡润常与苔白并见。舌质淡主虚主寒,苔白亦主寒,综合考虑,则知病属虚寒。这样的情况是很多的。但是,在某些病变的发展过程中,也常有舌质与舌苔变化不一致的情况,因为矛盾有它的普遍性,也有它的特殊性。如红绛舌与白苔并见(红绛舌属热证,白苔为寒证),若苔白而干者,多属燥热伤津之象;黄苔与淡舌并见,多为脾虚湿盛,郁而化热之证。所以,在疾病错综复杂的现象中,我们要选用辨证的方法来全面地进行分析思考,分辨主次,抓主要矛盾,才有助于正确地识别千变万化的疾病。

总之,由于舌质与舌苔从不同的方面反映着病情,所以,在临床诊断时,二者必须结合进行观察和分析,才能为辨证提供可靠的依据。

四、望排出物

排出物主要包括痰涎、呕吐物、大小便。望排出物重点是观察它们的颜色、形状及量的多少。

一般来说,凡排泄物清而稀白的多为寒证、虚证;凡黄浊稠黏的多为热证、实证。

1. 痰饮

咳吐浊稠的为痰,咳吐清稀的为饮,临床上多痰饮并称。

白而清稀的为寒痰(多见于风寒感冒、寒喘);黄而稠黏的为热痰(多见于风寒犯肺化热,或风热袭肺、肺热咳喘等);质清多水泡的为风痰(例如癫痫发作吐白沫);白滑易咳出的为燥痰(如阴虚肺燥等);咳吐脓血,其味腥臭的为脓血痰,见于肺痈;咳唾涎沫,口张气短的,多是肺痿。

2. 呕吐物

吐物清澈无臭味,喜热饮的,为寒呕(胃寒证)。吐物稠浊,有食酸臭味,喜冷饮的,属热呕(胃热证)。呕吐痰涎,口干不欲饮的,多属痰饮。呕吐未消化的食物,有酸腐味的,为宿食(伤食证)。朝食暮吐,暮食朝吐,为反胃(多见于幽门病变)。吐物有脓血带腥臭味的,多是内痈。

3. 大便

大便燥结而秽臭的多属实热证;大便稀薄,甚至完谷不化的,多属虚寒证;大便色黄如糜状而恶臭的,是肠中有热;大便带有不消化食物残渣呈腐酸臭味的,为伤食泄;大便有脓血,又见里急后重的为痢疾;无里急后重的为肠炎;大便色黑如柏油样,多是瘀血证;先便后血黑褐色的为远血(常见于溃疡病出血或直肠息肉);先血后便,血色鲜红的是近血(痔疮,肛裂等病)。

4. 小便

清长无臊臭味属寒证;短赤而臊臭属热证;尿血多为热在下焦(尿频、短赤、淋沥刺痛);尿如膏脂的为膏淋(肾虚、湿热,气化不利不能制约脂液);尿有砂石的为石淋(湿热煎熬尿液,日积月累,尿中杂质结合成石)。

五、望小儿指纹

指纹是指浮露于小儿食指内侧面的脉络,因其也是手太阴肺经的一个分支,故望小儿指纹与诊成人寸口脉具有相似的原理和临床意义。

由于小儿寸口脉短小,三部九候不易分辨,而指纹却比较清晰,同时小儿切脉不易合作,望指纹较方便,故对幼儿以望指纹法代替切脉。

望指纹适用于三岁以下的婴幼儿,年龄较大则指纹不显。

古人通过长期观察和临床总结,将小儿指纹分为风、气、命三关,即食指第一节部位为风关,第二节为气关,第三节为命关。

望指纹主要是观察颜色、形态(包括指纹粗细、长短、浅深等)的变化。

正常指纹:

颜色——淡红兼微黄;

形态——粗细适中,隐现于风关之内。

病理性指纹:有颜色和形态的变化。

颜色:

鲜红——外感表证;

紫红——内热;

黄色——脾虚;

青色——主惊风、主痛;

青紫——血脉闭阻,病危。

形态:

① 指纹粗细:纹细色淡属正虚,纹粗色深属邪实。

② 指纹部位:见于风关病轻浅,至气关病较重,到命关病更重,透关射甲

为病危。浮现明显为病在表；沉隐不显为病在里。

总之，辨指纹的要点：

浮沉分表里，红紫辨热瘀；

淡滞定虚实，三关测轻重。

望指纹的方法：抱小儿向光，医生用左手握小儿食指内侧，以右手大拇指用力适中地由命关向气关、风关直推数次，因指纹愈推愈明显，便于观察。

小结

望诊居四诊之首，古人极为重视，后世医家在前人的基础上又不断有所发展，数千年来积累了丰富和宝贵的经验。

望诊主要在于望神色形态。

因神色是脏腑气血显示于外的标志，故察神色的衰旺、辨五色的变化，可知脏腑气血的盈亏、疾病的寒热表里、病情的轻重缓急。故望诊必须对神色备加注意。

形态是指人体的外形和动静姿态。通过观察形体的强弱和肥瘦，及病人的动静姿态和体位等变化，结合神色可获得疾病总的概念。再进一步有重点地进行分部望诊，对病情可认识的更为具体。

在面部望诊中，面部的色泽表情和眼神的变化较为重要。此外，头、发、耳、鼻、眼、齿、喉等部位的情况，也须注意。

舌诊又是望诊中的重点，本来也属于分部望诊的内容，只因其在诊断中的特殊性而专列一节加以讨论，望舌质和舌苔的基本内容要求重点掌握和适当记忆，以便今后能有效地指导临床。

小儿指纹的观察，以浮沉分表里、红紫辨热瘀、淡滞定虚实等更是儿科中不容忽视的诊断法。

至于痰涎、呕吐物、大小便等排出物的不同性状和其他变化情况，都可据以预测脏腑的病变。

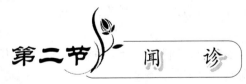

第二节　闻　诊

闻诊，包括闻声音和嗅气味两个方面。闻声音，是听病人的语言、呼吸、咳嗽、呕吐、呃逆等声音的变化。嗅气味，是嗅病人的口气及排泄物（痰、脓、带下、二便）的气味变化。这都是运用医生的听觉和嗅觉来诊断疾病的一种方法。

一、闻声音

（一）语声

病人多言语,声高有力且躁动的,多属实热证。少言语,声音低微或断续不继的,多属虚寒。这是因为实热病阳盛气实(阳主动,功能亢奋),虚寒病阳衰气虚(阴主静,功能低下)的缘故。例如,喘病的声高息涌,气虚证的低言懒语。

此外,如神志不清,语无伦次,声高有力地叫"谵语",因其常与神昏同见,故又称"神昏谵语",属实证,多见于外感热病热入心包时(热扰心神)。

精神衰疲,语言重复,不相接续(唠唠叨叨),声音低弱的,叫"郑声",属虚证,为津气大伤,心气内损,精神散乱。(《难经》:言为心声。《伤寒论》:实则谵语,虚则郑声。)

自言自语,喃喃不休,见人便停止的,叫"独语"。这是心气不足,精不养神的表现。慢性病后期常见此情况,并往往伴有幻觉(如遇已故亲人等)。故有"独语如见鬼状"的说法。这种情况,表示病情危重。

语言謇涩为中风,多属风痰上扰。

声哑失音,见于新病的,多属外感(肺气不宣);见于久病的,多是肺肾阴虚。

小儿阵发尖声惊叫,表情惊恐的,多是惊风。

他如呻吟、惊呼等,常与痛、胀有关。

（二）呼吸

呼吸气粗的,属热属实,常见于外感热病;呼吸气微的,多属虚证,常见于内伤久病。

呼吸困难,张口抬肩,不能平卧的,是喘证;呼吸急促,喉中痰鸣如水鸡声的,是哮证。

呼吸短促,不能接续的,叫"短气",见于虚证的为宗气不足所致;见于实证的,为胸中阻隔,气道不利。临床以实证为多见。

呼吸微弱无力,不足以息的,叫"少气",为气虚见证。

（三）咳嗽

咳声重浊的,是实证,如感冒咳嗽及痰浊阻肺;咳声无力,声低气怯的,是虚证,常见于久病肺虚。

咳嗽阵作,咳时气急,连声不绝,终止时作鸡鸣样回音的,是"顿咳";咳如犬吠声的,多是白喉。

（四）呕吐

有声有物的,叫"呕",有物无声的,叫"吐",有声无物的,叫"干呕"。

凡吐势徐缓,声音低微无力,多属虚寒;吐势较猛,声音响亮有力的,多为实热。

(五) 呃逆

气逆上冲咽喉,发出一种不自主的冲击声,其声呃呃,连续不断,故称"呃逆",又称"哕",俗称"打呃"。

一般呃逆多为一时性的胃气上冲,或因咽物急促,或饮食时风寒入胃所致,不治自愈。

若呃声不断,声高而短,响亮有力的,多属胃实热证;呃声低而长,微弱无力的,多属胃虚寒;若见于久病之后,呃声低微,不能上冲咽喉而出,半日始呃一声的,是胃气衰败的危证。

总的来说,凡病人语言、呼吸、咳嗽、呕吐、呃逆等声音重浊、响亮、调高、气粗有力的,都属实证;凡声音轻清、细弱、调低、气微无力的,多属虚证。

二、嗅气味

1. 口气

口有臭气的,多属消化不良,或有龋齿;口出酸臭气的,是胃有宿食;口出臭秽气的,是胃火炽盛或肝胆湿热(伴口苦);口出酸臭气的,多是牙疳(坏死性牙龈炎)或内痈。

2. 痰涕

咳吐脓痰或带血,有腥臭味的,是肺痈;鼻出臭气,常流浊涕的,是鼻渊(鼻窦炎)。

3. 大小便

大便臭秽为热,清稀无臭气的是寒;矢气奇臭的,多是消化不良,宿食停滞。小便臊臭,多为湿热下注。

4. 带下

带下色黄而臭的,是湿热;色清而稀,无臭味的,是寒湿或肾虚。

小结

声音的产生,主要在"气"。由于气有盛衰,所以声音就有强弱。病人的声音,一旦出现异常时,可根据其高低、清浊、轻重、缓急以及谵语、郑声、呼吸、咳嗽、呃逆、嗳气等症,以辨别邪正虚实与内脏的病变,但也有与病无关的,如生理上的缺陷和感情上的变动,以及方言、习惯等,又当加以识别。

对气味的嗅诊,同样有辨证的意义。如对话时的口气以及痰涕便溺的腥臊臭秽等,每容易引起旁人注意,而医生更当据以辨别虚实寒热。

第三节 问 诊

问诊,是医生对病人或其家属、亲友进行有目的查询病情的一种诊察方法。有关起病过程、治疗经过、平素体质以及既往病史、家族病史,特别是现在病人的自觉症状等,只有通过问诊才能了解。所以,问诊是诊断疾病的主要环节。

问诊的内容,除了年龄、性别、籍贯、婚姻、职业、住址等一般情况外,现在症状是辨证的主要依据。

为了要做好问诊的工作,首先要掌握其方法及注意事项。

(一) 问诊的方法与注意事项

1. 倾听主诉

问诊,首先要抓主诉。因为主诉一般都是病人自觉痛苦的主要症状。

2. 有目的地询问

倾听主诉以后,要围绕主诉,按辨证的要求,有目的地询问,做到问诊与辨证结合起来。例如:主诉是头痛,若是起病突然,持续性疼痛,伴见恶寒、发热、咳嗽、鼻塞的,是外感风寒的表证头痛;若是头痛日久,绵绵不休,时轻时重,伴见心悸、不眠、面白、舌淡的,是内伤病的血虚头痛。

问诊既要抓住重点,也要了解一般,没有重点,就抓不住主要矛盾,则会主次不分;如果不做一般了解,又容易遗漏病情。

3. 不能给患者以任何暗示

在问诊过程中,为了要获得比较真实可靠的材料,所以不能给患者以任何暗示,以避免诊断不准确。

(二) 问诊的内容

1. 问一般情况

包括姓名、性别、年龄、婚姻、职业、籍贯、住址等,以取得疾病有关的资料。例如在桑蚕地区作业易患钩虫病,水上的船民多风湿病,水泥工人多患矽肺等。

2. 问个人生活史与家族史

了解病人既往健康情况,曾患何病及其家族的健康情况,往往可为临床辨证求因和立法用药提供有益的参考资料。例如乙型肝炎抗原阳性,有家族史的可供参考。

3. 问现在症状

问诊的重点内容是问现在症状。现在症状是辨证的重要依据,一般包括寒热、汗、痛、睡眠、饮食口味、二便和经带等。现分别简介于下。

一、问寒热

寒热，即恶寒发热，是较为常见的症状。

病人感觉怕冷，多加衣被或近火取暖仍觉寒冷的，称为恶寒。

如怕冷，甚至手足发凉，加衣被或近火取暖而有所缓解的，称为畏寒，亦称形寒。

病人发热，时间有规律的，一日一次的，称为潮热。

如胸中烦热，并见手足心热的，称为五心烦热。

如自觉蒸蒸发热（热自深层向外蒸发），而肌肤不热的，称为骨蒸潮热。

恶寒与发热，有同时并见的，有单独出现的；其寒热，也有不同的特点，及不同的兼症等，问清这些情况，有助于辨别各种不同的证候。常见的寒热情况有如下几种。

（一）恶寒发热同时并见

新病初起，恶寒与发热同时并见，多见于外感表证，故有"有一分寒热，即有一分表证"的说法。

由于外感表证有伤于风寒与伤于风热的不同，因而其恶寒发热的轻重及其兼症也不相同。

恶寒重发热轻，这是风寒表证的特征。因为寒邪束于表，卫阳被伤，故恶寒重；卫阳被寒邪郁闭，不得宣泄，故无汗而发热；寒性收引凝滞，经脉凝滞不通，故除伴见无汗外，还伴见头身疼痛、脉浮紧等。

发热重恶寒轻，这是风热表证的特征。因为风热为阳邪，阳邪在表，故发热重。阳主疏泄，腠理开泄，卫外不固，所以汗出，汗出则腠理疏松，故微恶风。因其为风热阳邪，而又汗出，故常伴见口渴、脉浮数等症。

表证发热恶寒的轻重，不仅与病邪的性质有关，而且与正气的盛衰也有关系。如：

邪轻正衰——恶寒发热常较轻；

邪正俱盛——恶寒发热多较重；

邪盛正衰——恶寒重而发热轻。

（二）但寒不热

临床常见有两种情况：

一是畏寒肢冷，蜷卧，喜着衣被，面色苍白的，是阳虚里寒证。此因阳虚不能温煦所致，亦即"阳虚则寒"。

二是寒邪直中脏腑，阳气被伤，也可见畏寒，或病变部位冷痛。亦即"阴盛则寒"。如寒邪直中胃肠的形寒,脘腹冷痛、肠鸣腹泻。

(三) 但热不寒

发热不恶寒而但恶热,临床常见的有下列几种情况。

1. 壮热

特点:高热(39℃以上)不恶寒而反恶热,肌肤灼热,伴口渴、多汗、苔黄、脉数。

原因:邪热入里,正盛邪实,里热炽盛,阳热内蒸,即"阳盛则热"。

本证多由风寒表证或风热表证入里化热而成,或风热之邪直中于里而形成。如伤寒的阳明经证,温热病的气分证。

2. 潮热

特点:发热如潮涨落有定时,一般多在下午。常见有 3 种情况:

(1) 阴虚潮热:指午后或入夜低热,一般不超过 38℃。

特点:为五心烦热,甚至有热自深层向外蒸发的感觉,故又称谓"骨蒸潮热"。常伴见盗汗、颧红、口咽干燥、舌红少苔、脉细数等。临床见于肺结核病及慢性消耗性疾病等。

原因:阴虚生内热。因下午阴气渐升,阴虚不能制阳,故热多见于午后。

(2) 湿温潮热

特点:身热不扬(湿热证身热不扬有两种含义:一是自觉不热,扪之则热;二是寒热模糊不清,午后热甚,多伴见胸闷呕恶、头身困重、大便溏薄、苔腻等。临床常见于温热病的中焦湿热证)。

原因:湿遏热伏于中焦脾胃,湿性腻滞,热难透达。

(3) 阳明潮热

特点:"日晡潮热"。伴见腹满痛拒按,大便燥结,手足汗出,舌苔黄燥,甚则舌生芒刺等,多见于阳明腑实证。

原因:热邪内结于胃肠,日晡为阳明气旺时,故热甚。

3. 长期低热

指发热日期较长,而热度仅较正常体温稍高,一般不超过 38℃,亦有病人自觉发热,而体温亦不高的。

长期低热的病理较复杂,这里仅介绍"气虚发热"。

气虚发热:热势缓慢伴有汗出,有时有轻微的恶寒感觉。劳倦则热甚,并伴见面色㿠白、苔少、乏力、短气懒言、舌淡、脉虚等症。

原因:①气虚及血(因气血相互滋生,气虚则血的化源不足。也有因气虚不能固摄血液,可引起出血症状,如气虚下陷可致子宫出血),血虚而热。②气虚:阳气外浮。

（四）寒热往来

恶寒与发热交替而作,即恶寒时不发热,发热时不恶寒。多属邪在少阳。

（1）少阳证:邪在半表半里,冷一阵,热一阵,频繁发作。伴见胸胁苦满、口苦、咽干、目眩、不欲饮食等症。

原因:邪气既不在表,又不在里,正邪交争于半表半里,阳偏胜则热,阴偏胜则寒。

（2）疟疾:寒战与壮热交替,发作定时,一日一次,或两三日一次。

原因:疟邪伏藏于半表半里之间,入与阴争则寒,出与阳争则热,故其病先寒后热,休作有时。并伴有头痛、汗出热退、持续反复,经久不愈。

本病通过蚊子传播,多见于南方各地,如海南岛、云南、广西等。北方较少见。

二、问汗

关于出汗的机制,《素问·阴阳别论》曰:"阳加于阴谓之汗"（阳指阳气;阴指津液。即阳气熏蒸津液,出于皮肤即为汗）,《灵枢·决气》曰:"腠理发泄,汗出溱溱是谓津"（形容汗出绵绵不断绝）。

出汗还关系到汗孔的启闭。汗孔由卫气所司,所以卫气郁而外泄,可出汗;卫气不能固表,腠理不密,也可出汗。因此,出汗的原因很多,如阳盛、气虚、阴虚等都能导致出汗。

（一）表证辨汗

表证无汗:多属外感风寒的表实证。如伤寒表实证,因寒主收敛,使腠理致密,汗孔闭塞所致,临床常用麻黄汤以辛温发汗解表。

表证有汗:多属外感风邪的表虚证。如太阳中风、外感风热以及卫气虚而复感外邪的表证。因风性开泄,热性升散,风热在表,腠理疏松而汗出。

（二）自汗

自汗:是指白天不因劳动、厚衣或发热而汗自出。

经常自汗出,活动后更甚,若与身疲、气短、乏力等并见的,为"气虚自汗";若兼见形寒怕冷的,为"阳虚自汗"。这是因为气虚卫外不固所致。

（三）盗汗

入睡汗出,醒则汗止,称"盗汗",因多属阴虚,故又称"阴虚盗汗"。这是因为阴虚则阳亢,阳热亢盛,蒸发阴津而为汗。其所以入睡汗出,是因为入睡后,阳不入阴所致,故常与潮热、骨蒸、五心烦热、失眠、颧红、口咽干燥等症并见。

临床上肺阴虚、肾阴虚、心阴虚等均可见盗汗。

（四）大汗（包括绝汗）

汗出量多,如淋如雨,其病有实热、虚寒之别。

汗出蒸蒸，并见高热不已、烦渴饮冷、脉洪大等症的，是阳热内盛，迫汗外泄的实热证。如《伤寒论》的阳明经证，温病的气分证。

大汗淋漓，伴有呼吸喘促、神疲气弱、四肢厥冷、脉微欲绝等症，则为阳气外亡，津随阳泄的亡阳证。这种汗称为"绝汗"，又叫"脱汗"。

（五）战汗

先见全身战栗而后汗出的，叫做"战汗"，是温热病邪正交争病情发展过程中的转折点。如汗出热退、脉静身凉，是邪去正安的好转现象；若汗出而烦躁不安，脉来疾急，为邪胜正衰的危候。

（六）头汗

汗出仅限于头部，称为"头汗"，但有虚实的不同。

实证的可见以下两种情况：①上焦邪热熏蒸，伴见烦渴、苔黄、脉浮数等症；②中焦湿热郁蒸，伴见身重倦怠、小便不利、苔黄腻等症。

虚证的可见以下两种情况：①见于大病之后，或老年人气喘的头额汗出，多为气虚不摄所致；②重病末期，突然额汗大出，则是虚阳上越，阴津随气而脱的危象。

（七）半身汗

半侧身体出汗，或左、或右、或上、或下。其产生原因有二：一为风痰或风湿阻滞经脉，致使经脉中气血运行不周；二是营卫不周，气血不和所致。

半身汗出，常为中风、偏瘫的先兆。《素问·生气通天论》说："汗出偏沮，使人偏枯"。（沮，有三种解释：一是湿润，二是止，三是坏。前两种解释均通，一指患侧；一指健侧；第三种解释义不通）。

（八）手足心汗

手足心为手厥阴心包经、足少阴肾经等阴经所过之处。如手足心汗出过多，则为阴经郁热熏蒸所致。

三、问痛

痛，是临床上最常见的自觉症状之一，可见于各种部位。引起痛的原因，是经络闭阻，气血运行不畅，"不通则痛"。引起经络闭阻而使气血运行不畅的原因很多，如：感受寒邪，或气滞血瘀，或痰浊凝滞，或虫积食积等；因虚也致痛，如气血不足，脏腑经脉失养，以致经脉拘急而痛。疼痛的原因不同，其疼痛的性质也不一样。

（一）疼痛的部位

由于机体的各个部位是与一定的脏腑经络相联系的，所以分辨疼痛的部位，对于了解病变所在的脏腑经络就有一定的意义。较常见的疼痛部位有以下7种。

1. 头痛

头痛可分外感和内伤两大类。

见于外感病的,特点为起病较快,疼痛持续不休。

外感头痛可分为风寒头痛、风热头痛和风湿头痛三类。

风寒头痛——头项强痛,上连头顶,伴见无汗,恶风寒,或有发热、脉浮紧等。这是因为太阳主一身之表,头项为太阳经之所过,寒邪侵犯太阳经则太阳经气闭阻的缘故。

风热头痛——头痛而胀,伴见发热、汗出、舌红苔薄黄、脉浮数的,这是因为风热之邪上壅,热则迫血妄行,气血上壅于头的缘故。

风湿头痛——头痛沉重如裹。《素问·生气通天论》云:"因于湿,首如裹"。常伴见身重肢酸,苔白腻,脉濡。因为湿邪闭阻清阳,湿性重浊黏腻之故。

见于内伤病的,特点为起病缓慢,病情长,时痛时止。

内伤头痛可分为肝阳头痛、痰湿头痛、血虚头痛、气虚头痛等。

肝阳头痛——头痛眩晕,伴有耳鸣、目眩等症状。这是由于肝阳上亢,气血上冲所致。

痰湿头痛——头痛眩晕,有沉重感,伴见胸闷、痰多、苔腻、脉滑等症。因湿痰中阻,清阳不升之故。

血虚头痛——头痛隐隐,绵绵不休,时轻时重,伴见面白、唇淡、舌淡、脉细无力等。这是气血不足,不能上荣头部所致。

气虚头痛——头痛而晕,绵绵不休,站立则甚,伴见乏力、自汗、脉弱等症。因为头为诸阳之会,气虚清阳不升的缘故。

2. 胸痛

胸部位于上焦,乃心肺之所居。故心肺病变,如阳气不足,寒邪乘袭,瘀血、痰浊阻滞、燥热伤络等,而导致胸部气机不畅,发生疼痛。

胸闷痛而痞满的——多为痰饮。

胸胀痛而走窜,嗳气痛减的——气滞。

胸痛而咳吐脓血的——肺痈。

胸痛喘促,鼻煽,高热,咳吐铁锈色痰——肺热喘咳(肺炎)。

胸痛,潮热,盗汗,颧红,痰中带血——肺痨(肺结核)。

胸痛彻背,背痛彻胸——胸痹(胸膜炎)。

胸前憋闷,痛如针刺,甚则面色晦滞,冷汗出——真心痛(心绞痛)。

3. 胁痛

胁肋胀痛,固定不移,按之痛甚,呼吸咳嗽加剧的,是饮停于里的悬饮证。

胁肋胀痛，性急易怒，精神抑郁加剧的，是肝郁气滞。

胁痛如刺，固定不移，舌质紫黯的，是瘀血内阻。

4. 脘痛

脘指上腹部，是胃所在部位，故又称"胃脘"。胃脘痛可分为下列几种：

胃寒疼痛——疼痛隐隐，喜热恶寒，脉多沉迟。

胃热疼痛——喜凉恶热，灼痛拒按，口渴尿赤，苔黄、脉数。

胃虚疼痛——胃脘疼痛，按之痛减，或得食痛减，倦怠，少气懒言。

血瘀疼痛——胃脘痛如针刺，痛处固定不移，或有积块可扪及。

食积疼痛——胃胀满而痛，嗳腐酸臭，大便臭秽，舌苔厚腻等。

5. 腹痛

痛在脐周围，喜温喜按，四肢发凉，大便溏泄的，是脾胃虚寒疼痛。

腹部痛胀拒按，大便秘结的，是阳明腑实证腹痛。

腹痛而胀，无定处，时减而复如故，揉按得矢气而舒的，是气滞腹痛。

腹部疼痛，痛处固定不移，痛如针刺，或有积块，按之痛甚，舌见瘀斑，为血瘀腹痛。

绕脐而痛，乍痛乍止，按之有条索状，面部有虫斑，唇内有小碎点，大便时见有虫排出，有嗜食异物（喜泥、破布等），是虫积腹痛，儿童多见。

6. 腰痛

痛在腰脊，痛处发凉喜暖，遇气候变化加剧的，是寒湿疼痛。

腰脊疼痛，绵绵不休，腿足酸软，不耐久立的，多属肾虚腰痛。

腰痛在一侧，痛处不移，按之痛甚，转侧不利的，多是挫伤，瘀血疼痛。

7. 四肢痛

四肢疼痛，包括四肢关节、肌肉、经络循行部位等的疼痛，常见的有两种情况：

一是因风寒湿邪侵袭，阻碍气血运行，其痛多与气候变化有关。

二是气血虚不能达于四肢，或水谷精气不能达于四肢等所致的疼痛，多伴有气血两虚的见证。足跟疼痛，甚则连及腰背的，多属肾虚。

（二）疼痛的性质

由于引起疼痛的病因、病机不同，故疼痛的性质也不一样。

1. 胀痛

胀痛，可见于很多部位，但以胸脘、腹部多见。胀胜于痛的多是气滞。

胃脘胀痛，喜热恶冷——中焦寒凝气滞。

胸胁胀痛——多属肝郁气滞。

头部胀痛——为肝阳上亢或肝火上炎，气血壅滞。

2. 重痛

多属湿邪困遏气血。

四肢困重,或周身酸重疼痛的,多属湿邪,如风湿在表,或中焦湿热。

头重痛的,可见于表湿证,或中焦痰湿证。

3. 刺痛

刺痛即疼痛如针刺,是瘀血疼痛的特点之一。刺痛的部位所在,亦即瘀血的部位所在。

4. 绞痛

痛如绞割,是为绞痛。多因有形实邪闭阻气机而成,如心血瘀阻引起的真心痛,蛔虫上窜引起的脘腹痛,石淋(肾、输尿管结石)引起的小腹及腰背痛等。这些疼痛往往都具有绞痛的性质。

5. 灼痛

痛有灼热感而喜凉的,为灼痛,多由火邪所致。如痈疡未溃的红肿热痛。

6. 冷痛

痛有冷感而喜热恶凉的,为冷痛。多因寒邪阻络或阳气不足所致。如寒冷饮食伤脾阳的脘腹冷痛,痹证的关节冷痛等。

7. 隐痛

隐痛为疼痛并不剧烈,但绵绵不休,持续时间较长,一般多由气血不足,气血不荣所致。如血虚头痛,气虚头痛等。

8. 掣痛

抽掣或牵引而痛为掣痛,多由筋脉失养或阻滞不通,经络拘急牵引所致。临床常见的有两种情况:

一是肝主筋,故牵痛与肝病有关;

二是寒客经络,经络牵引拘急。

四、问睡眠

询问睡眠的异常变化,常可了解机体的阴阳盛衰的情况。《灵枢·口问》云:"阳气尽,阴气盛,则目瞑;阴气尽,而阳气盛,则寤矣"。故睡眠的异常变化常常反映出机体阴阳盛衰情况。临床上常见的有关睡眠的异常变化,主要有失眠与嗜睡两种。

(一) 失眠

又称"不寐"或"不得眠"。

失眠而有精神恍惚,惊恐不安的,多为思虑过度,心血不足;失眠而心下满,小便不利,气喘不宁的,是水停心下,胃气不和;虚烦,舌津干,脉细数而失眠的,是阴气不足;年高气血虚弱,阳不交阴亦致失眠。

(二) 嗜睡

睡意很浓,经常不自主地入睡,称之嗜睡。

阳虚阴盛,病多嗜眠。

嗜眠而兼身重脉缓的,是湿胜;神倦肢怠而多卧的,是气弱;病后身热好眠,是余邪未清;病后无热好眠,是正气未复。

五、问饮食口味

问口味饮食应分三种:口渴与饮水;食欲与食量;口味。

(一) 口渴与饮水

口渴与否,反映了人体津液的盛衰与输布的情况。在病变过程中,口不渴者,是津液未伤;口渴者为津液已伤,或因其他原因使津液不能上承,濡润口腔所致。如:

口渴多饮,为热邪伤津,喜冷饮的,为热邪炽盛。多见于阳明证或气分证。

口渴喜热饮,饮亦不多,多为热邪夹湿,湿遏热郁所致。

口渴欲饮,饮后不适,或饮入则吐,小便不利的,多为痰饮内停,阳不化水,水津不能上承所致。

急性热病,口渴而不多饮,伴有午后热甚、烦躁谵语、舌红、脉细数的,为邪热入于营血的营分证、血分证。

口渴咽干,嗽水而不欲咽,脉涩,舌有瘀斑,多为瘀血内阻,津液不化所致。

大渴引饮,饮一溲二的,为消渴病。

(二) 食欲与食量

脾胃的病变,最易反映于饮食的异常,故问病人饮食的异常,对诊断脾胃的病变有重要的意义。

食欲减退或不欲食,胃纳呆滞,是脾胃功能失常的表现。但有虚实之分。

见于虚证的,多见于久病,并伴有面色萎黄、形瘦、倦怠等症。这是因为脾胃气虚,运化功能衰减,水谷精微不足所致。

见于实证的,为湿困脾土,脾气不运所致,故伴见胸闷、腹胀、肢体困重、舌苔厚腻等症。

厌恶食物,或恶闻食臭,叫"厌食",亦称"恶食",多因伤食所致,故伴见脘腹胀痛、嗳腐酸臭、苔腻、脉滑等症。这是因为食滞于内,胃气不降,故脘腹作胀,食腐上逆,则嗳腐酸臭。

临床上还有两种厌食值得注意:①妊娠时亦见厌食,但有恶心呕吐,且多见于早晨,同时伴有喜酸食、月经停止、脉滑等症状,这是因为冲脉之气(胎气)上逆,胃失和降所致。②厌油腻厚味,伴见右胁胀痛的,多为肝胆湿热(肝炎)。这是因为木气郁而不舒,影响脾胃升降失常(木克土)的缘故。

食欲过于旺盛,食后不久即饥者,叫"消谷善饥"。多见于胃阳过亢、胃火炽盛,腐熟太过所致。

饥而不欲食,或进食亦不多,叫"饥不欲食"。多因胃阴不足,虚火上扰所致,伴见口干、舌红、苔少。

易饥多食,常见于两种病证:

伴见大便溏泄,消化不好——胃热脾寒。

伴见小便多、形体消瘦的——消渴病的中消证。

食生米、破布、泥土等异物的——内有寄生虫的征象,多见于小儿。

在疾病发展过程中,特别是内伤杂病,食量的增减,对推断疾病的预后有一定的意义。如:疾病发展过程中,原来食欲不好,食量不多,但逐渐增加的(这是好现象),是胃气渐复的表现;原来食欲不甚受影响,但食量逐渐减少,这是坏现象,是脾胃功能逐渐衰败的表现;若久病本多日不能食,但突然能进食的,是脾胃之气将绝的征象,称为"除中",也是"回光返照"的表现之一。

(三) 口味

主要是询问患者口中的异常味觉与气味。

口苦——肝胆有热。

口淡——胃寒,或外感风寒未化热。

口咸——肾热。

口甜——脾胃湿热。

口中酸馊,多为食积内停。

六、问二便

大、小便的形色、气味和频度,也是辨证要点之一。

(一) 大便

便秘:大便秘结,数日不通,虽有寒热虚实之分,总由肠内津液不足或阳气虚衰所致。便秘兼潮热、口渴,舌燥苔黄,腹部硬满的,是热证、实证。老人血燥津枯,及妇人产后或病后气血未复的便秘,多是虚证。

溏泄:大便溏薄,便时肛门有灼热感,便有腐臭气的,是热滞;便溏、腹痛、肢冷,苔白、口淡的,是里寒证。

大便先硬后溏的,多属脾胃虚弱;每日天未亮时便泻(古人称为五更泄),多属脾肾阳虚。

下痢脓血,日夜无度,里急后重的,为痢疾。

（二）小便

小便为津液所化,故了解小便的变化,可以察知津液的盈亏和有关内脏的气化功能是否正常。

尿量过多:小便过多,是阳气不足。其病在肾,多属虚寒,由于肾阳不足,水液不能化气上升之故。亦见于消渴证。

尿量短少:既可见于津液不足,小便无源;亦可见于气化不利。

见于津液不足的,常因热甚伤津,或大汗、大吐、大泻损伤津液所致。

见于气化不利的,常因肺、脾、肾功能失常,气化不利,水液代谢障碍,水湿内停所致。

小便癃闭:点滴而出为癃,闭而不通为闭。一般统称"癃闭",有虚实之别:

见于实证的,常因湿热下注,或瘀血、结石阻塞。

见于虚证的,常因肾阳不足,不能气化,水液代谢障碍,不能下渗膀胱,故下无排尿,而上见浮肿。

小便频数:指小便次数增多。

小便频数短赤而急迫的,多属下焦湿热。

小便频数量多而色清的,多属下焦虚寒,肾气不固,膀胱失约。

小便次数减少:除属津液亏耗,化源不足外,还常见于气化不利,水湿内停。

小便时尿道疼痛:排尿如有急迫、艰涩、灼热等感觉的,多属湿热下注的淋证。

尿后余沥不尽:多属肾气不固,常见于老年人。

尿失禁:见于成人的,多属脾肾气虚,脾气下陷,肾气不能固摄所致。睡中不自主地排尿,为"遗尿",多属肾气不足之证。

七、问经带

妇女与男子不同,因妇女有月经、妊娠、产育等生理现象。至于妊娠、产育等有专科论述外,其他一般疾病对询问经带的情况,也是十分重要的。

（一）月经

1. 经期

月经先期:指月经周期提前八九天以上。

原因:①热迫血妄行,多见于阴虚火旺;②气虚不能摄血,血行无制,多见于脾气虚证;③肝气郁结,气郁化火,火迫血行。

月经后期:指月经周期错后八九天。

原因:①寒凝气滞,血行不畅;②血少,任脉不能按时充盈;③肝郁气滞,气血不畅等;④痰湿内阻,气滞血瘀。

月经无定期:经期先后无定期,或前或后。

原因:多因肝气郁滞,或因脾肾虚损,或因瘀血阻滞。

2. 经量

月经量过多:多因血热使冲任受损,或气虚不能摄血。

月经量过少:多因血虚生化不足,或因寒凝、血瘀、痰湿阻滞等。

停经:停经 3 个月以上,而不是妊娠者,为停经,又称"闭经"。因生化之源不足,气虚血少者属虚证;由于血瘀不通,或血寒凝滞所致者,属实证。

3. 色质

经血色淡红质稀,为血少不荣,属虚证。

经血色深红质稠,为血热内炽,属实证。

经血色紫黯有块,乃寒凝血滞所致的瘀血。

4. 经行腹痛

腰腹作痛:行经前或经期间腰腹作痛,甚则不能忍受,经尽即止的,为痛经,多属寒凝或气滞,或瘀血所致。

小腹胀痛:多属气滞血瘀。

小腹冷痛:遇暖则缓解,多属寒凝。

经后小腹隐痛、腰酸:为血气亏虚,胞脉失养。

(二) 带下

带下有白带、赤带、赤白带、黄带之别。

带下色白者,为白带;带下淡红,似血非血者,为赤带;白带中带有血液,赤白分明者,为赤白带;带色淡黄者,为黄带。

带下量多色白,清稀如涕,多属脾虚,湿邪下注。

带下色黄,黏稠臭秽,或伴有外阴瘙痒,多属湿热下注。

带下色赤,淋漓不断,微有臭味,多属肝经郁热。

带下晦黯,质稀薄而多,腰腹酸冷,多属肾虚。

八、问小儿

小儿科古称"哑科",进行问诊不仅有困难,而且也不一定准确。但通过间接询问其家属,也可以获得预期的效果。其详细情况以后专科也有论述,现作简单的介绍:

要注意了解患儿出生以前的情况(包括孕育和产育期)。

要了解患儿是否患过麻疹,是否种过牛痘,何时学语或断乳,有否受过惊恐等情况。

小结

问诊是询问患者及其家属，以了解其自觉症状、发病经过、个人病史，以至病人的生活习惯、居住条件等，作为辨证资料的一种诊断方法。

问起病过程，是全面了解疾病经过的要点；问现在症状，则更是问诊的重点，是辨证的重要依据之一。问诊是一种复杂而又细致的工作，应根据病人自诉和其他三诊所得到的资料，有系统、有要领、有目的地进行询问，以便做出确诊。

第四节　切　诊

一、脉诊

（一）什么叫脉诊

脉诊，又称"切脉"，文献上也有称作"候脉"、"持脉"的。脉诊，是医者运用指腹的触觉，切按病人的动脉，探查脉象，以了解病情的一种方法。

切脉诊病的方法，有悠久的历史，几千年来经过历代医者的不断研究，并从临床实践中不断地积累经验，从而形成了比较系统的理论，指导了临床实践。

早在二千多年前的《内经》一书中，就有了切脉的记载。《内经》中除了指出"寸口"部诊脉外，还详细记载了遍诊头、手、足三部九候的诊法（见《素问·三部九候论》）。后人称这种方法为"遍诊法"。即上部（头部）分上、中、下；中部（手部）分上、中、下；下部（足部）分上、中、下；合称三部九候。汉代张仲景著的《伤寒杂病论》，在《内经》脉法的基础上，提出了三部诊法：人迎（颈外动脉）、寸口（桡动脉）、趺阳（足背动脉），施用于辨证论治，作为辨证的重要依据之一。《难经》在《内经》"寸口诊法"的基础上进行了发挥，提出"独取寸口法"。到了晋代王叔和，在前人的基础上，结合他自己的临床经验，又进行了整理和充实，编著了我国第一部脉学专书《脉经》。《脉经》的问世，对诊脉的方法、理论和内容有了很大的发挥，为中医诊断学做出了卓越的贡献，成为后世学者必读之书。

必须指出，切脉虽然对诊断疾病有其重要的意义，但由于病理变化的复杂性，各种因素的影响以及人手感觉的片面性，因此，切脉只能作为辨证时的重要参考，还必须"四诊合参"，免致延误病情。那种以一诊代四诊，单凭切脉一项来诊断疾病的作风，从目前来说，是过分夸大了切脉的作用，这显然是片面的。

诊脉,目前还停留在用手指触觉来区别脉象,这对初学者来说,确实不易掌握。正如《脉经》之序所说:"在心易了,指下难明"(解释:道理容易理解,但到实际操作就难以明辨)。因此,学习诊脉,除了熟悉脉诊的理论、方法外,主要通过反复的临床实践,才能逐渐掌握,更重要的还在于今后运用新的科学成就,来进行整理研究,将中医学的脉学提高到一个新的现代的水平。

（二）脉诊的意义

1. 了解气血盛衰

因为气为血帅,血为气母;气行则血行,气滞则血瘀,气血调和则血脉通畅。是以《素问·宣明五气篇》说:"心主脉"。脉与心息息相关。心又与整体有密切关系,故身体有疾病,必然影响于脉。

2. 了解脏腑和整体(经络、四肢、各器官)的病变

因脉中水谷精气,流布经络,灌溉脏腑,游行四肢,贯注百骸(泛指人体所有大小骨骼),五脏脏气也通于脉而作用于全身。人体血脉的运行与血气脏腑的关系十分密切。气血脏腑发生病变,脉往往先受影响。

（三）诊脉的部位

诊脉部位,虽有遍诊法、三部诊法和寸口诊法三种,但由于寸口的动脉,部位比较明显,切按方便,故后世皆采用独取寸口的方法。

取病人手腕后桡动脉的显露部位,称"寸口诊法"。"寸口诊法"的理论根据主要有以下几点:

1. 肺朝百脉

《难经·一难》:"十二经皆有动脉,独取寸口以决五脏六腑,死生吉凶之法,何谓也? 然。寸口者,脉之大会,手太阴之动脉也。"

指出了寸口乃手太阴肺经的动脉,又是手太阴肺经的大会(即太渊穴),而五脏六腑的经脉均须会合于肺,即所谓"肺朝百脉"。

2. 脾、肺脉均属太阴,脾胃为(各脏腑)气血之源

为什么"寸口"能候五脏六腑之气血呢?《素问·五脏别论》云:"气口何以独为五脏主? 岐伯曰:胃者,水谷之海,六腑之大源也。五味入口,藏于胃以养五脏气,气口亦太阴也。是以五脏六腑之气味,皆出于胃,变见于气口"。(解释:单独诊察气口之脉,何以能够知道五脏的变化呢?岐伯曰:胃是水谷之海,为六腑的泉源。凡是饮食入口,都储存在胃,通过脾的输化,以滋养五脏之气。脾为太阴经,主输布津液,气口亦为太阴经,主朝百脉。因此五脏六腑的气和味,都是来源于胃,而反映于气口的。)

这段经文指出足太阴脾经与手太阴肺经是相通的,而手太阴肺经起于中焦脾胃,脾胃为各脏腑气血之源。

3. 肺经为十二经之终始

十二经脉气血的循环流注,起于手太阴肺经,最后终止于肺经。

因此,全身脏腑经脉气血的情况,都可以通过手太阴肺经从寸口脉上反映出来。

寸口划分三部,称为寸、关、尺。它的标志以掌内侧高骨(桡骨茎突)的部位为"关",关前(远侧)为"寸",关后(近侧)为"尺"。

(四) 诊脉的方法与注意事项

当进行切脉时,让病人正坐或取仰卧位。

1. 平臂(切脉时,病者放置好手臂以待诊)

手臂引伸平放,手掌向上,与心脏约同一水平,以利血流通畅。

2. 布指(切脉时,医者手指布置的方法)

用医生的中指指腹定高骨(桡骨茎突)内侧定关位,这叫"中指定关"。然后食指放关前定寸部,无名指在关后定尺部。指的疏密,视病人高矮肥瘦而适当调整。

3. 浮中沉按法

在切脉寻按时,须运用三种指力。开始轻用力切按在皮肤,为浮取,又叫"举";然后中等度用力切按在肌肉,为中取,名为"寻";再重用力切按在筋骨,为沉取,又叫"按"。

$$
\left.\begin{array}{l}
轻指力按 —— 为浮取 —— 在皮肤 —— 举 \\
中指力按 —— 为中取 —— 在肌肉 —— 寻 \\
重指力按 —— 为沉取 —— 在筋骨 —— 按
\end{array}\right\} 三部九候法
$$

这样寸、关、尺三部,每部又分浮、中、沉三候,称谓三部九候。但这与遍诊法的三部九候,名同而义异。

三指平布同时切脉,称为"总按"。有重点地了解某一部脉象,也可用一指轮流单按。临床上,总按与单按常可配合使用。

4. 生理特异脉象

有的人脉不见于寸口部,而从尺部斜向手背的虎口,名"斜飞脉";若脉显现于寸口的背侧,名"反关脉"。

小儿寸口部位短小,不能容纳三指,可用"一指(拇指)定关法",而不细分三部;三岁以下的小儿,可用望指纹来代替切脉。

5. 注意事项

切脉时要求做到如下几点:

① 环境要安静(空气要流通,阳光要适中)。

② 医生精神要集中。把注意力集中于指下,才能仔细体会脉象。《素

问·脉要精微论》所说:"持脉有道,虚静为保。"(诊脉是有一定道理的,应该虚心宁静,才能保证诊察的正确)。

③ 病人在较大量活动、饭后、运动等情况下要稍事休息,然后才诊脉。

④ 诊脉每次不少于50次或一分钟,不能草率从事。张仲景也十分重视"五十动",曾在《伤寒论》自序中批评那些仓促持脉,随便作出诊断的医生说:"动数发息,不满五十,短期未知决诊,九候曾无仿佛……夫欲视死别生,实为难矣。"

这里附讲一下,在诊脉中,有关寸、关、尺三部分候五脏的问题,历代医家稍有出入,一般认为:

左为心、肝、肾,右为肺、脾、肾。即

$$
左\begin{cases}寸——心\\关——肝\\尺——肾\end{cases} \quad 右\begin{cases}寸——肺\\关——脾\\尺——肾\end{cases}
$$

这种三部分候脏腑的方法,在某些情况下,有一定的实践价值,值得今后进一步研究。

(五) 正常脉象

正常脉象,即健康人脉象,又称"平脉"和"常脉"。

其象:三部有脉,不浮不沉、不快不慢,一息四至(每分钟 70～80 下),和缓有力,节律均匀(并随生理活动、四时气候变化以及年龄的不同而有相适应的变化)。

这种脉象,前人认为是有"胃"、"神"、"根"的表现。

那么怎样理解"胃"、"神"、"根"呢?

"胃",是指胃气。人体营卫气血、脏腑经络等一切功能活动的正常与否,决定于胃气的有无。《素问·平人气象论》说:"有胃则生,无胃则死"(释:人的生活资源,以水谷为本,所以一个人断了水谷,就要死亡,即无胃气)。因此,脉象也以胃气为本。胃气在脉象上的表现,说法不一,有认为是不浮不沉,从容和缓的,也有认为是不急不徐,节律一致的。但概括起来,不外是脉来和缓从容,节律一致。病脉,不论浮沉迟数,但有从容和缓之象的,便是有胃气。

"神",指脉中的神气,亦称"脉神"。心主血而藏神,脉为血之府,心神健旺,脉象自然有神,心神虚衰,脉神便受影响。实际上,神的衰旺,是精气盈虚的反映,所以神旺则精气充盈,神衰则精气亏虚,神去则精气绝。所以《素问·移精变气》说:"得神者昌,失神者亡"。(释:当观察病人的神色时,有神气的,预后良好,没有神气的,预后不良。)神在脉象中的表现,说法也不一致,有认为是"柔和"的,有认为是冲和的,概括起来是脉象和缓有力。不论何脉,凡是和缓有力的,均是有神之象。

171

"根",指尺脉而言。尺脉候肾。肾气是人体生命活动的根本,肾气犹存,犹树木之有根,枝叶虽枯,根本不坏,尚有生机。故病人肾气未绝,脉必有根。脉象有根的表现是尺部沉取,从容不迫,应指有力。

但正常脉象,随着自然气候、环境的不同,亦有相应的变化。如春季脉稍弦,夏季脉稍洪,秋季脉稍浮,冬季脉稍沉等。必须指出,这里所说的春弦、夏洪、秋浮、冬沉,是指的应对四时的正常脉象而言,不同于病脉。

性别方面,成年女性较成年男性脉跳软弱而略快。

年龄方面,年龄越小,脉跳越快,婴儿脉急数为 120～140 次/分,5～6 岁常为一息六至(90～110 次/分)。

肥瘦方面,瘦人脉多稍浮,肥人脉多较沉。

活动方面,剧烈运动、长途远行、跑步、喝酒、饱餐、精神刺激时,脉多快而有力;饥饿时脉来较弱。

以上均属正常脉象。

(六) 病脉与主病

如果脉象出现节律不均匀,不是和缓有力,一息超过四至以上或不足四至的,除了正常生理变化范围以及个体生理特异之外的脉象,均属病脉。具体地说,疾病反应于脉象的变化,即为病脉。

历代对脉诊积累的经验极为丰富,脉象分得很多、很细;《脉经》分为25种;《景岳全书》分为16种;《濒湖脉学》分为27种;后世《诊宗三昧》分为32种;但临床上常见的有浮、沉、迟、数、滑、涩、虚、实、洪、细、弦、代等12种,其他还有一些相类脉,将在介绍这12种脉的时候概述之。

1. 浮脉

脉象:轻按可得,脉气上浮,如在皮肤。重按反觉搏动力相对减弱。"举之泛泛而有余,按之稍减而不空。"

特点:脉搏显现部位表浅。

主病:

表证 {
  浮而有力,为表实证——如外感风寒,恶寒发热,无汗的麻黄汤证
  浮而无力,为表虚证——如外感风寒,恶风发热,有汗的桂枝汤证
}

分析:外邪侵袭体表,病邪在肌表经络,卫气抗邪于外,正邪交争于表,气血趋于肌表,故脉象应指而浮,且浮而有力,多见于感冒和某些外感发热病的初期。如果在表的卫气不足,虽浮而无力,故主表虚。

说明:①久病阳虚或阴虚,亦可出现浮脉。这是因为阳虚,虚阳外越,或

阴虚阳气不能依附而外亡,亦可突然出现浮脉。因其为虚证,所以虽浮而无力,这是病情严重的表现,故有"久病逢之却可惊"的说法,切不可当外感表证治。②体质虚弱,或肌肤丰厚,或肥胖体型,或高度水肿的病人,虽有表证,其脉浮常不明显(原因是抗邪无力,气血不能盛于表的缘故)。③亦有风寒侵袭之初,不见浮脉,反见紧脉,以后才出现浮脉的,这是因为寒邪突然侵入,卫气尚未能及时进行抵抗的缘故。

相似脉

1) 散脉

脉象:浮大无根,浮取脉形很大但无力,稍一用力则摸不着,故有"散似杨花无定踪"(言其轻浮飘散)的描述。

主病:脏腑精气将绝,多见于危证。

分析:精气将绝,正气耗散不收。

2) 芤脉

脉象:应指而浮大,但上下两旁皆有脉形,按之中空。"如按葱管"。

主病:失血、伤阴。常见于突然大量失血,或因大汗、吐、泻太过伤津。

分析:由于失血过多,或因大汗伤津,则阴血虚于内,故脉来中空;阳气浮于外,故脉来浮大。

说明:芤脉多见于突然大失血之后,若久病血虚,则脉管收缩,脉象细小。

2. 沉脉

脉象:重按始得,轻取不见。

特点:脉象显现部位深在。浮与沉是脉位浅深相反的两种脉象。

主病:

$$里证\begin{cases}沉而有力,为里实——如湿热痢(无热时)、便秘(阳明腑实)\\沉而无力,为里虚——如脾虚泄泻\end{cases}$$

分析:病邪在里,气血困阻,则脉见沉象。若病邪在内,而正气不衰,抗邪有力,邪正相搏,则脉沉而有力,是谓里实证。如阳明腑实证。如病邪在里,而正气已虚,脉气难以鼓动,则脉沉而无力,是谓里虚证,如脾虚、肾虚证等均可见此脉。

说明:沉脉主里证,但个别外感表证初起,由于体内阳气被抑,也可出现暂时的沉紧脉象。

相似脉

1) 伏脉

脉象:较沉脉部位更深,须重按推筋着骨始得,甚至暂时伏而不显。

主病:邪闭、厥证、痛极。

173

分析:阴寒邪气内伏,气血不得宣通之故(邪气闭阻于内,脉气不能外达;或气血厥逆闭阻而脉气不外达,或痛极气血闭阻)。

2)牢脉

脉象:脉来实大弦长,浮取、中取均不应指,惟沉取始得,坚牢不移。

主病:阴寒积聚,常见于癥瘕、痞块、疝气等病。

分析:阴寒积聚在里,故脉见坚牢;气血不得宣通,故脉见深在,着骨始得。

3. 迟脉

脉象:脉来迟慢,一息不足四至(每分钟60次以下)。

主病:

寒证 $\begin{cases} \text{迟而有力——寒冷积滞(实证)如平人多食寒凉冷冻之品} \\ \text{迟而无力——虚寒证——脾肾阳虚(水肿、胃溃疡病等)} \end{cases}$

分析:寒则气收,寒凝气滞,脉道气血凝滞,运行缓慢,故脉见迟。若沉寒冷积,积久则邪实,故脉有力,寒则血滞,故脉迟,因而脉迟而有力是为寒实证,如冷饮寒食,积滞肠胃,可见此脉。若阳虚内寒,运血无力,故脉迟而无力,是谓虚寒证,如五脏阳虚证,可见此脉。

说明:①邪热聚结,阻滞血脉流行,亦可见迟脉,但必迟而有力,同时必伴见发热、便秘等症,如伤寒阳明脉迟可下之等。故脉迟不可概认为寒证,当脉证合参。②重体力劳动者或运动员脉多迟,不作病脉论。

相似脉

缓脉

有正常脉和病脉两个不同的概念。

正常脉象:一息四至,脉来去从容不迫,均匀和缓,是正常人的脉象,亦称缓脉。

病脉脉象:一息四至,但脉来弛缓松懈,有缓慢之感。

主病:湿邪、脾胃虚弱。

分析:湿性黏滞,气血被湿所困,或脾胃虚弱,气血不足以充盈鼓动,所以脉来弛缓。

4. 数脉

脉象:与迟脉相反,一息脉来五至以上(相当于每分钟90次以上)。

特点:脉来去促急,迟与数是脉搏快慢相反的两种脉象。

主病:

热证 $\begin{cases} \text{数而有力,为实热——有些热病} \\ \text{数而无力,为虚热} \begin{cases} \text{细数——阴虚(肺结核)} \\ \text{虚数——阳虚(心阳虚)、(心衰)} \end{cases} \end{cases}$

分析:数为阳盛之脉,邪热鼓动,气血运行加速,故见数象。实热内盛,正

174

气不衰,正邪相争,故数而有力。如外感热病,邪热在里的阳明经证、气分证,可见洪数脉。又如风热之邪在表,脉多浮数。久病阴虚,虚热内生,血行亦快,但数而细。如阴虚证的脉细数;虚阳外浮的脉,有时血行亦快,见数大无力,按之豁然而空。

说明:在体力劳动、运动、进餐、情绪激动时,皆可出现一时性的数脉,不作病脉论。

相似脉

疾脉

脉象:脉来一息七至以上,往来急疾。

特点:数而躁手。

主病:热极,阴竭阳亢,病情危重。

分析:亢阳无制,或真阴随绝,真阳外越,元气将脱,故急疾而无根。

5. 滑脉

脉象:脉往来流利,向前滚动,应指圆滑,指下有如圆珠滚动感,往来流利,如珠走盘。

主病:痰饮、食滞、实热等。

分析:痰、食、内热,邪气壅盛,气实血涌,往来流利,故脉来应指圆滑。常见于痰食咳喘,饮食停积,以及发热的病人。

说明:①妊娠期,由于血气盛以养胎,每多见滑脉,初产妇更明显。②健康人,由于气血充盈,营卫充实,亦可见滑脉,但滑而冲和,不作病脉论。

相似脉

动脉

脉象:脉来滑数有力,但搏动部位短小,应指跳动如豆。

主病:惊、痛。

分析:病则阴阳不和,气为血所阻滞;惊则气血紊乱,脉行躁动难安,故均见动脉。(惊、痛则气血逆乱,经脉紧张,故见动脉。)

6. 涩脉

脉象:与滑脉相反,往来艰涩不畅。

主病:气滞、血瘀、精伤、血少。

分析:气滞、血瘀,脉道受阻,故血流艰涩而不畅,如正气不虚,则多涩而有力,可见于中风偏瘫,癥瘕结块等症;精伤、血少不能濡润经脉,故脉气往来艰涩而无力,可见于失血、腹泻,以及遗精、滑精等病人。

7. 虚脉

脉象:三部脉举按皆无力,隐隐蠕动于指下,指下有软而空虚的感觉。虚

175

脉又是无力脉的总称。

主病:虚证。多为气血两虚,但以气虚为多见。

分析:气不足以运血,则脉来无力;血不足以充脉,故按之空豁。临床可见于内伤久病、体衰及各种慢性消耗性疾病,亦可见于外感病的伤暑证。

8. 实脉

脉象:与虚脉相反,来去俱盛,三部脉举按皆较大而坚实有力,形容"浮沉皆得大而长,应指无虚逼逼强"。实脉又是有力脉的总称。

主病:实证。

分析:邪盛而正气不虚,正邪相搏,气血壅盛,故搏动有力。临床见于高热伴有大便秘结、停食、气血郁结病人。

9. 洪脉

脉象:与细脉相反,脉体宽大,浮中沉三候均有力,而以浮取时力量更大,有浮大满指的感觉,且来的力量较去的力量大。"洪脉极大,状如洪水,来盛去衰,滔滔满指"。

特点:脉体阔大,且波动大。

主病:邪热亢盛,故多与数脉并见。

分析:内热充斥,脉道扩大,气盛血涌,故脉见洪象。临床多见于高热病人,且常与数脉并见。

说明:①高热伤阴,阴虚于内,阳盛于外,也可见洪脉,但洪而无力。如外感热病,高热伤阴的阶段,多属病重。②洪脉亦属浮脉类,其与浮脉的区别:洪脉以波动大,轻按即得,很似浮脉;但以脉体阔大,重按无稍减的特点,与浮脉有别。

10. 细脉

脉象:脉细如线,应指明显,起落分明。

特点:脉道窄,且波动小。

主病:气血两虚,以血虚为主,诸虚劳损,又主湿邪内侵。

分析:营血亏虚,不能充盈经脉,气不足,又无力鼓动血行,故脉体细小。湿邪阻压脉道,亦见细脉。常见于虚劳病、血虚证、阴虚证以及贫血等。

相似脉

(1) 濡脉

脉象:浮小而细软,轻按可得,重按反不明显,故亦属浮脉类,但浮而细软,故不同于浮脉。

主病:诸虚、主湿(暑湿)。

分析:精血虚而不荣于脉,脉道细小,故主诸虚。湿邪在表,表证脉浮,有湿邪压抑脉道,故浮而小,当与证合参。本脉常见于气血虚而有表证,及表邪夹湿等证。

（2）微脉

脉象:极细而软,似有似无,欲绝非绝,至数不明。

主病:阳气衰危。

分析:阳气虚衰,鼓动无力,故脉微,常见于心肾阳虚或阳气暴脱病人。

说明:微脉与细脉的区别在于,细脉虽细,但至数分明,微脉则细而软弱无力,至数不清,起落模糊。

（3）弱脉

脉象:沉细而应指无力,即沉细而软弱,但应指分明。

主病:气血两虚诸证。

分析:血虚脉道不充,气虚脉搏乏力,故脉来沉细软弱。

11. 弦脉

脉象:端直而长,直上直下,如按琴弦。

特点:脉管硬或张力大。

主病:肝胆病、痛证、风证、痰饮、疟疾。

分析:肝主疏泄,以柔和为贵。肝病肝气不柔,则经脉劲急而有力,即出现弦脉。诸痛,则经脉亦劲急。痰饮则正邪交争,经脉亦劲急。肝主风,肝风内动,亦见弦脉。

弦脉见于阳热病的,多弦大兼滑（滑为热象）;见于阴寒病的,见弦紧兼细（紧主寒,细为阴脉）。此外,肝、肾、肺受肝病影响时,亦多见弦脉,如肝胃不和、肝脾不和、肝火犯肺等。

相似脉

（1）紧脉

脉象:脉来绷急（硬而长）,应指紧张有力,状如扭转绳索。

主病:寒、痛。

分析:寒主收引,受寒则脉道收缩而拘急,故见紧脉。如寒邪在表,脉多浮紧;寒邪在里,脉多沉紧。痛证则经脉亦收缩拘急,故亦见紧脉。如寒邪上犯头的头痛、肠胃寒痛、胆道蛔虫等均可见紧脉。

（2）革脉

脉象:脉来弦急而中空,如按鼓皮。

主病:亡血、失精。

分析:精血内虚,故中空;气无所附而浮于外,故见弦急,常见于半产、崩漏等病证。

12. 代脉、促脉、结脉

脉象:这三种脉象都是节律不齐,有间歇(这是三脉的共性)。

代脉——脉来缓弱,动而中止,止有定数(有规则的歇止),间歇时间较长。

促脉——脉来急数,时而一止,停跳无规律。

结脉——脉来缓慢,时而一止,停跳无规律。

主病:

代脉:主脏气衰弱。乃元气不足,以致脉气不相接续所致。临床可见于以下两种情况:①元气衰微,一脏之气将歇绝的重症;②风证、痛证、七情惊恐、跌仆损伤,主要是因为气血逆乱,脉气不相接续所致。

促脉:主阳热亢盛,气滞血瘀或痰食停积等证。乃为阳盛热实,阴气不和所致。凡血气、痰食、肿痛等诸实热证,均可见此脉,但促而有力。若见于疾病的后期,促而细小无力的,多是虚脱之象。

结脉:主寒痰、瘀血、阴盛气结。乃由阴盛而阳不和,脉气阻滞所致。可见于寒痰瘀血等症。

以上是常见的12类脉的基本形态和主病。掌握这些基本脉象,并包括其相类脉,则在临床上就可以灵活运用了。

脉象往往不是单一出现的,多为两种或两种以上的脉象综合出现,这称为相兼脉或合脉。三种以上的脉象同时出现的叫复合脉。

相兼脉的主病,一般地说等于组成该相兼脉的各单一脉主病的相合。例如,浮紧脉:浮脉主表证,紧脉主寒证,浮紧脉即主表寒证;沉迟脉:沉脉主里证,迟脉主寒证,沉迟脉即主里寒证;沉细数脉:沉脉主里证,细脉主虚证,数脉主热证,沉细数脉即主里虚热证。

临床常见相兼脉象主病举例如下:

浮紧脉:主外感寒邪之表寒证,或风寒痹痛。

浮缓脉:主风邪伤卫,营卫不和,太阳中风的表虚证。

浮数脉:主风热袭表之表热证。

浮滑脉:主风痰,或表证夹痰,常见于素体痰盛而又感受外邪者。

沉迟脉:主里寒证,常见于脾胃阳虚,阴寒凝滞的病证。

沉紧脉：主寒痛，常见于寒滞肝脉，或肝郁气滞，两胁作痛等病证。

弦数脉：常见于肝郁化火，或肝胆湿热等病证。

滑数脉：主痰热、痰火或内热食积。

洪数脉：主气分热盛，多见于外感热病。

沉弦脉：主血瘀，常见于阳虚而寒凝血瘀者。

弦细脉：主肝肾阴虚，或血虚肝郁，或肝郁脾虚。

沉缓脉：主脾肾阳虚，水湿停留诸证。

沉细数脉：主阴虚或血虚有热。

弦滑数脉：见于肝火夹痰，或风阳上扰，或痰火内蕴等证。

（七）脉证顺逆与从舍

所谓"脉证顺逆"，是指从脉证的相应与否来判断疾病的顺逆。

脉证相应为顺，相反为逆。如病属有余之证，脉应浮洪数实，是谓脉证相应，为顺证；若反见沉细微弱的脉，是谓脉证相反，为逆证。

"从舍"的问题是脉与证多相应。但也有不相应的，如阳证见阴脉，虚证见实脉等。临床上遇到这些情况，必须明白辨脉的"从"、"舍"方法。何梦瑶在《医碥》中说："凡脉证不相合，必有一真一假，须细辨之。如外虽烦热，而脉见微弱者，必虚火也；腹虽胀满，而脉见微弱者，必胃虚也。虚火、虚胀，其堪攻乎？此宜从脉之真虚，不从证之假据也。其有本无烦热，而脉见洪数者，非火邪也；本无胀滞，而脉见弦强者，非内实也。无热无胀，其堪泻乎？此宜从证之真虚，不从脉之假实也。"

所以舍脉从证与舍证从脉，是辨别疾病的关键之一，必须四诊合参，才能取舍得宜。

附：败脉诊法

凡脉无胃、神、根的，便是败脉，又称死脉、真脏脉，因其形象奇怪，异于一般的脉象，故又称怪脉，多见于疾病的后期，脏腑衰竭，胃气败绝的病证。临床上有以下几种败脉：釜沸脉、鱼翔脉、虾游脉、屋漏脉、雀啄脉、解索脉、弹石脉。

二、按诊

按诊，是医生用手直接按压、触摸病人的体表或病变部位，以了解疾病变化的一种方法。它包括按肌肤、手足、脘腹及背俞穴等。

（一）按肌表

1. 寒热

肌肤灼热的为"阳盛则热"。有表热、里热、虚热的不同。

初按热甚,久按热反转轻的——热在表。

久按其热更甚,热自内外蒸的——热在里。

肌肤热泛而无蒸腾感的——属虚劳发热。

身寒多衣,四肢发凉,则属"阳虚则寒"。

2. 润燥肿胀

皮肤润泽——津液未伤。

干燥或甲错——津液已伤或内有干血。

重手按之,不能即起,凹陷成坑的——水肿。

按之凹陷,举而即起的——气肿。

有关外科及"尺肤",以后专门详述。

(二)按手足

手足俱凉——阳虚寒甚。

手足俱热——阳盛热炽。

手心热——内伤病。

手背热——外感病。

(三)按脘腹

1. 按脘部

心下按之硬而痛的是结胸。

心下满,按之濡软而不痛的,多为痞证。

心下坚硬,大如盘,边如旋杯,为水饮。

2. 按腹部

腹痛喜按为虚,拒按为实。

腹胀满,叩之如鼓,小便自利的,属气胀;腹胀满,按之如囊裹水,小便不利的,是水臌。

腹内有肿块,按之坚硬,推之不移,痛有定处,为癥、为积,多属血瘀;肿块时聚时散,或按之无形,痛无定处的,为瘕、为聚,多属气滞。

腹痛绕脐,左下腹部按之有块累累,当考虑燥屎内结;腹内有积聚,按之硬,且可移动聚散的,多为虫积。

右侧少腹部按之疼痛,有反跳痛的,多是肠痈。

(四)按背俞穴

脊部的背俞穴有一定的诊断价值。例如对心俞、肺俞、肝俞、胆俞、脾俞、大肠俞等的按诊,可以知道哪个脏腑有病,从而有助于对脏腑疾病的诊断。

背俞穴是五脏六腑之气所转输的地方。凡某一脏腑有病,往往某脏腑的背俞穴有压痛点,或压之有快感。如胃病则胃俞、脾俞有压痛点,通过这样按压背俞穴,来达到帮助诊断的目的。

小结

切诊包括脉诊与按诊两部分。脉诊是中医诊断学中的精华之一,运用于临床确有重要的诊断意义;按诊内容较少,但对帮助诊断,也有一定的启发意义,所以也不应忽视。

脉诊除介绍切脉主要作用的一些概念外,首先阐述脉诊部位与配合脏腑,进一步说明诊脉的方式方法,脉的常变及脉象主病等。在了解脉象的主病后,并介绍了"相兼脉"、"脉证从舍"等问题,脉象与主病是脉诊的重要内容,学习时应抓紧这一重点,以联系其他问题。按诊分述了按诊的概念和内容。

切诊是中医诊法的重要一诊,但由于病理变化的复杂性,因此不能片面强调切诊的重要性而忽略他诊,必须做到"四诊合参",无遗巨细,这样才是科学的实事求是的态度。

第六章

辨　证

一、什么叫辨证

"辨"是辨别、识别，还含有分析的意思。

"证"指证候。

辨证：就是辨别证候，也就是认识疾病、诊断疾病的过程。它是临床决定治疗方法的前提和依据，也是基础理论贯彻到临床实践的一个重要方面。因此辨证的正确与否，关系到治疗是否正确，直接影响到疗效，所以它既是中医的基本特点之一，也是中医理论极为重要的内容。

"证"与"症"有不同的含义。

"症"为症状，是疾病发生发展过程中出现的各种现象，如头痛、发热等均为症状。

"证"即证候，是疾病在发生发展过程中某一阶段的病理性概括，它包含着病因、病位、疾病性质及邪正双方力量对比等各方面的情况。因此，它比症状更全面、更深刻、更正确地反映了疾病的本质。

由此说明症状仅是疾病所表现出的现象，而证候是疾病的本质。如发热恶寒、咯吐黄痰、苔微黄、脉浮数等都是一个个症状，这些症状根据它们的内在联系，通过分析、归纳综合起来就是表热证。表热证即为证候，此证为风热之邪侵入，邪正交争于体表所致，病因为风热之邪，病位在表，病性是热，正邪斗争的情况是正邪俱盛，斗争剧烈的表热证。

由此可见，症状和证候的概念是不同的，症状仅是疾病反映出来的个别的、表面的外在现象，而证候是病因、病位、病性以及正邪斗争等方面的病理概括，前者是现象，后者是病变的本质。

证候与症状虽然概念不同，但两者相互之间是密切联系的，症状是证候组成的依据，而证候是有内在联系着的症状群。

辨证：就是临床根据四诊所收集的材料，通过归纳、分析，辨别出是什么证候，并以此作为治疗的依据，因此，"辨证"可以说是中医认识、诊断疾病的手段和方法。

辨证的目的就是为了诊断疾病和治疗疾病。

论治又叫施治，包括了治则、治法、方剂、药物。

辨证和论治是不可分割的,互相联系的两个方面,辨证是为论治的前提和依据,论治是治疗疾病的手段和方法,又是检验辨证正确与否的标志。辨证的目的,就是为了治疗,因此,有了正确的辨证才能有正确的论治,故辨证和论治是中医学理、法、方、药的具体运用,也是临床治疗疾病过程中,不可分割的两个方面。

二、辨证的理论基础

辨证可以说是理论与临床实践相结合的桥梁,也就是临床上通过四诊所得的材料,运用基础理论进行分析,找出这些症状之间的内在联系而进行归纳的一种方法。因此,辨证的理论基础就是我们前面学习过的阴阳五行、脏腑、经络,以及病因学说等,因此,学习辨证这章就必须注意两点:

1. 要综合运用阴阳五行、脏腑、经络、病因等理论来进行分析,找出症状的特点及其内在联系。如头痛这一症状,运用经络学说来分析,两侧头痛知为少阳经病变,前额痛为阳明经病变,后头痛为太阳经病变,这是因为少阳、阳明、太阳经脉循行部位不同的缘故。运用藏象学说来分析,发病急且与恶寒发热同时并见的,是外感头痛;发病缓,时痛时止,且与头晕眼花、心悸、面色白、自汗乏力等并见的,是内伤头痛,故在学习这章时,必须运用和复习前面学过的基础理论。

2. 重点要抓住一个"辨"字,在辨证过程中要注意同一症状的不同特点,及不同疾病的同一类症状或相似症状之间的辨别。

如:见咳嗽有痰,要分清是白痰,还是黄痰;是稀痰,还是稠痰。白痰、稀痰考虑为寒证,黄痰、稠痰考虑为热证。

又如见表证,应分清是表热证,还是表寒证,要观察是发热重恶寒轻,还是发热轻恶寒重,鼻流浊涕,还是流清涕;是薄黄苔,还是薄白苔;是脉浮数,还是脉浮紧。若发热重恶寒轻,鼻塞流浊涕,薄黄苔,脉浮数,知为表热证;若发热轻恶寒重,鼻塞流清涕,薄白苔,脉浮紧,知为表寒证。

三、辨证的内容及其相互关系

本章将介绍六种辨证方法,有八纲辨证、脏腑辨证、气血津液辨证、六经辨证、卫气营血辨证及三焦辨证。此外前面的病因一章,也谈了审证求因问题,因此,也有人叫它病因辨证。

为什么中医有这么多的辨证方法呢? 这是因为辨证方法是在长期临床实践中形成的,因而有一个认识和发展的过程,又有一个不同类别的疾病问题。这些不同辨证之间,又有什么关系呢? 一般来说,八纲是从各种辨证方法中归纳出来的总纲,所以八纲与其他辨证方法之间是共性与个性的关系,是各种辨

183

证方法的纲要；脏腑辨证是以脏腑学说为根据，从临床脏腑病变中总结出来的一种辨证方法，所以它是各种辨证的基础，主要运用于内伤杂病；气血津液辨证是分析气血津液各方面的病理变化，与脏腑辨证密切相关，互相补充的一种辨证方法；至于六经辨证、卫气营血辨证、三焦辨证，都是从外感热病发展过程中总结出来的辨证方法，所以它主要适用于外感热病。由此说明，虽然各种辨证方法各有不同的内容，但它们之间又都有着内在的联系，同学们在以后学习各种辨证方法时再进行体会。

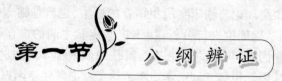

第一节　八纲辨证

一、概况

八纲辨证是一种最基本的辨证方法，早在两千多年前《内经》中就有了寒、热、虚、实等的记载，如《素问·调经论》："阳虚则外寒，阴虚则内热，阳盛则外热，阴盛则内寒。"就是用阴阳来分析内外寒热虚实的病理，提出了寒、热、虚、实的概念。汉代张仲景继承了《内经》的理论，创立了六经辨证，在其辨证中概括了阴阳表里寒热虚实八类证候。到明末之时张景岳提出了二纲（阴阳）六要（表里寒热虚实）的理论。直到清代程钟龄总结了前人经验，明确提出了"八纲辨证"。

什么叫八纲辨证？

"八纲"，即表、里、寒、热、虚、实、阴、阳八类证候，四对纲领。

八纲辨证，是通过四诊所取得的材料，进行综合分析，归纳为八种类型的证候，用以说明病变的部位、性质，以及正邪斗争情况的辨证方法，因为它是分析疾病的表、里、寒、热、虚、实、阴、阳八个纲领，所以称为八纲辨证。

表证和里证是指疾病发生所在的部位而言。病位在肌表的是表证，病位在脏腑的就是里证。

寒证和热证是指疾病的性质而言。病性属寒的是寒证，病性属热的是热证。

虚证和实证是指正气和邪气斗争的趋势而言。正气虚的是虚证，邪气盛的是实证。

阴证和阳证，是表、里、寒、热、虚、实六个证候属性的概括。即表、热、实属阳证；里、虚、寒属阴证。因此，一切证候用阴阳来概括，就不外阴证和阳证两大类别，所以，阴阳又是八纲的总纲。任何疾病，不管其变化是怎样的复杂,它所表现的证候,也尽管是各式各样,但都有病位、性质,正邪斗争盛衰等共性问题,所以基本上都可以用八纲来概括,进行辨证。

但是用八纲来辨证,只能揭示出病位、性质、正邪斗争的盛衰等共性,还不能说明各种病证的特殊性。所以在临床辨证时,除了首先辨别八纲,抓住证候的纲领外,还必须进一步与脏腑辨证、六经辨证等各种辨证方法结合起来,这样才能分析出具体证候,从而明确诊断,做出正确的治疗措施。

例如寒证,有寒在肺、寒在胃等脏腑的不同,只有结合脏腑辨证,方能进一步辨别出是肺寒证,还是胃寒证等具体证候。

又如热证,有内伤病的脏腑热证,有外感病的六经热,或卫分、气分、营分、血分热,也只有结合脏腑辨证、六经辨证或卫气营血辨证,方能辨别出脏腑热盛,热在哪一脏,哪一腑,或是六经热盛,热在阳明,还是热在少阳,或是卫分热、气分热、营分热、血分热。

所以辨别八纲是抓证候的纲,然后再进一步结合脏腑、六经等辨证,才能制定正确的治疗措施。

二、八纲辨证及其运用

(一) 表里辨证

1. 什么叫表里辨证

在讨论表里辨证之前,首先要搞清什么是表和里,什么是表证和里证。

表与里是相对而言的,具体到人体来说,

表——体外、皮毛、肌肤等;

里——体内、脏腑、气血津液等。

表证和里证主要是辨明病变部位的深浅,也就是,

表证,即外邪侵犯人体后,邪正交争于肌表所出现的一类证候;

里证,即疾病深入于内,邪正斗争于体内而出现的一类证候。

因此,表里辨证,即辨别病变的部位,同时还意味着辨别病情的轻重和病势趋向的辨证方法。一般来说如表 6-1 所示:

表 6-1

	病变部位	病势(对外感病而言)
表证	浅,在肌表	轻
里证	深,在脏腑	重

2. 表证

(1) 形成原因

① 外感六淫之邪：六淫之邪从皮毛或口鼻侵入人体,如《素问·皮部论》曰："是故百病之始生也,必先于皮毛。""百病",这里是指很多种外感疾病,始即开始,阐述了外邪侵入,先犯皮毛而出现表证,也就是外邪袭表,正气驱邪外出,邪正交争于肌表而形成表证。

一般来说,六淫之邪所致的表证,多见于外感病的初期,在六经辨证中见于太阳病,在卫气营血辨证中见于卫分证,其具体情况将在脏腑辨证、六经辨证、卫气营血辨证中论述。

② 病邪由里出表：病位原本在里,由于正气驱邪外出,致使病邪由里出表而出现表证。如：温热病有里热、烦躁、咳逆、胸闷等症状,经适当治疗或护理,继而见斑疹、白痦,从病邪外透达表这方面来说,是里邪出表证。

里邪出表证,在临床上并不多见,一般情况是里证经治疗后,多由里而解,不再达表。

（2）特点：发病急,病程短,病位浅,病势轻,发展趋势,邪外出则病愈,邪入里则转为里证,病势加重。

（3）临床表现：发热恶寒(恶风),舌苔薄白,脉浮,兼见头身疼痛、鼻塞咳嗽等症。

（4）证候分析

发热恶寒：外邪侵袭肌表,卫阳驱邪外出,邪正交争于肌表,寒邪在表,遏抑卫阳,故恶寒;卫阳被遏,与邪抗争,则发热。所以发热恶寒必同时并见,因而前人有"有一分寒热,便有一分表证"的说法。

舌苔薄白：疾病初起,病犹在表,尚未传里,故舌苔变化不大,苔薄主表,白主寒。

脉浮：外邪袭表,正气奋起而抗邪,鼓邪外出,气血趋于表所致。

头身疼痛：邪气郁于经络,使气血运行不畅,不通则痛。

鼻塞咳嗽：肺主皮毛,鼻为肺窍,肺又主气,司呼吸,皮毛或口鼻受邪,肺气被遏,宣降失常可致。

兼证的出现根据具体情况而定。

（5）治法：辛散解表。《内经》云："其在表者,汗而发之。"

3. 里证

（1）形成原因：里证的形成一般有以下几种情况：

① 表邪入里：即表证不解,内传入里,侵犯脏腑气血所致,或病在于表,由于失治、误治等因素,使病邪内传入里,邪正交争于里而成里证。

如感冒初见发热恶寒、鼻塞、咳嗽等症为表证,由于失治、误治或病情的发展,反见高热不退、不恶寒、咯黄痰而喘、胸闷、气短、溲黄、便干、舌红苔黄、脉数等症,为里证,说明表证已经入里,形成里证。又如六经辨证中,由太阳病传为阳明的实热证;卫气营血辨证中由卫分证转为气分、营分、血分证等。

②外邪直中:"直中"即外邪直接侵犯脏腑而发生的病变,如感受寒凉而出现脘腹疼痛、呕吐、腹泻等症状,因寒邪直接伤害脾胃,使脾胃功能失调,邪正交争于脾胃而致。

③七情、劳倦、饮食等因素直接影响脏腑气血津液的正常功能,使阴阳失调所发生的内伤病,开始即见里证。

如当人生气后会引起两胁胀痛、胸闷、善太息,甚则麻木肢颤,这是因怒则伤肝,肝气郁滞,气血运行不畅所致。

又如:饮食不节,影响于脾胃,使脾失健运,胃失受纳而发生脘腹胀满,疼痛拒按,甚则呕吐、腹泻等症状。

(2)特点:里证一般来说,发病缓,病程长,病位较深。与表证相对而言,由表入里的里证,病情较表证为重。内伤病的里证,一般初起都较轻,里证的发展趋势经治疗后,除少数病例外均从里而解,不再出表。

(3)临床表现:里证的病变部位在脏腑,包括的范围较广,故其具体症状见脏腑辨证中有关章节。

(4)治法:由于里证的内容很广泛,治法也是多种多样的,应随具体情况而定,如"寒者热之"、"热者寒之"、"虚则补之"、"实则泻之"等,即为治疗里证的原则。

4. 表证与里证的鉴别

表证与里证的鉴别从以下几方面来考虑,见表6-2:

表6-2 表、里证候鉴别表

	寒热	脉象	舌苔
表证	发热恶寒同时并见	浮	薄白
里证	但热不寒,但寒不热,或无寒热	不浮	根据病情而定

5. 表证与里证的关系

疾病的发生发展是邪正不断斗争的结果,邪正在不断地斗争,疾病也在不断地变化着,从表证和里证关系来说,不是固定不变的,而是在不断的变化,互相转化的。其表现有以下几种:

(1)表里转化:即表证入里,里邪出表。

① 表证入里:原为表证,表证不解内传入里出现里证,即为表证入里。

表证入里是疾病在邪正斗争过程中,因机体抵抗能力低下,或邪气过盛,或护理不当,误治、失治等因素,使疾病由原来的表证转化为里证。

如外感初期即见发热恶寒、咳嗽、咽痛、头痛、鼻塞、苔白、脉浮等症状在失治或误治后,病情不但没有减轻,反而出现不恶寒但恶热、烦躁、口渴、咽喉红肿疼痛、咯黄痰、便干、溲黄、舌红苔黄、脉数等一派里热现象,即为里热证,此为由表证转入里证,治疗时不应再采用解表之法去治疗,而应用清里热之法来治疗,方可痊愈。

②里邪出表:某些里证在发展过程中,病邪从里透达于肌表,则为里邪出表。

如麻疹患儿疹出即隐退,而见高热咳嗽、烦躁等症之时,如加强护理,不断提高患儿的抵抗力,并用清热透疹、托毒外出等法,使疹毒外透,热退喘平,疹子再出,即为由里出表。

表证转化为里证,里邪出表,表里证候的互相转化,可测知疾病的变化和邪正斗争的消长情况。一般来说疾病由表入里,标志着邪盛正衰,疾病由轻转重,病位由浅入深;反之由里出表,为正盛邪衰的表现,标志着疾病由重转轻,病位由深转浅。但一般情况是里证在里而解,里邪出表者在临床上少见。

(2)表里同病:即病人同时出现表证和里证。

形成表里同病有以下几种情况:

①病初见表证,表证未罢又出现里证。如有发热恶寒之表证未除,又见烦热、口渴、便干、溲赤等里热证。

②原为里证,又加外感。如病人原有咳嗽、吐痰、气喘、气短等症,又见发热恶寒、鼻塞流涕等表证。

③表里证并见。如病人有发热恶寒等表证,又与饮食不节而致的胃脘胀满、不思饮食、呕吐、腹泻等里证同时并见。

以上出现的几种情况均为表里同病。在表里同病中表与里孰轻孰重,应根据具体情况而定。

表里同病又有寒热虚实的不同,具体情况在下面寒热辨证中论述。

(二)寒热辨证

1. 什么叫寒热辨证

"寒"与"热"是代表着两种相反的物理性质。在辨证中,寒热是指人体阴阳偏胜偏衰的病理反映。

"寒":为体内"阴盛"或"阳虚"而引起功能活动衰减的表现。即"阴盛则寒,阳虚则寒"。

"热":为体内"阳盛"或"阴虚"而引起功能活动亢奋的表现。即"阳盛则热,阴虚则热"。

寒证和热证是辨别疾病性质的一对纲领。

寒证:即疾病在发生发展过程中,由于功能活动衰减所出现的一类证候。

热证:即疾病在发生发展过程中,由于功能活动亢奋所出现的一类证候。

2. 寒证

（1）形成原因

① 感受寒邪:因寒为阴邪,易伤阳气,感寒伤阳则阴偏盛,阴盛即出现一系列寒象,也即"阴盛则寒"之理。

② 阳气不足则阴偏胜:如久病体虚,老年肾阳虚衰,小儿先天不足,以及后天营养失调等因素所致,也即"阳虚则寒"。

（2）特点:表寒证起病多急,病程较短,很易从阳化热,而转变为里热证。里寒证有寒邪直中脏腑与阳虚生寒的不同。前者多为"阴盛则寒",多反映了消化系统功能失职的症状;后者多为"阳虚则寒",多反映为喜热恶寒等脏腑阳气不足,功能衰退的症状。

（3）临床表现:恶寒(畏寒)喜暖,口淡不渴,面色苍白,四肢蜷卧,小便清长,大便稀溏,舌淡苔白而润滑,脉沉迟紧等。

（4）证候分析

恶寒为感受外邪之后,卫阳被遏所致;畏寒为阳气不足,不能温煦周身所致。前者属外感病,后者属内伤病。因阳气虚少而又见四肢蜷卧喜暖之症。口淡不渴是因阴寒内盛,津液未伤。因为阳虚不能温化水液,所以小便清长。运化不健,故大便稀溏。苔白主寒,润为津液未伤。阴寒凝滞,气血不能上荣,所以面色苍白。脉沉主里,迟紧主寒。

上述症状,仅是寒证之共性。不同类型寒证的个性,将在脏腑辨证中介绍。寒证的见证很多,为了帮助大家的记忆,归纳为"冷""淡""稀""润""静"这五个字。

冷:恶寒(畏寒)喜暖、喜热饮、四肢冷、腰膝冷痛等症。

淡:面色淡白、白痰、舌苔白、舌质淡、小便清长等症。

稀:痰稀、鼻涕稀、大便稀溏等症。

润:舌苔润、口不渴等症。

静:蜷卧少动、表情淡漠、脉迟沉紧等症。

（5）治法:外寒以散寒为主,内寒以温阳为主。

3. 热证

（1）形成原因

① 外感六淫之邪,郁而化热(火),即"五气化火"所致,如外感病可见到的高热、汗出、口渴饮冷等症。

189

② 七情、饮食所伤:精神刺激,情志内伤,郁而化热(火),即"五志化火"形成热证,如情志不舒,肝气郁结,郁而化火,见烦躁、易怒、胸胁胀痛、面红目赤等症状。过食或偏食膏粱厚味,饮食停滞,郁而化火,湿热内生,见口臭、纳呆、脘腹痛、大便臭秽等症。

③ 房室劳倦所伤:如房劳伤肾,肾阴不足致虚热内生,成为虚热证。证见五心烦热、盗汗、颧红、男子遗精等症。

由此可见热证有虚实之分,即:

$$外感\begin{cases}感受阳热之邪,正气未虚——实热证\\热病后期,正虚(阴虚)邪微——虚热证\end{cases}$$

$$内伤\begin{cases}阴虚不能制阳(火),虚火内生——虚火证\\内脏阳气亢奋,气郁化火——实热证\end{cases}$$

虚热证　实热证

(2) 特点:上述这些热证中,除热邪犯表的表热证外,其余都属里热证,热为阳邪,最易伤人阴液,所以热证轻则伤津耗液,重则津枯血少而引起动风、亡阴等病变。至于阴虚生热,仅是功能虚性亢奋的现象,又称"虚热"或"虚火",病程较长,多见于慢性消耗性疾患。

(3) 临床表现:发热喜凉、口渴饮冷、面红目赤、烦躁、小便短赤、大便燥结、舌红苔黄而干、脉数等。

(4) 证候分析

发热喜冷:阳热偏盛则发热喜冷。

面红目赤:阳盛则热,火性炎上所致。

口渴,小便短赤,大便干燥:热盛伤津所致。

舌红苔黄:为热邪炽盛之象。

脉数:热盛鼓动血流加速所致。

上述症状仅是热证的共性。不同类型热证的个性,将在脏腑辨证中介绍。热证的症状很多,为了帮助大家记忆,与寒证对比则可归纳为"热""赤""稠""燥""动"五个字。

热:发热、口渴饮冷、四肢热等症。

赤:面红目赤、小便赤、舌红苔黄、痰黄、黄鼻涕等症。

稠:稠痰、鼻涕稠等症。

燥:口渴、唇干、舌干、大便干燥等症。

动:神情烦躁、脉动数等症。

(5) 治法:实热证,清热泻火;虚热证,养阴清热。

4. 寒证与热证的鉴别

寒证与热证的鉴别应从以下几方面来考虑,见表6-3。

表6-3　寒热证鉴别表

	寒热	口渴	面色	二便	舌苔	脉象
寒证	恶(畏)寒	不渴	白	小便清,大便溏	舌淡,苔白	迟
热证	恶热	口渴	红	小便黄,大便燥	舌红,苔黄	数

5. 寒证与热证的关系

前面已讲过,疾病的形成是由体内阴阳偏胜偏衰的结果,而阴阳的盛衰在体内是错综复杂的,其表现有以下几种:

（1）寒热错杂:同时有寒证和热证,即为寒热错杂。

1）上热下寒:热在于上,而寒在于下,为上热下寒。如上见口渴喜冷饮、口臭、牙龈肿痛的胃热证,又下见腹痛喜热,大便溏泻等下寒证,为胃热肠寒的上热下寒证。

2）上寒下热:寒在于上,热在于下,为上寒下热证。如素有胃脘痛,呕吐清涎之上寒证,又见小便短赤、尿频、尿痛之下热证,为胃中有寒,膀胱有热的上寒下热证。

3）表寒里热:即寒在于表,热在于里。如:

① 素有内热,又感风寒,如外感寒邪,既见恶寒发热、无汗、喘息等表寒证,又见里有郁热的烦躁,为表寒里热证(即大青龙汤证)。

② 外邪入里化热而表寒未解者,如病初起见脉浮、头项疼痛、发热轻、恶寒重之外感证,表邪入里化热之时,恶寒仍在,发热由轻转重,又见口渴、烦躁等里热证,为表寒里热证。

4）表热里寒:即热在于表,寒在于里。常见于素有里寒又感风热之邪,或有表热证因过服寒冷药后,而致脾胃受伤所形成。

① 外见发热恶风、咯黄痰、鼻塞流浊涕等外感风热证,因过服寒凉药后损伤脾胃,又见胃脘冷痛、纳呆、口淡不渴、口泛清水等内寒现象,为表热里寒证。

② 素有怕冷、口淡不渴等里寒证;又见发热微恶寒、咽喉肿痛等表热证,为表热里寒证。

（2）寒热转化:指由寒证转化为热证,或热证转化为寒证。

1）寒转化为热:即先见寒证,后出现热证而寒证消失。如原有发热恶寒、头痛、鼻塞流清涕、脉浮紧等表寒证,由于病者素体阳盛,寒邪从阳化热入里,则恶寒之表证消失,而见发热恶热、口渴、舌苔转黄等热证。上例是由寒转化为热,亦是表寒证转化为里热证,既是寒热转化,又是表里转化。

2）热转化为寒:即先见热证,后出现寒证而热证消失。这种情况标志着病情恶化,常见于素体阳虚或邪气过盛,正不胜邪。如原有高热,由于大汗后

191

气随汗泄,或湿热腹泻不止,气随津脱,可见面色苍白、舌淡、汗出肢冷、脉沉伏等寒象。

（3）寒热真假:"真"是疾病的本质,"假"是疾病的现象。疾病的现象与病变的本质不一致而出现假象,这种假象常表现于外,而真象常隐藏于内,形成寒热真假证。

真寒假热即寒证极重而出现假热;真热假寒即热证极重而出现假寒象,这种现象多在病危时出现,分述如下。

1）真热假寒（热极似寒）:即内真热外假寒。

临床表现:四肢厥冷、脉沉等好似寒证,但手足冷而身热,不恶寒反恶热,脉虽沉而数有力,并见口渴、烦躁喜冷饮、舌红苔黄、小便短赤、大便干燥等一派热象。这种手足冷、脉沉为假寒象,这是因为内热过盛,阳气闭郁,不能外达于表所致。所以热为疾病的本质,而所见的寒象为疾病的假象。即阳盛于内,拒阴于外,又称"阳盛格阴"、"阳极似阳"、"阳厥"、"热厥"。

2）真寒假热（寒极似热）:即内真寒外假热。

临床表现:身热、口渴、面红、脉大好像是热证,但仔细观察身热反欲近衣,口渴而喜热饮,脉大而按之无力,同时还有肢冷、溲清、便溏、舌淡苔白等一派寒象。此为阴盛于内,格阳于外,寒热格拒而致。正如《伤寒论》第11条说:"病人身大热,反欲得近衣者,热在皮肤,寒在骨髓也。"

3）寒热真假的鉴别:假象是疾病的现象,真象是疾病的本质,在辨证时必须透过现象看本质,不要被假象所迷惑,故辨别寒热真假在辨证中是有其重要意义的,可从以下两方面来考虑。

① 假象的出现,多在四肢、皮毛或面色等方面,而脏腑、气血、津液方面的表现,才是疾病的本质,脉象、舌象等为诊断、鉴别的关键。

② 假象终究与真相不同,例如:

面红:假热的面红仅在颧颊上,颜色浅红娇嫩,如浮在皮表,时隐时现;真热的面红是满面通红。

肢冷:假寒是胸腹部大热,或周身寒冷而反不欲近衣被;真寒则见身蜷卧,欲得衣被。

上述这些症状,如果认真细致观察和询问,当不难区别。

6. 寒热与表里的关系

寒热与表里的关系,除上面所谈的表寒里热,或表热里寒证外,还有以下几种形式:

（1）表寒证:即寒邪侵犯体表而出现的证候,多见于外感病的初期。如见发热轻恶寒重、无汗、头身痛、苔薄白、脉浮紧等症状,为风寒之邪侵入肌表,邪正交争于体表所见的症状,故为表寒证。

（2）表热证:即风热之邪侵犯体表所出现的证候,多见于温热病的初期。如风热之邪侵入体表,出现发热重,恶寒轻,或微恶风寒,口微渴,有汗,舌边尖红,脉浮数等症状,为风热之邪侵入肌表,邪正交争于肌表所出现的热象为表热证。

表寒证与表热证的鉴别见表6-4。

表6-4　表寒证与表热证鉴别表

	寒热	口渴	汗	舌苔	脉象
表寒证	恶寒重,发热轻	口不渴	无汗	舌淡苔白	浮紧
表热证	发热重,恶寒轻	口微渴	有汗	舌边尖红苔薄黄	浮数

（3）里寒证:有实寒、虚寒的不同。

实寒证:多由寒邪直中内脏或过食生冷所引起。如寒食停结的腹胀满而痛,便秘。

虚寒证:即人体功能活动衰减的"阳虚则寒"证。

里寒证的临床表现:形寒肢冷,面色苍白,口不渴,喜热饮,尿清长,腹冷痛。实寒证则兼见便秘,吐泻清稀,舌淡苔白腻,脉沉迟有力;虚寒证可兼见便溏,舌淡苔白,脉弱无力。

（4）里热证:也有实热、虚热的不同。

实热证:多由六气化火或五志化火所致。临床表现为面红身热,口燥渴,喜饮凉水,烦躁多言,尿黄赤,大便干或便结不通,舌红苔黄,脉洪数。

虚热证:即"阴虚则热"证。

这里讲的里寒、里热证的临床表现,仅是代表性症状,因为里证是病在脏腑、气血,所以具体证候,外感病则在阳明、少阳证中讲述,或气分、营分、血分证中讲述;内伤杂病则在脏腑辨证中讲述。

（三）虚实辨证

1. 什么叫虚实辨证

"虚"与"实"在辨证中,是指人体正邪斗争过程中正邪互为消长的病理反映。一般地说,虚,指正气而言,实,指邪气而言,如《素问·通评虚实论》:"邪气盛则实,精气夺则虚。"

虚,即指正气不足,是以正气虚损为主要矛盾的一种病理反映。

实,即指邪气亢盛,是以邪气盛为主要矛盾的一种病理反映。

所以说,虚实是辨别人体正气和邪气盛衰的一对纲领。所谓虚证,即疾病在发生发展过程中由于正气亏少,抗病能力不足所出现的机体功能衰退的

193

一些证候。所谓实证，即疾病在发生发展过程中，因邪气盛而正气未衰，邪正斗争剧烈所出现的功能亢奋的一些证候。

虚实辨证：即辨别人体正气强弱和邪气消长情况的一种辨证方法。

由于在疾病过程中，正和邪的胜衰长消是较复杂的，所以还会出现虚实夹杂的证候。为了便于理解，列如图 6-1 所示。

正邪斗争 {
①邪气盛，正气不衰，正邪斗争剧烈，功能亢奋 } 实证
②脏腑功能失调，代谢障碍，痰、水、瘀血有形之邪停留
③正气虚，邪气亦不盛 } 功能活动力衰退——虚证
④正气因各种原因而亏损
⑤邪气盛而正气虚 } 虚实夹杂证
⑥正气虚而有形之邪停留

图 6-1

2. 虚证

（1）形成原因

1）先天不足：因父母素体虚弱，因而禀赋不足。

2）后天因素

① 外感病邪过盛，耗伤正气，多见于急性热病发展过程中的后期，或病后正气未恢复。

② 久病或失治、误治后耗伤正气，多见于各种慢性疾病中。

③ 老年体衰脏腑功能低下，或房劳过度耗伤肾精。

④ 饮食失调、过劳、生育过多、产后失养，及各种原因引起的出血。

上述各种原因中，以后天因素形成虚证者为多见。

（2）特点：一般来说，见于外感病的虚证，病程较短，如治疗不当，多引起亡阴、亡阳，预后较差；见于内伤病的虚证，多属慢性疾患，病程拖延较长，时好时坏，常见带病延年。

（3）临床表现：疲倦无力、消瘦、懒言、精神萎靡、面色白、舌质淡，小便频数或失禁，大便滑脱，脉沉迟无力等症状。

（4）证候分析

疲倦无力，懒言，精神萎靡，消瘦，因正气不足，脏腑功能活动减弱，即出现的一些衰弱无力的症状。

面色白，舌质淡，为正气不足，气血虚弱，不能充盈于血脉所致。

小便频数或失禁，大便滑脱，属正气不足，气虚不能固摄的表现。

脉沉迟无力，是阳气虚鼓动血液无力的表现。

（5）治法：补虚扶正（"虚则补之"）。

3. 实证

（1）形成原因：实证的形成有以下三种情况：

① 外邪侵袭，邪盛正气未衰，正邪斗争剧烈，一般外感病，只要正气不衰的，都属于实证。例如：急性热病，见不恶寒、发高热、大汗出、口大渴、脉洪大等阳明里热证；高热、口渴、腹痛拒按、大便秘结不通的胃肠实热证。

② 精神因素，饮食不节，如情志抑郁所引起的胸胁胀痛、急躁易怒的肝郁气滞证，饮食停滞所致的脘腹胀痛、呕吐酸臭的伤食证等。

③ 内脏功能失调，形成痰饮、水湿、瘀血、宿食等停留于体内，如见咳嗽、胸闷、气喘、腹水等症。

（2）特点：外邪侵袭、精神因素、饮食不节等所形成的实证，发病多急，如果邪气过盛，或治疗不当，病延过久，每多耗伤正气，转变为虚证，或虚中夹实的证候。

病理产物如瘀血、痰饮、水湿停留体内所形成的实证，如果是由于脏腑功能衰弱所引起的，多为虚中夹实的证候，治疗关键在于恢复正气，调整脏腑的功能，这是治本之法。如果治标而没有治本，正气没有恢复，病程拖延日期较久，常易反复发作。

（3）临床表现：呼吸气粗，烦躁，胸胁脘腹胀满，疼痛拒按，小便赤，大便秘结，舌苔燥或腻，脉沉实有力等症。

（4）证候分析

邪气盛，阻碍气血之运行，不通则痛，因气机阻滞而疼痛拒按，按之则疼痛更甚。

邪闭于里，正邪斗争，阳气郁闭而见烦躁。

肝经之脉布胸胁，邪气入侵则胸胁胀满。

小便赤、大便秘结，为内热过盛所致。

苔燥为热盛伤津，苔腻为脾虚运化失职，而痰饮水湿，宿食积滞。

脉沉实有力，为实证之脉象。

（5）治法：泻实祛邪（"实则泻之"）。

4. 虚实证的鉴别

虚证与实证的鉴别见表6-5所示。

表6-5　虚证与实证鉴别表

	声音	痛处	舌质	脉象
虚证	声低,息短	喜按	色淡胖嫩	虚无力
实证	声高,息涌	拒按	色深而苍老	实有力

5. 虚证与实证的关系

虚证和实证虽有正气虚和邪气盛的本质区别,而正与邪的关系是相互联系,相互影响的。其表现有以下几种:

(1) 虚实夹杂:同时出现虚证和实证即为虚实夹杂证,又称虚实错杂证,多见于慢性疾病,其中实中夹虚以实证为主,虚中夹实以虚证为主,亦有虚实并重的。

如肾不纳气的喘息病人,上见痰浊阻肺,咳吐大量痰涎的实证,下见肾阳虚引起的畏寒、肢冷、吸气困难、动则喘甚等症状,此谓上盛下虚的虚实夹杂证。

又如臌胀病人,腹部膨隆,青筋暴露,二便不利,呈一派实象,但形体消瘦,饮食减少,气短乏力,脉象弦细,又伴有一派虚象,这也是虚实夹杂的证候。

此外如心肾阳虚所形成的水肿,脾肺气虚所形成的痰浊阻肺等,都属虚实夹杂的证候。

(2) 实证转虚:病本为实,多因失治、误治等因素,使病程延长,耗伤正气,渐渐转为虚证,为实证转虚,标志着病情恶化。治疗时应用补法。

(3) 因虚致实:本为虚证,因虚而影响气血运行,导致运化失常,大便不通,或津液输布失常,水液停蓄而产生实邪,为因虚致实,标志着疾病恶化。治疗应以补虚为主,通便或利水为辅。

(4) 虚实真假:虚证和实证也有真假似疑之分,辨证时要从错综复杂的证候中,辨认出哪些症状只是疾病的假象,哪些症状才是疾病的本质,以弃假求真,为治疗疾病提供正确的依据。

虚实真假与虚实错杂证绝不相同,所谓真假仅是疑似之证,有以下两种情况:

① 真实假虚:即本为实证又出现一些虚证的假象,又称"大实有羸状",常是邪实壅盛,阻碍气血运行,经络闭阻,气血不能外达所致。如热结肠胃或痰饮壅滞的里实证,外见精神默默、身寒肢冷、脉沉伏或迟涩等证,如仔细观察尚有声高气粗,脉虽沉迟,但按之有力,舌质苍老,舌苔黄厚,说明内在痰食热结的真正本质,治疗时应以祛邪为主。

② 真虚假实:即本为虚证又出现一些实证假象,又称"至虚有盛候"。

如面色苍白、气短、乏力,又见腹胀满疼痛、脉弦等假实证,若仔细观察可知腹虽胀满,但时胀时消,腹虽痛而喜按,脉虽弦而按之无力,此外尚见舌淡胖嫩等虚象。说明系正气不足,脏腑功能失调所致,治疗应以补虚为主。

③ 虚实真假的鉴别:见表6-6。

196

表6-6 虚实真假鉴别表

	体质	病程	舌质	脉象
真实假虚	强	新病	苍老	浮或沉而有力
真虚假实	弱	久病	胖嫩	浮或沉而无力

6. 虚实与表里寒热的关系

（1）表虚、表实证：其病变部位在于体表，以阳气的盛衰而定。

① 表虚证：证见发热恶风、汗出、脉浮缓等症状。因外邪侵袭肌表，风热阳邪，腠理开张而汗出。

② 表实证：证见发热、恶寒、无汗、脉浮紧等症状。因寒邪束表，汗孔固密而无汗。

由此可见，表证的虚、实是因病邪的性质和体表卫气的虚实而定，而临床常以有汗为表虚、无汗为表实来区别此二者。然而表虚证，仅为在表的卫气不足，而治疗仍用解表祛邪法。因此，表虚证，实际仍属于实证的范畴，与气虚外感不同。气虚外感属虚中夹实证。

（2）虚寒、实寒证

① 虚寒证：也叫阳虚证，如《素问·调经论》曰："阳虚则寒"。因阳气虚，寒自内生，即机体功能衰减的表现。常因先天不足、后天营养失调，以及长期慢性疾病等因素所致。证见形寒肢冷、神疲乏力、少气懒言、蜷卧嗜睡、尿清便溏、面白、舌淡、脉微无力等。这些症状仅是阳虚证的共性，不同脏腑阳虚证的个性，将在脏腑辨证中论述。

阳虚证发展到一定程度，可转化为亡阳证，其突出的症状是大汗、四肢厥冷、脉微欲绝，因为阴不敛阳，阳气外越而亡失，所以大汗淋漓，汗质清稀而凉，同时并见肌肤凉、手足冷、畏寒蜷卧、精神疲乏虚衰等症，由于阴阳是互根的，亡阳的同时也会影响到阴液的一方面，引起亡阴证候。

② 实寒证：已于寒热辨证的里寒证中做过论述。

（3）虚热、实热证

① 虚热证：也叫阴虚证。"阴虚则内热"，因精液亏损，阴不制阳而见虚热证候。除先天不足外，常因误治伤阴，或见于温热病后期，阴液亏耗而致。证见形体消瘦、咽干颧红、五心烦热、潮热盗汗、舌红、脉细数等。这些症状仅是阴虚证的共性，不同脏腑的阴虚证的个性，将在脏腑辨证中论述。

阴虚证发展到一定程度可转化为亡阴证，其突出的表现是出汗，脉细数无力，口咽干燥，因为阴虚则热，阴液不能固摄而外脱，所以汗出热而黏，脉细数无力，同时并见肌肤热、手足温、口渴喜饮等症状，阴液外脱常伴随阳气的外越而同时出现,临床难于截然分开。

② 实热证:即寒热辨证中的里热证。

(四) 阴阳辨证

1. 阴阳是八纲的总纲

阴阳是代表一事物互相对立双方的不同属性,在人体生理变化中,阴阳是辨别疾病性质的总纲,《素问·阴阳应象大论》说:"善诊者,察色按脉,先别阴阳"。《笔花医镜》:"凡人之病,不外乎阴阳,而阴阳之分,总不离表里虚实寒热六字尽之。夫里为阴,表为阳,虚为阴,实为阳,寒为阴,热为阳",这均说明阴阳又为八纲辨证中之总纲。

即:阴——里、虚、寒

　　阳——表、实、热

2. 什么叫阴证、阳证

阴证:即里证、虚证、寒证。

阳证:即表证、实证、热证。

　　　　　　　　　　阳证　阴证

按部位来说:　　　　表　　里

按"邪正"来说:　　　实　　虚

按"性质"来说:　　　热　　寒

临床上表、里、虚、实、寒、热证候往往是错杂出现的,如果用阴证和阳证来概括,就会出现阴阳中又有阴阳的情况,凡是表证都属阳证,里证中的热证、实证属阳证,里证中的虚、寒证则属阴证。为了便于理解,如图 6-2 所示。

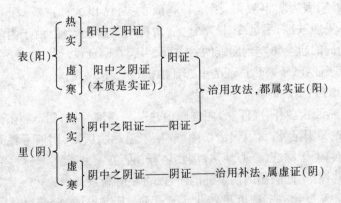

图 6-2

此外,阴阳除了在八纲中作为总纲外,在生理上又概括了营养物质和功能活动两方面。因此,如果营养物质或功能活动不足,就可以出现物质亏损的阴虚证和功能衰退的阳虚证,阴虚证或阳虚证如果发展到一定程度,还会出现亡阴证和亡阳证。

阴虚、阳虚或亡阴、亡阳都是具体证候,它与作为二纲的阴证、阳证概念是不同的,已在上节中介绍,如果用阴阳二纲来归纳,由于它们都属虚证,所以都属于阴证的范畴。

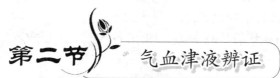

第二节　气血津液辨证

气、血、津液既是脏腑功能活动的物质基础,又是脏腑功能活动的产物,它的生成与代谢都是通过脏腑功能活动来实现的,如果气、血、津液发生了病变,也就必然会影响脏腑的功能,反之,脏腑的功能发生了病变,同样也会影响气、血、津液。因此,气、血、津液与脏腑在生理上是密切联系,病理上是相互影响的。

由此可知,气、血、津液的病变是不能离开脏腑的,或者说气血津液病变就是脏腑病变中的一部分,因此气血津液辨证概括了脏腑病变中气血津液失常的某些共同的病理特征,如心气虚、肺气虚、脾气虚、胃气虚、肾气虚等,都具有"气虚"的共同特征;心血虚、肝血虚等,都具有"血虚"的共同特征,故实际上,气血津液辨证属于脏腑辨证的范畴。通过学习气血津液辨证,掌握了气血津液失常的许多病理特征,就为进一步学习脏腑辨证打下了基础。

一、气病的辨证

气既是构成人体的一种精微物质,又是生命活动的动力。它在体内无处不有,而且是在不断地运动着。气的盛衰和气的运行关系到人体的健康与疾病。因此,气的病变也就主要表现为盛衰和运行这两方面的失常。气病的证候归纳起来,可以概括为气虚、气陷、气滞、气逆四种主要类型。

(一) 气虚证

在生理上,气的存在,是通过脏腑组织的功能而体现出来的,一旦气有不足,必然会出现全身或某一脏器的功能减退。因此,气虚证是指全身或某一脏腑功能衰退的病理现象,常见于某些慢性病患者、年老体弱者和急性病的恢复期。

病因:主要有如下几种原因。①过度耗损,如过劳(包括脑力劳动、体力劳动),"劳则气耗",久病亏损,或病后失养,或大吐大泻、大汗、失血等原因耗气。②生化不足,是指脾胃运化无力。③先天禀赋不足,后天失于调养。

临床表现:倦怠自汗,少气懒言,语声低微,舌淡少苔,脉虚无力。

证候分析:气虚虽与先天不足有关,但主要是与后天之气不足所致,因此,上述气虚证的症状,主要为宗气和卫气不足的反映。

宗气出于喉咙而司呼吸,宗气不足,故见少气懒言,语声低微,宗气贯心脉而布达全身,宗气不足,可见倦怠无力;卫气不足则肌表不固,而自汗;气为血帅,气虚则血行无力,血脉不充,故舌淡、脉虚无力。

以上只是气虚证的共有症状,但由于各脏腑之生理病理特征不同,所表现的气虚又有它各自的特点。略述如下:

$$少气懒言,语声低微,倦怠\atop 自汗,舌淡苔少,脉虚无力 + \begin{cases} 咳喘无力,动则更甚——肺气虚 \\ 心悸怔忡,面白——心气虚 \\ 纳呆,腹胀,便溏——脾气虚 \\ 腰膝酸软,耳鸣,小便失禁, \\ 　或阳痿,滑泄——肾气虚 \end{cases}$$

治法:补气。

方例:四君子汤或参苓白术散等。

(二) 气陷证

是气虚病变的另一种表现,属于气虚证的范畴,其形成的原因同气虚证。

临床表现:除上述气虚证外,并有腹部坠胀、脱肛、子宫下垂及内脏下垂等,即以中气下陷,升举无力为其特征。

证候分析:气陷证是以脾气亏虚为主的病变,因脾气主升,脾气之升不仅能够升散精微,同时,还可以维持内脏的正常位置。因此,脾虚不升,而气反下陷者,可致腹部坠胀、脱肛、子宫脱垂及内脏下垂等。

治法:益气升提。

方例:补中益气汤。

(三) 气滞证

气滞,有时亦称气郁或气结,是指人体某一部分或某一脏腑气机运行障碍,以致壅滞郁结的病变。

人体气机的运行,依赖于每个脏腑功能的密切配合,如肝气的疏泄条达,肺气的宣降,脾胃的升降,以及经气的运行,腑的通降等,由于各脏腑组织功能的合作,从而保证了人体气机的运行流畅,如果某一部分或某一脏腑发生了病变,而气的运行障碍,则可导致气滞证。

病因:不同的病因,常影响于不同的脏腑。①精神刺激,情志不畅,常致肝气郁结。②饮食失调,常致脾、胃、肠的气机阻滞。③感受外邪或痰饮阻

200

滞,常致肺气壅滞。④此外,外伤(如跌仆闪挫)常致某一局部气机运行障碍。

临床表现:胀满,疼痛(特点:胀甚于痛,疼痛时轻时重,走窜不定,具有攻痛、窜痛之性质,且因嗳气、矢气等暂时减轻,而精神因素可致疼、胀加重)。

证候分析:气机壅滞,郁结不行则胀满,气机运行不畅,不通则痛,因其为气滞,重点在气机流行不畅,故其特点为胀甚于痛。同时,气滞并非有形之邪的积滞,具有聚散无常之特征,故其窜、胀时轻时重,而且走窜不定,痛无定处。

由于引起气滞的病因不同和病变的部位不同,又常具有各自不同的证候特点。如:肝郁气滞,常因于情志失常,其痛胀主在胸胁,并具有喜叹息、郁闷不舒、月经不调等症;肺气壅滞,常因于外感或痰饮阻肺,其痛胀在胸,并有咳嗽、喘促等症;胃肠气滞,常因于饮食失调,其痛胀在腹,并有嗳气频作或呕吐、便秘等症;外伤则局部痛胀,功能障碍。

治法:行气。

方例:一般用行气解郁之五磨饮子或金铃子散等,临床还要根据每个脏腑气滞病变特点而采用不同的药物治疗,详见脏腑辨证。

(四)气逆证

气逆是指气机升降失常,气往上逆的病变。生理上肺胃之气以降为顺,若不得和降则上逆为患,而出现气逆的病证。此外,肝气主升发,若肝气升发太过而失条达之性,也将出现气逆的病变,故气逆证多与此三者有关。同时,气逆经常与气滞证并见,常常是气滞证的表现之一。

病因:导致肺、胃、肝气上逆之病因各不尽同。①感受外邪,或痰浊阻肺,常致肺失肃降,肺气上逆。②寒饮停胃,或痰食阻滞,常致胃失和降,胃气上逆。③精神因素(如郁怒等)或肝阴不足,肝阳上亢,常致肝失条达而气逆于上。

临床表现:肺气上逆,宣降失职,气道不利——咳嗽喘息。胃气上逆,不得和降——呃逆、嗳气、恶心呕吐等。肝气上逆,气血逆乱——头痛、眩晕、昏厥、呕血等。

治法:降气止逆。

方例:肺气上逆者,用苏子降气汤;胃气上逆者,用旋覆代赭汤;肝气上逆,习惯上称为肝阳上亢,详见脏腑辨证。

二、血病辨证

血液流行于血脉之中,运布全身,内而五脏六腑,外而肌肉筋骨,对全身各脏器组织起着营养和滋润作用。血液的病变也主要是表现在血的不足(血虚)和血的运行障碍(血瘀)两个方面。

（一）血虚证

血虚证是指血液不足,脏腑组织失养所出现的证候(还包括血液并不少,因质量的减退而表现出血虚症状)。

病因:①因吐、衄、便血、产后、月经过多,外伤等而失血过多。②脾胃虚弱,生化不足。③劳心或久病等精血被耗。④瘀血阻滞,新血不生。

临床表现:头晕眼花,面色淡白无华或萎黄,唇色淡白,舌淡,脉细,或见心悸失眠、手足发麻等,妇女可见月经量少,甚或闭经等。

证候分析:血虚不能奉养清窍,故头晕眼花;面、唇失荣,故淡白无华或面色萎黄;血少而脉道不充,故舌淡脉细;血海空虚,故月经量少或闭经;肢体失养,故手足发麻;血不养心,见心悸失眠等。

由于心主血,肝藏血,血虚证多与心、肝二脏密切相关,但心、肝血虚又有其各自不同的特征。试述如下:

血虚证共有证候 + $\begin{cases} 心悸失眠,多梦,易惊,健忘——心血虚 \\ 两目干涩,视物模糊,甚或夜盲,手足麻木 \\ 或震颤,或见爪甲干枯等——肝血虚 \end{cases}$

此外,由于脾为气血生化之源,血虚证又常与脾气虚同时并见,其特点是既具有血虚证的证候,又有脾气虚的表现(如食少纳呆,四肢倦怠,食后腹胀,大便稀溏等)。

治法:补血。

方例:四物汤或当归补血汤,兼脾气虚者可用归脾汤或八珍汤之类益气补血。

（二）血瘀证

血瘀证是指全身血液运行不畅或局部血液瘀滞所出现的证候。

病因:①气虚运血无力。②气滞而血行不畅。③寒凝而致血液凝滞不通。④外伤而致局部瘀血。

临床表现:局部刺痛,痛处不移,肿块,出血色黯或夹有血块,舌有瘀点或瘀斑,或皮下紫斑,脉沉涩,甚至肌肤甲错,还可见面、唇、舌、指甲青紫。

证候分析:瘀血阻滞,气血不通,瘀积则为肿块。血行瘀滞,不通则痛,而且此为有形之血积滞,故多为痛处不移,痛如针刺。瘀血阻滞脉络,血流不通而溢于脉外,故出血,其色紫黯或夹有血块。久瘀不消,阻遏营气运行,以致新血不生,肌肤失养,故可见肌肤甲错。余如舌有瘀点,瘀斑,脉沉涩及面、唇、舌、指甲青紫等,皆为血行瘀阻之候。

由于瘀血所在部位不同,其临床表现也有所不同,如:

瘀阻在心,可见胸闷心痛、口唇青紫等。

瘀阻在肺,可见胸痛咳血等。

瘀阻在肠胃,可见呕血、便血等。

瘀阻在胁肋,可见胁痛、痞块(肝脾肿大)等。

瘀阻在胞宫,可见少腹疼痛,痛经,经色紫黑有块,经闭,或月经量多等。

瘀阻在肢体某一局部,主要表现在局部肿痛,或青紫等。

治法:活血化瘀。

方例:桃红四物汤。

血瘀证虽然由于瘀血所在部位不同,各有其不同的表现,但临床上血瘀证还有虚实寒热性质之不同。

1. 血瘀兼气虚证

病因:多因气虚运血无力,致使血行瘀滞。

临床表现:血瘀证的症状加气虚证的症状,但不必悉具。

治法:补气行血。

方例:补阳还五汤。

2. 血瘀兼血虚证

病因:①瘀血阻滞,新血不生而致血虚。②本有血虚,又因其他原因而致血瘀。③各种出血证之后,离经之血积滞于体内。

临床表现:血瘀证的症状加血虚证的症状。

治法:养血活血。

方例:桃红四物汤。

3. 寒客血脉证

病因:寒邪客于血脉之中,寒凝而致血液涩而不行。

临床表现:疼痛喜温,得暖痛减,形寒肢冷,舌质黯淡或青紫,舌苔白润,脉沉迟而涩,即寒证的症状,血瘀证的症状,如果妇女经产期间感受了寒邪,寒邪入于血脉之中,以致宫寒血瘀者,还可见小腹冷痛,月经后期,月经黯淡而有瘀块等。

治法:温经活血。

方例:当归四逆汤。

4. 血热搏结证

本证关键就在于血与热相搏而瘀,其原因或是素有瘀血内停,加之感受热邪,入里与血相搏,或瘀血日久,郁而化热等,致使血热裹结。

临床表现:热证的症状加血瘀证的症状。但根据血热搏结的部位不同,临床表现亦有区别。如:

血热搏结于肠胃,则腹胀疼痛拒按,大便干,色黑易解。

血热搏结于下焦，则小腹急结，小便自利，其人如狂，甚则发狂。

若妇女月经期间，感受了外邪，热入血室，以致热邪与血相搏结，可见小腹硬满，寒热如疟，入夜谵语，月经中断等。

此外，血热搏结，热灼血枯，还可见骨蒸劳热，肌肤甲错，皮起白屑，妇女闭经等。

治法：泻热破瘀，散结消肿。

方例：一般用桃核承气汤、抵当汤或大黄牡丹皮汤。热入血室者，小柴胡汤加桃仁、红花等。热灼血枯者，用大黄䗪虫丸。

此证在《伤寒论》、《金匮要略》中有详述，这里只做一般介绍。

总之辨别血瘀证不仅要注意瘀血所生之部位，而且还要注意其寒热虚实性质之不同，才能准确地提供治疗的依据。

（三）血热证

指邪热侵犯血分所出现的证候，多见于外感热病。

病因：①外感六淫之邪，化热入里，而侵犯血分。②五志化火，火热入血，如肝郁化火等。

临床表现：心烦，或躁扰发狂，身热夜甚，脉细数，舌红绛，或见各种出血证（呕、咯、衄、便、尿血，及妇女月经先期量多等）。

证候分析：血热炽盛，扰乱心神，故心烦，甚则躁狂。邪热入血，血属阴，故身热夜甚。热迫血行加速，故月经先期，脉细数。血络受伤，迫血妄行，故见诸出血证。

治法：清热凉血。

方例：清营汤。若出血者，须酌加凉血止血之品，如白茅根、小蓟、地榆、紫草之类。

至于五志化火，火热入血的血热证，多见于内伤杂病。具体证治，可见脏腑辨证。

三、气血同病的辨证

气与血生理上相互依存，病理上相互影响。主要表现如下：气虚生化无力，血必因之而虚少，气衰无以推动，血必因之而瘀滞；气虚而失统摄，血常因之而外溢。血虚无以载气，则气必随血虚而衰，血脱而气无所依附，则气将涣散不收而暴脱等。

常见的气血同病的证候有如下四种：

（一）气滞血瘀证

"气行则血行，气滞则血滞"，气滞血瘀证指气机郁滞不行而致血瘀的证候。

病因：血瘀证常由气滞所导致，而导致气滞的原因颇多（前已述，主要与情志所伤，肝气失于条达有关），同时血瘀形成之后，又将进一步阻碍气机的运行，气滞加剧。故此气滞与血瘀往往同时存在，尤其是外伤之后。

临床表现：气滞证的症状加血瘀证的症状，以肝气郁滞，血液瘀阻为例，不可拘泥。

治法：行气活血。

方例：须行气兼与活血药同用，并根据气滞与血瘀轻重的不同，而权衡药物的使用。

肝郁血瘀者，可用逍遥散加桃仁、红花、苏木、三棱、莪术等活血破瘀之品。

（二）气血两虚证

指气虚、血虚二证并见，因气能生血、运血，血能载气，故气虚与血虚常是同时并见。

病因：气虚生血不足，气虚及血，或血虚无以载气，或气随血脱，血虚及气。

临床表现：气虚证的症状加血虚证的症状，由于脾为气血生化之源，故临床上气血两虚证之气虚，尤多见脾气虚。

治法：气血双补，重在补气，因气能生血。

方例：八珍汤、当归补血汤、归脾汤之类。

（三）气虚失血证

指气虚而见出血的证候，因脾主统血，故此证多与脾虚有关。

临床表现：出血症状（如咳、衄、便血等主要指慢性少量的出血）加气虚证的症状。

治法：补气摄血。

方例：归脾汤。

（四）气随血脱证

指由于大量出血而气随之暴脱的证候，较危重。

病因：因血液大量丧失（如外伤、产后、崩漏等大量出血）后气无所依附，随之而脱。

临床表现：大量出血的同时突然出现面色苍白，四肢厥冷，大汗淋漓，甚至晕厥，脉微细或芤等。

证候分析：阳气暴脱，肌表失固，故大汗淋漓，阳气不达四末，故四肢厥冷，气血不能上荣头目，故晕厥，血脉失充，鼓动无力，故见脉微细或芤。

治法：急以补气固脱。

方例：独参汤或参附汤。

四、津液病的辨证

津液是体内各种正常水液的总称,为人体生命活动不可缺少的物质基础。它的病变可以概括为津液不足与水液停滞两大类。

(一) 津液不足

病因:①过度耗损,如过汗、失血、呕泻、多尿及燥热之邪灼伤等。②生化障碍,主要为肺脾肾三脏功能失调所致。

临床表现:口干咽燥,唇焦齿枯,皮肤干燥,甚则干瘪无弹性,小便短少,大便秘结,舌干少津,脉多细数。

证候分析:以上症状,皆为津液亏耗,失其濡润之功所致,由于导致津液不足的原因有如上数种,因此其临床表现常伴有其他症状,如肺、脾、肾三脏功能失调的症状,热邪伤阴之发热等,将于其他章节分别介绍。

治法:增补津液。

方例:增液汤、沙参麦门冬汤等。

(二) 水液停滞

水液停滞主要表现为痰、饮、水肿等,多与肺(通调水道)、脾(运化水湿)、肾(气化蒸腾)三脏功能失常有关。关于水肿,将在脏腑辨证中讲述,这里仅介绍常见的痰证与饮证。

痰与饮都是由于脏腑功能失调,以致水饮停滞而生,二者并不可截然分割,且常常是"痰饮"相提并论。但是临床上常根据其证候特点的不同,以及痰饮停留的部位有异而加以区分。因此,为便于学习掌握,这里也分别加以介绍。

1. 常见痰证

(1) 风痰:指痰盛而风动的病证,亦即痰证并见风证。

病因:①阴虚阳亢,风阳内动。②恣食肥甘厚味,以致痰涎内盛。

临床表现:头晕目眩,喉中痰鸣,突然仆倒,口眼㖞斜,舌强不语,四肢麻木,甚则偏瘫等。

证候分析:为高血压中风的常见证候,风痰上扰,清窍不利,故头晕目眩,喉中痰鸣,甚则突然仆倒;风痰阻络,经气不利,则肢麻偏瘫,口眼㖞斜,舌强不语等。

治法:祛风豁痰。

方例:大秦艽汤。

(2) 热痰:指痰热互结,或痰盛并见热证。

病因:①外感热邪或体内阳热亢盛,以致熬津成痰。②痰饮内停,日久化热。

临床表现:咳痰黄稠,烦热,喉痹,或发癫狂,舌苔黄腻,脉滑数。

证候分析:痰热交结,故咳痰色黄而质稠,痰热内扰则心中烦热,痰热互结,壅塞咽喉气机,故喉痹。甚至痰热上扰心神而发癫狂。舌苔黄腻,脉滑数,皆为痰热内盛之象。

治法:泻热豁痰。

方例:清气化痰丸,礞石滚痰丸。

(3) 寒痰:指寒与痰互结或痰盛而有寒象的证候。

病因:①感受寒邪而致水津不运,凝而成痰,或素体痰盛,复感寒邪以致寒痰互结。②贪凉饮冷等以致脾阳亏虚,阳虚生寒而水湿不运,聚而为寒痰。

临床表现:咳吐稀白痰,畏寒肢冷,口不渴,舌苔白滑或白腻,脉沉迟,兼表寒者多有恶寒、发热、头痛、身痛、脉浮紧等。

证候分析:寒痰互结,故咳痰质稀色白;阳气受损故畏寒肢冷,口不渴;舌苔白滑或白腻,脉沉迟均为寒痰内盛之证。

治法:温化痰涎。

方例:三子养亲汤或二陈汤加味。兼表寒证者,当散寒化痰,用小青龙汤。

(4) 湿痰:指湿聚成痰,痰盛而又兼湿象的证候。

病因:①脾虚不运,痰湿内生。②外感湿邪,困阻脾阳,湿聚而生。

临床表现:痰多,胸闷,纳少,呕恶,身重困倦,舌苔厚腻,脉濡滑。

证候分析:痰湿内盛,故咯痰量多。痰浊阻滞,气机不畅,故胸闷、呕恶。脾为湿困则纳少,身重困倦。舌苔厚腻,脉濡滑,皆为湿痰内阻之候。

治法:燥湿化痰。

方例:二陈汤。

(5) 燥痰:指痰证而兼燥象者。

病因:①感受燥邪,煎熬津液而成。②内热亢盛,熬津伤液而致。

临床表现:咯痰黏稠,如块如珠如线,量少,难以咯出,甚或痰中带血丝,口鼻干燥,咽喉干痛,大便干,舌干少津,脉细滑数。

证候分析:津伤燥甚,故咯痰黏稠,如块如珠如线,难以咯出。燥热损伤肺络,可见痰中带血。余证皆为津亏之候。

治法:润燥化痰。

方例:清燥救肺汤,百合固金汤。

2. 常见饮证

根据水饮停积部位不同划分,详见张仲景《金匮要略》痰饮水气病篇。

（1）痰饮（饮停胃脘）

病因：中阳不振，水饮不化，停滞于胃。

临床表现：胸胁支满，胃脘有振水声，呕吐清稀痰涎，口不渴或渴不多饮，头目眩晕，心悸短气，苔白滑，脉弦滑。

证候分析：饮停胃脘，气机不畅，故胸胁支满，胃脘有振水声。胃气不和，水饮上逆，故呕吐清水痰涎。水饮阻滞，清阳不升，致头目眩晕。水气凌心，故心悸短气。

治法：温化痰饮。

方例：苓桂术甘汤。

（2）悬饮（饮停胁肋）

因其上不在胸中，下不及腹中，故名悬饮。

病因：水流胁间，络道受阻，不得升降而成。

临床表现：胁痛，咳唾更甚，转侧呼吸均牵引而痛，胁间胀满，气短息促，脉沉弦。

证候分析：水停胁肋，气机被阻，故胁肋疼痛。水饮迫肺，故气短息促。

治法：攻逐水饮。

方例：十枣汤、控涎丹。

（3）溢饮（水饮溢于四肢肌肉）

病因：肺失宣降，脾不健运，以致水液停滞，溢于四肢肌肉而成。

临床表现：肢体浮肿，小便不利，或见发热、恶寒而无汗，咳喘痰多白沫，苔白，脉弦而紧。

证候分析：饮溢肌肤，故肢体浮肿，气化失司，故小便不利，若外感风寒，则见恶寒发热、无汗的表证，寒饮迫肺，肺失宣降，故咳喘，痰多白沫。

治法：温化利水。

方例：五苓散合五皮饮。兼外寒者，宜解表化饮，用小青龙汤等。

（4）支饮（饮停胸膈胃脘）

病因：气化不利，水停胸膈胃脘。

临床表现：咳喘上逆，胸满短气，倚息不得平卧，浮肿多见于面部，痰沫多而色白，苔白腻，脉带弦紧。

证候分析：水饮上逆，肺气不降，故咳逆喘息不能平卧，咳吐痰沫多而色白。水液不能下输而泛溢，故多肿在面部。

治法：温肺逐饮。

方例：葶苈大枣泻肺汤。兼表证者，宜解表化饮，如小青龙汤等。

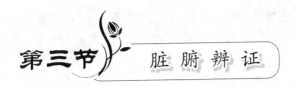

第三节　脏腑辨证

一、什么叫脏腑辨证

脏腑辨证是中医认识脏腑疾病的基本方法,它是辨证论治的一个重要方面,也是运用基础理论指导临床实践的重要环节。脏腑辨证是根据四诊所收集的资料,运用藏象学说的理论,来分析脏腑病变的规律,辨明脏腑病变的病因、病位、病性以及正邪斗争的情况,从而为临床诊治奠定基础的一种辨证方法。这种辨证方法是很重要的。其重要性,可从下面两个方面中体现。

二、脏腑辨证与其他辨证方法的关系

运用于临床的辨证方法是多种多样的,包括八纲辨证、气血津液辨证、脏腑辨证、外感热病辨证等。这些辨证方法,虽然是从不同角度总结出来的,但又都是在中医学基本理论指导下形成的,所以它们之间是互相联系,互相补充的。

前面已经讲过了八纲辨证、气血津液辨证,病因也可以说是一种辨证方法,后面还要讲到六经辨证、卫气营血辨证、三焦辨证等所谓外感热病辨证,那么,今天讲的脏腑辨证与这些辨证方法是怎样的关系呢?

与八纲辨证:八纲辨证是从各种辨证方法中概括出来的总纲,是各种辨证方法的纲领。所以,它与脏腑辨证是共性与个性的关系,如果没有个性,也就无所谓共性。如八纲辨证中“虚实”二纲的“阴虚”证,有形体消瘦、五心烦热、咽干颧红、潮热盗汗、舌红少苔、脉细数等症状。“阴虚证”就是一个共性的证候,临床还必须要仔细分辨,是心阴虚还是肺阴虚,或是肝肾阴虚,也就是说,还要落实到脏腑中去,例如,上述阴虚共有证再兼见心烦、心悸的为心阴虚,有干咳痰少的为肺阴虚等,只有辨明属于哪个脏腑的阴虚,治疗才有针对性,才能取得满意的疗效。

与气血津液辨证:气血津液辨证应属于脏腑辨证范畴,为了便于重点掌握,才单独分出一节,实际上是把脏腑辨证中关于气、血、津液的病变规律归纳出来的一种辨证方法,气血津液是脏腑功能活动的物质基础,又是脏腑功能活动的产物,气血津液病变影响脏腑,脏腑病变又可影响气血津液的变化,因而在病理上,气血津液病变不能离开脏腑的病变,所以,气血津液辨证和脏腑辨证,是互为补充的。

与外感热病辨证:六经辨证、卫气营血辨证、三焦辨证都是外感热病的辨证方法,由于病邪不同,侵犯人体的途径不同,发展的规律不同,因而总结出不同的辨证方法。六经辨证,是从脏腑,经脉病理变化来进行归纳的。卫气营血辨证,是从卫、气、营、血的病理变化来进行归纳的;三焦辨证是将病理变化分上、中、下三个部分来进行归纳的。一般来说,或者是从原则上来说,脏腑辨证是适用于内伤杂病的辨证方法;六经、卫气营血、三焦辨证是适用于外感热病的辨证方法,但是在病变上又都离不开阴阳气血的失调,如果病邪侵犯脏腑,也离不开脏腑功能的失常,因而外感病在发展的一定阶段,也会侵犯到脏腑,如果侵犯到脏腑,出现脏腑证候,那就与脏腑辨证一致了。所以,脏腑辨证和外感热病辨证在所出现的证候方面,可以说是同中有异,异中有同。例如,在脏腑辨证中脾胃虚寒证的理中汤证,心肾不交证的黄连阿胶汤证,肝胆湿热证的茵陈蒿汤证,寒喘所用的小青龙汤证等,从证候表现到治法、方药,基本上与六经辨证是一致的。正因为外感热病的证候,都离不开脏腑、气血津液的病理变化,所以脏腑辨证也是外感热病辨证的基础,我们学习脏腑辨证,也可以说在一定程度上为学习外感热病辨证打下了基础。

以上分析了脏腑辨证与其他辨证的关系,使我们知道了各种病证的发生发展,都与脏腑、气血津液有密切关系,因此说,脏腑辨证是其他各种辨证方法的基础。

三、脏腑辨证的特点及适用范围

特点:整体与局部的对立统一。

中医学认为,脏腑之间是互相关联的,脏腑与人体其他组织和器官之间也是相互联系的。学习脏腑辨证,必须认清这个特点,从整体出发,不仅要看到一脏一腑的病理表现,还必须考虑到脏腑之间的互相联系和互相影响。绝不能孤立、静止地看问题,这样才能全面了解疾病的发生、发展和演变,以掌握辨证论治的主动权。

如咳嗽一症,在总结实践经验的基础上,《素问·咳论》提出了"五脏六腑皆令人咳,非独肺也"的论点。这一论点确实符合临床实践,所以临床对咳嗽的辨证论治,既不离乎肺又不限于肺。当我们初步辨明咳嗽是由风寒犯肺还是痰浊中阻或肺阴虚等造成的之外,还要辨别其病变是否已影响到其他脏腑,或此病是否由于其他脏腑的病变影响而来。如脾虚不能运化水湿,聚湿为痰而引起咳嗽,治疗就应以健脾化痰为主;又如久咳影响到肾不纳气,治疗就应补肾纳气为主,这就不单单是治肺了。所以,在辨证时从整体观念出发,考虑到每个脏腑的主要生理病理特点,又考虑到它们相互间的关系,思路就

210

广一些,认识就深一些,治疗也就顺利些,这就是在脏腑辨证中,局部与整体对立统一辨证观点的体现,对此,我们在学习本节过程中,一定会有深刻的体会。

适用范围:主要适用于内伤杂病,并又为临床各科辨证的基础。

上面我们已讲过,脏腑辨证主要适用于内伤杂病,又为什么说脏腑辨证是临床各科的辨证基础呢? 这个道理很简单,例如在外感热病过程中的某些阶段,也可以用脏腑辨证;又如外、妇、儿等科虽然各有特点,但人身上的五脏六腑、组织器官的生理功能与内科的认识没有区别。再如眼科,就根据"肝开窍于目"的理论,对眼疾采用补肝、泻肝等各种治则;皮肤科根据"肺主皮毛"的理论,对某些皮肤病或毛发疾患采用治肺的方法,如用清肺热的方法治脱发。可见脏腑辨证适用范围非常广泛,确是临床各科辨证的基础。正如清代名医唐容川所说:"业医不明脏腑,则病源莫辨,用药无方"。

四、学习脏腑辨证的基本方法

辨证论治是中医学的特点之一。学好辨证是学习中医的重要一环。由于脏腑辨证既是内伤杂病的辨证方法,又是各种辨证方法的基础,还适用于临床各科,因此,脏腑辨证是中医辨证中的重点内容。有的同学说,既然这么重要,我就下点工夫"背"下来吧。死记硬背,不是好方法,仅仅在教材上,脏腑辨证就罗列了 48 个类型,何况临证病情更是千变万化,不是那么典型的,就是死背了也没有用。那怎么办呢? 关键是要学得"活",活了才能"化",怎么才能达到"活"呢? 提供以下两个方面,供同学们在学习时参考。

1. 前面说过,脏腑辨证是运用藏象学说的理论,来进行分析和归纳的,各个脏腑的生理功能各不相同,而生理功能的反常,就是病理变化,而且根据各脏腑的生理病理特点,又有一定的病理变化规律,如果我们掌握了各脏腑的生理功能及其病变规律,那就能灵活运用,举一反三。

例如我们掌握了心主血脉、藏神、其华在面的生理功能,正常时心跳有力,血脉充盈,面色红润,精神饱满,意识清楚,如看到病人有面色不华、心悸、精神萎顿或神志不清,脉细软或结代等证候,就可以想到这是心的病理反映,然后用八纲来分虚实、寒热、阴阳等,就能够正确地辨证。所以,掌握脏腑的生理功能及病变规律来进行分析、推理,这就是掌握脏腑辨证基本方法的一个方面。

2. 必须掌握一个"辨"字。例如在肺脏的证候中,寒邪犯肺,热邪壅肺,燥邪犯肺,这三个证候都属于肺的表证,也都是外邪入侵的初期证候,它们的区别究竟在哪里? 又如寒邪犯肺,可以出现喘,热邪壅肺也能出现喘,这两种喘在病机上有什么区别? 在症状上有什么区别? 再举一个例子,肝阳上亢与肝火上炎,都能出现耳鸣,这两种耳鸣在症状表现上有什么不同? 在脉象上又有什么不同? 都要仔细辨一辨。当然,掌握一个"辨"字,和用藏象学说来分析是分不开的,从病因、病机以及症状的特点上理解了它们的区别,就能辨清楚,也就能"活"、能"化"了。

五、脏腑辨证

(一) 心与小肠病辨证

1. 心与小肠的主要生理功能

(1) 心主血脉:《素问·五脏生成》:"诸血者,皆属于心",《素问·痿论》:"心主身之血脉",心的功能正常,血液就能在脉中运行,周流不息,以营养全身。

(2) 心藏神(心主神明):《灵枢·邪客》:"心者,五脏六腑之大主也,精神之所舍也。"《素问·灵兰秘典论》:"心者,君主之官,神明出焉。"这里的神明,是指人的高级神经活动,说明人的精神意识思维活动归心所管。

(3) 心与小肠相表里:心与小肠通过经脉的相互络属构成表里关系,病理上可以互相影响。

2. 心与小肠的生理病理特点

其病理特点无非是主血脉和藏神功能的失常,即血脉运行的障碍和精神意识思维活动的变化。所以学习这一节,我们可以联系生理特点来认识病理特点,掌握辨证的规律。

3. 心的虚证

(1) 心气虚、心阳虚和心阳虚脱

心气虚、心阳虚和心阳虚脱,是心的生理功能活动在阳、气方面不足所显示的程度轻重不同的三种证候,常是逐步发展的三个不同阶段,因此,它们既可见于同一疾病的发展过程中,也可分别见于不同的疾病。

1) 心气虚

病因:①生成不足,包括先天禀赋不足和久病脾肾气虚,影响元气的生成而致心气不足。②消耗过多,如思虑过度、汗下太过、病后失调等耗伤心气,以及病邪内舍于心,日久耗气,如风寒湿外邪侵犯心脏,或水气、痰浊、瘀血内舍于心,造成心气虚弱。

临床表现:少气懒言,语声低微,倦怠自汗,面色㿠白,舌淡,心悸怔忡,脉细弱或迟或结代。

这里,少气懒言、语声低微、倦怠自汗、舌淡为气虚的共有症状,而面色㿠白、心悸怔忡、脉迟或结代为心气虚的特征。

证候分析：心主血脉，气为血帅，心气不足，使心的鼓动力减弱，气血不充于血脉，神不安藏，故见心悸怔忡（这种心悸的特点是心中空虚，憺憺而动，动则尤甚。怔忡，是心悸的进一步表现，有惊恐之感）。心气虚而使脉气不相顺接，可见脉迟或结代。心其华在面，心气虚推动无力，血不能上荣于面，故见面色㿠白。汗为心之液，心气不足，固摄失权，营阴外泄，故出现自汗。少气懒言，语声低微，舌淡，均为气虚共有之症。

治法：补益心气。

方例：养心汤。

治疗注意点：心气虚的治疗，原则是补益心气，但心气心血是心脏生理活动的物质基础，二者是互相依存，所以在补益心气的同时，可配以养血安神的药物。其次，心的主要生理功能就是主血脉和藏神，从这个意义上讲，在补心气药中酌加养血安神之品，也是有其道理的。

2）心阳虚、心阳虚脱

病因：①心气虚进一步发展而致，以致病情日益发展，导致心阳虚。②外来之邪侵犯人体严重地损伤了人体阳气，造成心阳虚，甚则心阳暴脱。③心脉严重受阻，如风、寒、湿邪、痰浊、瘀血如果严重阻塞了心脉，心阳受损，可致心阳虚，甚至虚脱。

临床表现：除上列心气虚症状外，同时有较明显的寒象，如形寒肢冷、面色㿠白滞黯等。还可见心胸憋闷、心痛、舌质黯等瘀血阻滞心脉的症状。如心阳虚脱时，可见大汗淋漓，肢肿面浮，唇青肢冷，神萎嗜睡或神识昏糊，脉微细欲绝等阳气虚脱的危象。

证候分析：阳气不足，不能外达四肢，温煦肌表，故见形寒肢冷，阳气虚弱。气血运行严重受阻，故见心胸憋闷、心痛、面色黯、舌青紫等瘀血阻滞心脉的征象。至其严重阶段，由于阳气虚脱，心液不能内守，随阳外泄，故见大汗淋漓。阳气虚弱，气化功能减退，水液代谢发生障碍，故见尿少水肿。心阳虚脱，严重影响心藏神的功能，以致出现神萎嗜睡，甚至神志昏糊。阳气虚弱不能鼓动血行，则脉微细欲绝。

治法：温通心阳，回阳救逆。

方例：保元汤。虚脱可用参附汤，浮肿明显的合真武汤。

3）心气虚、心阳虚、心阳虚脱的辨证要点

共性都是虚证，表现为阳气方面的不足，都有心悸、气短、自汗、舌淡等心气虚的共有症。

心气虚的特点：心悸，气短，倦怠，抓住"心悸"二字。

心阳虚的特点:形寒肢冷,心胸憋闷,抓住一个"寒"字。

心阳虚脱的特点:大汗淋漓,四肢厥冷,脉微欲绝,抓住一个"脱"字。

三者的关系和渐进发展的过程,可以如此表示:

	心悸		大汗淋漓
	面色㿠白	面色㿠白或滞黯	四肢厥冷
气短懒言	舌淡	形寒肢冷	口唇青紫
倦怠自汗 +	脉迟或结代 +	心胸憋闷 +	脉微欲绝
气虚共有症	心气虚	心阳虚	心阳虚脱

(2)心血虚与心阴虚

1)心血虚

病因:①化源不足,包括先天禀赋不足和后天脾胃运化失健致心血虚。②耗损过多,如情志烦劳,耗伤心血或久病,生育过多,崩漏、外伤等失血过多。

临床表现:眩晕,面色苍白或萎黄,失眠健忘,唇舌色淡,心悸多梦,易惊,脉细。

证候分析:眩晕、面色苍白或萎黄、唇舌色淡、脉细为血虚共有症状,心悸、易惊、多梦、失眠健忘为心血虚的特征。心血不足,心失濡养,故见心悸易惊。血少不能上荣于面,故面色苍白或萎黄,唇舌色淡,心失血养,神无所舍,故健忘、失眠、多梦。心主血脉,血虚则脉道不充,故脉细。

治法:养血安神。

方例:四物汤加酸枣仁、柏子仁、茯神等,或归脾汤。

2)心阴虚

病因:①五志过极,化火伤阴,如长期的情绪变动,或突然受到剧烈的精神创伤,使五志过极,化火伤阴,而成心阴虚。②久病或热病伤阴:热病最易耗劫阴液,久病也易伤及阴分,故都造成伤阴之证。

临床表现:潮热盗汗,五心烦热,咽干颧红,舌红少津,心悸易惊,失眠多梦,脉细数。

证候分析:潮热盗汗、五心烦热、咽干颧红、舌红少津、脉细数为阴虚共有症状,心悸易惊、失眠多梦是心阴虚的特征。心阴不足,心火失约而亢盛,扰乱神明,见心悸易惊,失眠多梦。阴虚生内热,灼津耗液,故见五心烦热,咽干颧红,舌红少津,脉细数(细为虚之象,数为热之状)。汗为心之液,阴虚火动,逼液外泄,则见盗汗。

治法:滋阴安神。

方例:补心丹。

3)心血虚与心阴虚辨证要点

血属于阴,心阴虚和心血虚都是物质基础亏损,从它的本质来讲,都是物质亏损所引起功能减退的病理变化,都属于虚证,有心悸易惊、健忘、失眠多梦等症状。

心血虚,抓住一个"色"字,临床表现在面、唇、舌、甲上,为色淡。

心阴虚,抓住一个"热"字,因为阴虚生内热,临床表现出虚热之象。

抓住特点,就易于区别了。

4. 心的实证

（1）心火亢盛

心火亢盛是实证,以火热炎上为特点。

病因:①情志之火内发,"五志过极皆从火化"。②外邪侵袭,六气郁而化火及痰浊、瘀血,均可郁而化火上炎。③过食辛辣、温补之品,火热内蕴。

临床表现:心烦失眠,面赤口渴,口舌生疮,舌红,脉数,甚则狂躁谵语,或兼见小便赤涩、刺痛、尿血等。

证候分析:心火内炽,扰乱神明,则心烦失眠,甚则狂躁谵语,心其华在面,心火上炎,灼伤津液则面赤、口渴。心开窍于舌,心火上炎故舌红,甚则口舌生疮。心与小肠相表里,心火移热于小肠,则尿赤灼痛,伤及血络,故尿血。

治法:清心泻火。

方例:清心汤或导赤散。

（2）痰迷心窍,痰火扰心

1）痰迷心窍

病因:①七情所伤,如抑郁寡欢,肝木抑土,不能健运,聚湿成痰。②感受湿浊邪气,气机不畅,津液凝聚而成痰。

临床表现:神识痴呆,精神抑郁或神志昏蒙,举止失常,喃喃自语,或昏倒于地,不省人事,喉中痰鸣,苔白腻,脉缓而滑。

证候分析:心主神明,神明为痰所蒙蔽则见痴呆、昏蒙。头为诸阳之会,痰浊上蒙则昏倒不省人事,喉中痰鸣。苔白腻为寒湿之痰内蕴,脉缓而滑亦为痰湿内阻之象。

治法:涤痰开窍。

方例:导痰汤。昏不知人的可合苏合香丸。

2）痰火扰心

病因:①七情所伤,如暴怒火逆于上,或气郁化火,熬津成痰,痰火扰乱神明。②外感温热之病,邪热夹痰,内陷心包。

临床表现:心烦口渴,不寐多梦,面赤气粗,便秘尿赤,甚至胡言乱语,哭笑无常,狂越妄动,打人骂人,舌红苔黄腻,脉弦滑而实。

证候分析:痰浊夹火扰乱神明,故狂越妄动;火性炎上,故面赤心烦;火热伤津,故口渴、尿赤、便秘。舌红为火之盛。苔黄腻,脉弦滑而实,为热痰内结之象。

治法:清心豁痰。

方例:礞石滚痰丸。

3)痰迷心窍和痰火扰心的鉴别点

痰迷心窍和痰火扰心,病位基本相同,都在于心,表现也有相同的地方,即神志不清。但因邪的性质不同,故有所区别。痰迷心窍不与火结的,在神志表现上,多为精神失常、自言自语等所谓相对"静"的言行,即俗谓"文痴"。与火结的则多表现为狂躁乱动等所谓相对"动"的言行,亦即俗谓"武痴"。这是因为火属阳,阳主动的缘故,这里的所谓静仅是相对动而言,动是相对静而言。

(3)心血瘀阻

心血瘀阻也叫"心痹",《素问·痹论》记载:"心痹者,脉不通"。

病因:①阳气不足,失于宣通,温运血脉是心阳的一个重要功能,如心阳虚弱,不能温运血脉,就造成气滞血瘀。②痰浊凝聚诱发,痰浊之邪凝聚,阻于脉络,血行不畅而瘀阻。

临床表现:心悸怔忡,心胸憋闷或刺痛,痛引肩背内臂,时发时止,舌质黯紫或见瘀点瘀斑,脉细涩或结代,重者暴痛欲绝,口唇青紫,肢厥神昏,脉微欲绝。

证候分析:心阳失于宣通或痰浊瘀血阻塞心脉,"不通则痛",故心胸憋闷、刺痛。气血流行受阻,心失所养故心悸怔忡。瘀血内阻故舌黯紫或见瘀点瘀斑。心血失于温运,脉络不利故脉细涩结代。心脉严重受阻,不通则暴痛欲绝。口唇青紫、肢厥神昏、脉微欲绝均为阳微气血瘀阻之象。

治法:通阳化瘀。

方例:活血化瘀用血府逐瘀汤;化痰宽胸通阳,用枳实薤白桂枝汤;若心阳暴脱,宜急救其标,回阳救逆用参附汤。

附:小肠病,有小肠实热、小肠虚寒、小肠气痛等证,其中小肠实热讲"心火亢盛"时已提及,关于小肠虚寒和小肠气痛,分别概括在"脾阳虚"和"寒滞肝脉"证内。

5. 心与小肠辨证论治要点

(1)阴阳互根,气血同源,如心的阴阳两虚,或气血俱虚者应两者兼治,如炙甘草汤阴阳并调,十全大补汤气血双补。

(2)心病的虚证可使用宁心安神之品,如酸枣仁、柏子仁、茯苓;实证可使用镇静开窍之品,如龙齿、牡蛎、菖蒲、郁金。

(二) 肺与大肠病辨证

1. 肺的主要生理功能

(1) 肺主气

① 是宗气合成之所,参与人体元气生成。

② 为体内外气体交换之场所。

(2) 肺主宣降(通调水道,外合皮毛)。

① 宣散、肃降是肺气的功能,有宣有降,气能出能入,才能完成新陈代谢。

② 通过宣降通调水道,宣发把津液布散全身,经皮肤体表由汗孔排出,肃降使水液通过肾的气化下输膀胱,排出体外。

2. 肺与大肠的生理病理特点

(1) 肺在脏腑中位置最高,故称"肺为华盖"。肺是体内外气体交换的场所,肺又主皮毛,故最易受到外邪侵袭。在五脏证候中,只有肺有表证。因而温病学中有"温邪上受,首先犯肺"之论,肺既易受外邪,又恶冷恶热,故又称"肺为娇脏"。

(2) 肺主宣降,通调水道,如果肺的宣降,通调失职就会造成痰饮、水肿、小便不利,故有"肺为水之上源"及"肺为贮痰之器"之说。

(3) 肺与大肠相表里,因此,病变时常互相影响,尤其表现在大便异常方面。

3. 肺与大肠的虚证

(1) 肺气虚

病因:①外邪犯肺,反复咳喘,经久不愈,而致肺气损伤。②其他脏腑病久影响致肺气不足,例如:元气生成不足,多为脾肾病影响,久病体弱伤气,过度劳累耗气。

临床表现:气虚共有症状,即少气懒言、语声低微、倦怠自汗、舌质淡、脉虚弱,加肺脏气虚症状,即咳喘无力、动则气短、声音低怯、痰液清稀、易于感冒。

证候分析:肺主气而司呼吸,久咳伤肺,肺气亏损,故见气短、咳喘无力、语弱声低。肺气虚弱,宣降失权,则津液运化受阻,故痰多清稀。肺主皮毛,卫气与肺气之宣发有关,肺气虚则表卫不固,腠理不密,故易感冒、自汗。久病气虚者,则可见少气懒言、舌淡、脉虚弱等症。

治法:补益肺气。

方例:补肺汤加减。对于气虚而又感冒的病人,可用玉屏风散(黄芪、白术、防风)。

（2）肺阴虚

病因：①燥热之邪犯肺，损伤肺阴，如秋令外感燥邪，久咳不愈。②久病伤阴，久病耗伤阴液。

临床表现：阴虚共有症状，即潮热盗汗、五心烦热、咽干颧红、舌红少津、脉细数，加肺脏阴虚症状，即干咳无痰，或痰少而稠，或咳痰带血，声音嘶哑。

证候分析：肺阴虚证候的特点是肺阴虚而有热象。阴虚火旺，灼伤肺津，故干咳痰少。津亏不能濡润，则咽干音哑。如虚火上炎，可见颧红，如肺络损伤，可见痰中带血。潮热盗汗、五心烦热、咽干、舌红少津、脉细数，均为阴虚内热之候。

治法：滋阴润肺，或滋阴降火。

方例：滋阴润肺用百合固金汤，滋阴降火用滋阴降火汤（龟甲、生地、知母、黄柏、天冬、麦冬、当归、白芍、砂仁、甘草、猪脊髓）。

（3）大肠液亏

病因：①热病致大肠燥热，耗伤津液。②久病或年老、产后等阴液不足，不能下润大肠。

临床表现：大便干燥秘结，甚则如羊粪，难于解出，头晕口臭，口干咽燥，舌红少津，或见黄糙苔，脉细涩。

证候分析："大肠主津"，大肠津液不足，水不行舟，故便秘难下。大肠液亏，肠道失濡而传导不利，腑气不通，胃气不得下降而浊气上逆，故口臭、头晕。燥热甚而阴液亏，故舌红苔黄糙，脉来细涩。

治法：润肠通便。

方例：麻子仁丸。

4. 肺与大肠的实证

（1）风寒犯肺

病因：风寒之邪侵袭肺部，皮毛受邪而致肺气不宣。

临床表现：恶寒发热，无汗，咳嗽或气喘，痰稀色白，口不渴，鼻塞流清涕，头身痛楚，苔薄白，脉浮紧。

证候分析：肺主一身之表，外合皮毛，肺开窍于鼻，风寒之邪通过鼻或肌表侵入到肺，风寒犯肺，肺失宣肃，故咳嗽、痰稀色白。肺气不宣则鼻窍不利，故鼻塞流清涕。风寒袭表，表卫奋起抗争，故见恶寒发热。无汗，头身疼痛，苔薄白，脉浮紧，均为邪尚在表证。

治法：宣肺散寒。

方例：杏苏散。兼喘者用华盖散。

在临床上,也可见到咳嗽气喘,痰稀色白,口不渴等,而无明显表证的,常称"寒邪犯肺"。

（2）热邪壅肺

热邪壅肺可见风热犯肺如痰热壅肺两种。

1）风热犯肺

病因:①外感温热之邪。②风寒犯肺,郁而化热(多见于阴虚体质者)。

临床表现:发热,微恶风寒,有汗,咽痛,咳嗽,鼻流黄涕,口渴,舌尖红,苔薄黄,脉浮数。

证候分析:风热犯肺,邪在于表,邪正相争,故见发热微恶风寒,汗出。风热壅于咽喉,故咽痛口渴。肺气失宣故见咳嗽,鼻流黄涕。邪在表,性属热,故舌尖红苔薄黄,脉浮数。

治法:辛凉宣肺。

方例:热重咳轻用银翘散;咳重热轻用桑菊饮。

2）痰热壅肺

病因:风热、风寒之邪犯肺,未及时治愈,热恋于肺,或热邪直接犯肺,煎熬津液成痰。

临床表现:咳喘息粗,咯吐黄稠痰,咽痛,口渴,胸痛,甚则咳吐脓血腥臭痰,大便秘结,小便短赤,舌红,苔黄腻,脉数。

证候分析:热蕴于肺,清肃无权,故喘息气粗。热蒸津液,煎熬成痰,痰热交阻,热壅血瘀,营血腐败而成脓,故咯吐黄稠痰,甚至咳脓血腥臭痰。热壅气阻,故胸痛,肺与大肠相表里,热盛津耗,肠燥不润,故大便秘结,尿赤,舌红苔黄腻,脉数,均为痰热之象。

治法:清肺平喘或清热化痰排脓。

方例:麻杏石甘汤,千金苇茎汤。

风热犯肺和痰热壅肺,都是病在肺而有热象,但前者有表证而后者无表证,前者为风夹热邪,后者为痰与热结,故治疗也不同,风热犯肺,辛凉宣肺,而痰热壅肺则用清化平喘,或排脓之法。

（3）燥邪犯肺

病因:秋令感受燥邪,从其合而犯肺。

临床表现:干咳少痰,痰黏难咯,或咳唾白沫,鼻燥咽干,咳甚则胸痛,舌干苔薄而少津,脉浮数,兼有发热恶寒、头痛少汗等表证。

临床表现特点"干"。

证候分析:燥邪犯肺,津液受伤,肺失清肃,故干咳少痰,痰黏难咯。燥为时令之邪,伤于体表,肺卫失宣,故见发热恶寒。

本证与阴虚肺燥证的区别,在于起病突然,有表证,脉浮;阴虚肺燥证病程较长,多有五心烦热、咽干颧红、舌红少苔、脉细数等阴虚火旺证候。

治法:清肺润燥。

方例:桑杏汤;肺燥甚者用清燥救肺汤。

肺上述三个实证的鉴别,如表6-7所示。

表6-7 肺三实证鉴别表

	寒热	汗	痰	渴	鼻	舌苔	脉
风寒犯肺	恶寒重,发热轻	无	稀白	−	流清涕	苔薄白	浮紧
风热犯肺	发热重,恶寒轻	有	黄稠	+	流黄涕	舌尖红或有薄黄苔	浮数
燥邪犯肺	发热重,恶寒轻	少	少,黏	+	鼻咽干燥	尖红,苔干	浮数

(4)痰浊阻肺

病因:①感受风、寒、湿邪,肺气失于宣肃,津液不能布散,凝而为痰。②咳喘日久,肺气伤而不布津,津凝为痰浊。③脾气素虚,湿聚成痰,上积于肺。

临床表现:咳嗽痰多,色白而稀,易于咯出,胸闷或见气喘痰鸣,舌淡或胖,苔白腻,脉弦滑或濡缓。

证候分析:肺有参与水液代谢,通调水道的功能,肺气失于宣肃,则水津不布,聚而成痰,或脾不健运,痰湿内生,痰阻气道,肺气不降,故咳嗽、胸闷、气喘痰鸣。苔白腻、脉弦滑为痰湿滞留之征。如湿聚不化,脾运不健,也可见舌淡胖,脉濡缓。

治法:燥湿化痰(用药可偏温燥一些),"病痰饮者,当以温药和之"(《金匮要略》)。

方例:二陈汤合三子养亲汤。

(5)大肠湿热

病因:①夏秋之季,暑湿热毒之邪侵犯肠胃。②饮食不节或不洁,损伤肠胃。

临床表现:腹痛,下利脓血,里急后重,或暴注下迫,肛门灼热,口干不欲饮,小便短赤,或伴有发热口渴,舌红,苔黄腻,脉滑数。

证候分析:湿热蕴结大肠,热迫气滞,故腹痛,里急后重。大肠传导失职,故下利。湿热熏蒸,灼伤脉络,热腐为脓,故下利赤白,肛门灼热。热盛伤津,但湿浊未化,故口渴不欲饮。病发急骤,势急难挡,故见暴注下迫。舌、脉均为湿热之象。

治法:清利湿热(可加凉血解毒)。

方例:葛根芩连汤,白头翁汤。

5. 肺与大肠病辨证要点

（1）肺为娇脏，清虚而位高，选方用药应注意轻清，而忌重浊。（轻清，指质轻而浮，清而不浊之品。反之是重、浊之品，如介石类及血肉滋腻之类）。吴鞠通提出的"治上焦如羽，非轻不举"，一直成为临床治疗用药的指导思想。

（2）治肺之病：大法当用清肃，但当肺气虚，痰不易咯出时，可适当用升提补气药，如黄芪、党参等。

（3）肺与大肠相表里，两者能互相影响。因此，治疗上要互相兼顾，如肺的实热证兼用泻大肠热的药，使肺热从大肠下泄而气得肃降，又如大肠传导失职，便秘的病人可加开肺气的药，如桔梗、白前、杏仁、牛蒡子等，宣肺气以利大肠。

（三）脾与胃病辨证

1. 脾与胃的主要生理功能

脾与胃是人体消化系统中的主要脏腑，为气血生化之源和后天之本。它们的主要生理功能在于对饮食物的消化、吸收和输布，以及气血生成运化等。

脾的生理功能主要是主运化和统血。脾主运化，就是说脾有对饮食物消化、吸收和输布三方面的作用。脾为气血生化之源，不但能生血，而且能摄血，这叫脾能统血。

胃的主要生理功能是主受纳、腐熟水谷，以通降为顺，若胃的受纳功能失常，就会出现胃气不和，或胃气上逆等一系列症状。

2. 脾与胃的生理病理特点

脾与胃的生理病理特点可归纳如表6-8所示。

表6-8　脾与胃的生理病理特点归纳表

脾		胃	
生理	病理	生理	病理
主运化	脾运不健	主受纳、腐熟	食滞胃腔
统血	脾不统血		
主升	中气下陷	主降	胃气上逆
喜燥恶湿	湿邪困脾	喜润恶燥	胃阴受损
易伤阳		易伤阴	
虚则太阴（即虚证多属脾病）		实则阳明（即实证多属胃病）	

3. 脾的虚证

（1）脾气虚

脾气与胃气合称为中气，也叫中焦之气。脾气虚，也叫中气不足。

病因：①病久体弱，劳倦过度，损伤脾气。②饮食不调，《素问·太阴阳明论》:"食欲不节,起居不时者,阴受之。"③肝病犯脾,常见情志变动,如大怒、忧郁等,致使肝气郁结,贼害脾气。④吐泻太过,损伤脾气,如过服泻药等。

由于脾气表现的功能不同,所以脾气虚又可分为三类证候。

1)脾不健运

脾不健运主要是消化系统和水液代谢方面功能衰退的病理表现,这是因为脾气主运化水谷和运化水湿的缘故。

临床表现:少气懒言,语声低微,倦怠,自汗,舌淡,脉虚无力,以上为气虚共有症状;食欲不振,食后腹胀,大便溏泄,面色萎黄,以上为运化水谷方面异常;或见小便不利,肢体浮肿等,以上为运化水湿方面的功能障碍。

证候分析:除气虚共有证外,脾不健运,运化水谷之功能减退,故见食欲不振,食后腹胀。清气不升,清浊不分,水液并走大肠,水谷齐下,致使大便溏泄。脾虚运化水液功能障碍,水液不能下注膀胱,则小便短少,渗于肌肤则肢体浮肿,它的特点是朝轻暮重,这是因为"劳则气耗",气不化水的缘故。

治法:益气健脾。

方例:四君子汤。

水湿不运的,可加生黄芪、冬瓜皮等。

水谷不运的,可加苡仁、砂仁、山药等。

2)脾气下陷

脾气下陷,也叫"中气下陷",本证是由脾气虚弱,不能上升而反下陷,以致不能提摄所致。

临床表现:除脾运不健的症状外,主要还有"下陷"的症状,加脘腹重坠,便意频数,或久泻脱肛、子宫下垂、内脏下垂等。

证候分析:脾气虚弱,气虚升举无力,故脘腹重坠,便意频数,气陷于下,以致诸脏器失其升举之力。

治法:益气升提。

方例:补中益气汤,临床上本方重用黄芪,并加枳壳一两,对内脏下垂有较好的疗效。

3)脾不统血

脾不统血,也叫"气不摄血",是脾气虚不能统摄血液的病理表现。

临床表现:除脾不健运症状外,还见出血(以下部为多),如便血(色黯,柏油样)、肌衄、妇女月经过多、崩漏以及其他出血等,面色苍白或萎黄,舌质淡,脉细弱。

注意点:脾不统血,一定有出血现象,而且常见一派虚证。

证候分析:脾主统血,脾气虚弱,不能统摄血液,以致血溢脉外而见出血。

气虚血亏,故面色苍白或萎黄,舌淡脉细。

治法:益气摄血。

方例:归脾汤(对肌衄、月经过多较好),固本止崩汤(熟地、白术、黄芪、炮姜炭,对崩漏较好),黄土汤(温阳健脾,养血止血,阿胶、黄芩、灶心土、甘草、附子、生地)。

（2）脾阳虚

病因:①脾气虚的进一步发展,伤及阳气。②饮食失调,如过食生冷或寒凉药太多,久而损伤脾阳。

临床表现:形寒怕冷,纳减腹胀,脘腹疼痛,喜按喜温,口淡不渴,四肢不温,大便稀溏(泄泻清谷,完谷不化,又较一般的便溏泄泻重了一步),尿少浮肿,在妇女可见白带清稀而多,舌淡质嫩,苔白滑,脉沉细或迟弱。

证候分析:寒象较明显是脾阳虚的特点,也是与脾气虚、脾不健运的鉴别所在,阳虚则寒,故见形寒怕冷。阴寒内盛,温运失司,则脘腹痛胀,喜按喜温,得温则痛减。阳气虚寒,不能化水,故口淡不渴。阳虚无以温煦,故四肢不温。水湿不化故尿少、浮肿。寒湿下注则白带清稀而多。舌淡嫩,苔白滑,脉细、弱、沉、迟均为阳虚之象。

治法:温中健脾或温脾行水。

方例:温中健脾用理中汤,温脾利水用实脾饮。

4. 脾的实证

（1）寒湿困脾

病因:①饮食不节,致寒湿停于中焦,如贪凉饮冷,过食生冷瓜果。②感受湿邪,如冒雨涉水,身居潮湿地带等。③内湿素盛,中阳被困,寒湿不化。

临床表现:脘腹胀闷,不思饮食,泛恶欲吐,口淡不渴,腹痛便溏,头重如裹,身重或肿,面色黄晦,舌胖苔白腻,脉濡缓。

证候分析:寒湿均为阴腻之邪,脾喜燥恶湿,寒湿困脾,运化受阻,故脘腹胀闷,不思饮食。脾运受阻,更易聚水生湿,形成恶性循环,湿性黏滞、重浊,阳气被困,清阳不升,故头重身困,面目虚浮。寒湿阻滞于肠,故腹痛便溏。如寒湿困阻脾胃,气机升降失常,胆液不循常道,逆入血分,可见皮肤发黄,因其为寒湿,故黄色晦黯,是为"阴黄",舌胖苔白腻,脉濡缓,均为寒湿内盛之象。

治法:温中化湿。

方例:胃苓汤或厚朴温中汤(厚朴、陈皮、甘草、茯苓、草果、木香、干姜)。

辨证注意点:脾阳虚和寒湿困脾都有寒象和湿滞之症,二者互为因果,不可截然分开,但又有所区别。见表6-9。

223

表6-9 脾阳虚与寒湿困脾鉴别表

	病证性质	病程	舌与苔	脉	治疗
脾阳虚	以虚为主(阳虚)	长	舌淡嫩,苔白滑	沉细迟弱	温运中阳(扶正以祛邪)
寒湿困脾	以实为主(寒湿盛)	短	舌胖,苔白腻	濡缓	温中化湿(祛邪以安正)

（2）脾胃湿热

病因：①感受湿热之邪,郁而不达,内阻中焦,脾胃运化失常,湿热交争,不得泄越。②寒湿郁久,湿从热化。③饮食不节,过食肥甘酒酪,损伤脾胃,运化失常,湿热从内而生。

临床表现：脘腹痞闷,呕恶厌食,尤恶油腻,体倦身重,尿少而黄,或见发热,口渴,口苦,面目发黄(鲜明如橘色),皮肤发痒,大便秘结或泻而不爽,舌苔黄腻,脉濡数。

证候分析：湿热中阻,脾不健运,故脘腹胀满,湿浊上泛,故恶心呕吐,厌食油腻,湿性重浊黏滞,湿热阻遏,故身重困倦,小便短赤,大便或秘或泻而不爽,舌苔黄腻,脉濡数均为湿热之象。如脾胃湿热,影响肝胆疏泄,胆液外溢,逆入血分,则见黄疸。热为阳邪,湿热交争,重染肌肤,故黄色鲜明,湿性腻浊,滞于肌肤,营卫不通,故皮肤发痒,热重于湿,则见发热、口渴、口苦等症。

治法：清热化湿。

方例：甘露消毒丹,黄疸可用茵陈蒿汤,湿重于热的,可用四苓散。

5. **胃病辨证**

（1）**胃寒证**

病因：①外寒直中胃脘,寒凝于胃。②胃阳素虚,饮食不洁,过食生冷,阴寒内生。

临床表现：胃脘冷痛,轻则绵绵不已,重则拘急剧痛,遇寒加剧,得热则减,口淡不渴,或口泛清水,或食后作吐,肠鸣辘辘,舌淡苔白滑,脉弦或迟。

证候分析：寒性收引,寒则气血凝滞,经脉收引拘急而痛。得温则寒气消散,故痛减。寒伤胃阳,饮邪上逆,故口泛清水。停饮于肠,则肠鸣辘辘。寒滞于中,胃气逆而上行,故食后作吐。

治法：温胃散寒。

方例：厚朴温中汤,良附丸。

（2）**胃火（热）证**

病因：①过食辛辣,火热内蕴。②胃热素盛,与情志郁火相并(如肝火犯胃)。③邪热犯胃(如外感温热时邪)。

临床表现:胃脘灼热疼痛,渴喜冷饮,消谷善饥,呕吐口臭,泛酸嘈杂不舒,齿龈肿痛,或溃烂出血,大便秘结,小便短赤,舌红苔黄,脉滑数。

证候分析:胃火炽盛,气血壅滞,故胃脘灼痛。火为阳邪,易耗阴液,故渴喜冷饮。胃热亢盛,腐熟水谷之功能亢进,故消谷善饥。热邪熏蒸,胃浊上逆,则口臭泛酸,嘈杂不舒。齿龈有阳明胃经络脉经过,胃热上蒸故齿龈肿痛,甚则溃烂出血。胃火炽盛,肠液亏损,故大便秘结,小便短赤。舌红苔黄,脉滑数,为热盛之象。

治法:清胃泻火。

方例:清胃散或玉女煎(清胃散:升麻、黄连、当归、生地、丹皮,或加石膏)。

胃寒胃热证主要鉴别如表6-10所示。

表6-10　胃之寒热证鉴别表

	疼痛	寒热	口	小便	呕吐	舌苔	脉象
胃寒证	绵绵而痛喜按	喜热恶寒	口中和不渴	清长	呕吐清涎	白滑	沉迟弦
胃热证	灼热而痛拒按	喜寒恶热	口臭口干喜饮	短赤	嘈杂泛酸	黄厚	滑数

(3) 食滞胃脘

病因:

饮食不节 —— 暴饮暴食,致食积不化

胃气素弱,又食不易消化之食物

《素问·痹论》:"饮食自倍,肠胃乃伤"。

临床表现:脘腹胀痛,厌食,嗳气或呕吐酸腐,大便不调,舌苔厚腻,脉滑。

证候分析:胃气以降为顺,食滞胃脘,欲降不得,故胀满疼痛。浊气上逆,故嗳腐吞酸,呕吐。脘腹气机阻滞,传导失职,故厌食,大便不调。舌苔厚腻,脉滑,均为内有食滞之象。

治法:消食导滞。

方例:保和丸。如大便秘结可用枳实导滞丸。

(4) 胃阴不足

病因:热邪久恋,耗伤胃阴。

临床表现:口干唇燥,饥不欲食,或干呕呃逆,脘痞不畅,或见心烦低热,大便干结,舌红少津,脉细数。

证候分析:胃阴不足,津不上承,故口干唇燥,胃喜润恶燥,胃津不足,腐熟失职,故知饥而不欲食。胃以降为顺,胃气上逆,故干呕呃逆。阴虚则热,热蕴于胃,故心烦低热,胃津亏损不濡,肠道失润,故大便干结,气亏津少,液不上承,故舌苔红少津。

治法:滋养胃阴。

方例:益胃汤。

6. 脾与胃病辨证论治要点

(1) 脾病的虚证和实证往往相为因果,脾虚失运,水湿内留,多属本虚标实。本虚为主者,治当健脾,佐以化湿;标实为主者,则应祛湿为主,兼以运脾。

(2) 脾喜燥恶湿,故脾病与湿的关系非常密切,不论寒、热、虚、实诸证,都可出现湿的兼证,如寒证的寒湿困脾,热证的脾胃湿热,实证的水湿内停,虚证的脾不运湿……,因而治疗时应结合病情,参以燥湿、利湿、逐水、化湿之品,湿去则脾运自复。

(3) "脾宜升则健,胃宜降则和",这种生理、病理特点,可作为我们临床治疗的指导原则,我们在治疗中,健脾常配用升提药,如葛根、柴胡,健胃常配用降药,如黄连、大黄。

(4) 胃病有热象的,分阴虚和胃热两类。胃热可耗伤阴津,阴亏也可有胃火,因此胃热与伤津常互为因果,但有虚实之分,辨证还应分清主次,尤其在清热法中需注意,用芩、连苦燥之药不宜太过,苦燥太过则伤阴。

(四) 肝与胆病辨证

1. 肝的主要生理功能

(1) 肝主疏泄,指肝气具有疏通、条畅、条达的生理功能,表现在以下三个方面:

① 条畅气机(气机升降,气血运行方面)

② 条达情志(精神情绪方面)

③ 疏泄胆汁(胆汁的分泌方面)

(2) 肝藏血,指肝具有贮藏血液和调节血量这两方面的作用。唐·王冰说:"人动则血运于诸经,人静则血归于肝藏"。在《素问·宣明五气》中有"足受血而能步"、"掌受血而能握"等论述。

2. 肝的生理病理特点

(1) 肝为刚脏,肝气、肝阳常有余

肝主疏泄,又易升动躁急,故有"肝为刚脏"之称。若肝气升动太过,就会形成肝火上炎和肝风内动等,若肝的条达受抑就会形成肝气郁结,临床表现大多为实证或本虚标实,故称"肝气、肝阳常有余",这与其他脏腑的阳气在病理情况下,大多表现为不足有所不同,这是肝病的特点之一。

（2）肝喜条达,在病理情况下,极易形成肝气郁结,形成肝气郁结后,又极易影响其他脏腑、经络、器官等。

（3）肝为血海,是藏血之脏,而病理表现多为"不足",临床多见肝血虚、肝阴虚等证候,称"肝阴、肝血常不足"。正因为肝主疏泄,又藏血,因而与妇女的月经关系甚为密切,所以,后世有"肝为血海"和"女子以肝为先天"等理论。

3. 肝的实证

（1）肝气郁结

病因:①精神情志失调,影响疏泄功能:肝喜条达而恶抑郁,精神情志活动的失常(如大怒等精神刺激等),可使肝失条达而郁结为病,由精神情志失调而造成的肝气郁结,常称"因郁致病"。②病邪侵袭,影响疏泄功能,如湿热、痰浊、瘀血等侵袭肝经,造成肝的疏泄功能失常,而出现肝气郁结的病证,这是先由病邪侵袭才引起的肝气郁结,故称之为"因病致郁"。

因郁致病和因病致郁,二者之间可相互影响,并可形成恶性循环。

临床表现:情志抑郁或性情急躁,胁肋胀痛,或胸胁窜痛,口苦,吐酸或吞酸,脉弦。

证候分析:肝失疏泄,情志不畅,故见精神抑郁或性情急躁,肝经布于胸胁,肝郁气滞,则见两胁胀痛,或胸胁窜痛,肝失疏泄而影响胆气上逆,则可见口苦,甚则吐黄水,木郁生酸,故见吐酸或吞酸,弦脉主肝病。

治法:疏肝解郁。

方例:柴胡疏肝散。

肝气郁结因其影响的部位不同,可见不同的证候特点,现将常见几种介绍于下:

1）妇女可见冲任失调

因肝藏血,冲为血海,任主胞胎,奇经八脉均隶属肝肾,故肝气郁结,影响冲任二脉时,可见妇女在月经方面的病变。

临床表现:除上述肝气郁结的主证外,还有性情急躁,月经不调,痛经,闭经,经期乳房胀痛,乳房结块,小腹胀痛等。

证候分析:肝气郁结,影响冲任,故见月经失调。肝经布胸胁,循行于乳房,肝气郁结,气滞则血瘀,则见乳房胀痛结块。肝经循行小腹,气机郁滞,故见小腹胀痛。

治法:疏肝解郁,调理冲任。

方例:逍遥散。

2）肝气夹痰

痰是病理变化的产物,由于津液凝聚所致,肝气郁结,气机阻滞,津液不布,则聚而成痰,凝聚之痰随肝气上逆,可见肝气夹痰,郁结于咽部,发生"梅核气"和"瘿瘤"等证,梅核气以"气结"为主,瘿瘤以"痰结"为主。

临床表现:①梅核气,精神抑郁,胁痛,自觉喉中有物作梗,吐之不出,咽之不下,但又不妨碍饮食,检查喉部并无异常发现。②瘿瘤:颈部肿块聚而不散,按之不硬。

证候分析:痰为阴邪,凝而不散,是厥阴肝经循行于喉咙,是少阳胆经过颊下颈,肝气易升动,夹痰上逆,搏结于咽,则为梅核气,积聚于颈项,则为瘿瘤。

治法:梅核气应理气化痰;瘿瘤应理气消瘿。

方例:梅核气用半夏厚朴汤;瘿瘤用海藻玉壶汤。

在肝气郁结的病证中,还有肝气犯胃、肝气侮脾等,将在脏腑兼病辨证中讲。

治疗肝气郁结注意点:①理气不要伤阴:肝气郁结,固当疏肝理气,但理气药大都偏于香燥,如陈皮、木香、厚朴等,而香燥之品易耗阴血,对于肝阴肝血已不足的病人,可选用理气而不伤阴的药,如八月札、佛手、香附等。②既病防变:肝气郁结是肝病最常见的证候,郁久易引起血瘀癥瘕积聚,或郁而化火伤阴,以及伤胃犯脾等,治疗时应充分注意,比如理气中加以活血,以及健脾胃之品,和上面讲的理气防止伤阴一样,是防患于未然。

（2）肝火上炎

病因:①肝郁气滞,郁久化火,所谓"气有余便是火"。②风热之邪,侵犯肝经,或湿热等邪蕴久化火。

临床表现:头痛眩晕,耳鸣如潮,面红目赤,口苦咽干,胁肋灼痛,烦燥易怒,不寐或恶梦纷纭,便秘尿赤,舌质红,苔黄糙,脉弦数,或见吐血衄血。

临床表现有三个特点:①火盛于上,主要表现于头面部;②明显热象;③实证。

证候分析:肝经出前额,与督脉会于巅,故肝火上炎,可上攻于头部,出现剧烈头痛、面红等;肝开窍于目,火盛见目赤,肝主情志的条达,火旺则急躁易怒,火扰神明,则不寐或恶梦纷纭,夹胆气上溢,故口苦咽干,是少阳胆经入耳中,肝火循经上扰于耳,故见两耳鸣响如潮(这是肝火上炎耳鸣的特点),若肝火灼伤血络,迫血妄行,则见吐血衄血,肝火灼熬津液,则尿赤便秘,苔黄糙,脉弦数,均为火盛之象。

治法:清肝泻火。

方例:当归龙荟汤,龙胆泻肝汤。

（3）肝阳上亢

本证从病机来说,是阴不制阳而肝阳上亢,但肝阳上亢之证,有的并不一定有明显的阴虚症状,因此,临床上有两种情况:一是肝肾阴虚,不能制阳,引起的肝阳上亢,此属本虚标实;一是肝阳亢盛,相对而言,阴无所制,临床表现以实证为主,在辨证时要注意区别。

病因:①肝肾阴虚,不能制约肝阳,以致阳亢于上。②肝气疏泄失职,气郁化火,阳盛于上,相对肝阴不足,阴不制阳。

临床表现:头痛、晕、胀、耳鸣,胸胁胀痛,急躁易怒,脉弦有力,或见腰酸膝软,舌质红绛少苔,脉弦细数。

证候分析:阳气偏盛于上,故头晕、胀、痛并见,耳鸣如蝉,时轻时重,情绪变动更甚,胸胁胀痛,急躁易怒,为肝气不能疏泄所致,脉弦有力,为肝阳亢盛之实证,如见腰酸膝软,舌绛少苔,脉弦细数,是肝阴不足,阴不制阳而出现的本虚标实之证。

治法:阳亢于上的实证,宜平肝潜阳息风;阴虚阳亢证,宜滋阴潜阳。

方例:平肝潜阳息风用天麻钩藤饮加灵磁石、代赭石、菊花、夏枯草等;滋阴潜阳用杞菊地黄丸。

肝火上炎、肝气郁结、肝阳上亢三者的区别与联系(从病机、临床表现、治疗上分别讲述):

▲病机

区别:肝气郁结——肝失疏泄而致。

肝火上炎——情志过极化火或外邪化火。

肝阳上亢——阴阳失调,阴不制阳而致。

联系:三者互相联系,相互影响。如肝气郁结可气郁化火,气火上逆而成肝火上炎、肝阳上亢,肝火上炎易伤肝的阴血,导致肝阴不足,阴虚不能制阳而成阴虚阳亢。所以它们既是三个独立的证候,可以分别出现各种疾病,又可以是肝病由轻转重,发展的三个相联系的阶段。

▲临床表现

区别:肝气郁结——以气机失调为主(实证)。

肝火上炎——以火盛炎上为主(实证)。

肝阳上亢——以阳气上亢为主(有实证,也有本虚标实证)。

联系:因肝主疏泄、条畅情志,故临床表现都可有情志方面的病变,如郁怒、烦躁等。

▲治疗

肝气郁结——疏肝理气。

肝火上炎——清肝泻火。

肝阳上亢——平肝潜阳息风,或滋阴潜阳。

归纳、记住以下特点:郁而不舒为肝气,气郁化火为肝火。阳气上亢为肝阳,动而无制为肝风。

（4）肝风内动

肝风是内风,反映病情严重,见于疾病的严重期和晚期,"动而无制者为肝风",说明症状特点是"动",还说明病机是"无制",即"阴不制阳"。

病因:①肝阳化风,久病伤阴,阴亏不能制阳,或肝阳上亢引起相对的肝阴不足,致肝阳亢逆无制,《临证指南医案》:"风乃身中阳气之变动"。②热极生风,热邪亢盛,耗津劫血,津血两伤,筋膜失养,以致肝风内动。③血虚生风,失血或久病血虚,筋膜失养而动风。

下面分别辨证。

1）肝阳化风

临床表现:眩晕欲仆,头痛如掣,肢麻振颤,手足颤动,语言不利,步履不正,舌红,脉弦细,甚则猝然昏仆,舌强不语,口眼喎斜,半身瘫痪。

证候分析:阴不制阳,阳动为风,风邪煽动,上扰清阳,故头痛眩晕欲仆,风扰于筋故肢麻振颤,手足抖动,上盛下虚,故步履不正;肝阳亢盛,煎熬津液成痰,风火相煽,夹痰上扰,痰火蒙蔽心窍,故猝然昏倒,舌强不语;风痰窜络,气血阻滞,可见口眼喎斜,半身瘫痪,舌红,脉弦数,为阴亏阳热之象。

治法:平肝息风。

方例:天麻钩藤饮。

2）热极生风

临床表现:高热烦渴,抽搐项强,两目上翻,角弓反张;神志昏迷,舌红苔黄,脉弦数。

证候分析:高热灼伤阴液,筋脉失养,阳更亢盛,动而生风,故见抽搐项强,两目上翻,角弓反张;热盛侵入心包,则神明不宁,故昏迷,舌红苔黄,脉弦数均属热盛之象。

治法:清热息风开窍。

方例:羚羊钩藤汤加至宝丹。

3）血虚生风(虚证)

临床表现:眩晕,视物模糊,面色萎黄,肢麻或震颤,肌肉瞤动,或见皮肤瘙痒,舌淡,脉弦细。

证候分析:肝血不足,不能上荣头目,故见眩晕,视物不清,面色萎黄。肝的阴血亏耗,不能濡养筋脉皮肤,故肢麻或震颤,肌肉瞤动。皮肤瘙痒为血虚失养之证。舌淡,脉弦细均为肝血亏损之象。

治法:养血息风。

方例:补肝汤加羚羊角等。

（5）寒滞肝脉

病因:①感受寒邪,肝经气血凝滞。②饮食失节,寒湿久聚,少腹气机郁结。

临床表现:少腹痛并牵及睾丸坠胀疼痛,或阴囊收缩,受寒则甚,得热则缓,并见恶寒,舌苔白滑,脉沉弦或迟。

证候分析:肝脉绕阴器循少腹,寒入肝经,气血凝滞,热则气血流通,故遇寒痛甚,得热则缓。寒主收引,肝脉受寒,故见阴囊冷痛、收缩。舌苔白滑,脉沉弦,均为寒盛之证。

治法:暖肝散寒。

方例:暖肝煎。

（6）肝胆湿热

病因:①时邪外袭,郁而不达,内阻中焦,脾运失常,产生湿热,熏蒸肝胆。②饮食不节,嗜食肥甘酒酪,湿热内生,郁而化热,熏蒸肝胆。

临床表现:胁肋胀满疼痛,纳呆,腹胀,恶心呕吐,小便短赤或浑浊,或见黄疸,妇女可见带下黄赤,其味腥臭,外阴瘙痒,男子可见睾丸红肿,灼热疼痛,阴囊湿疹等,苔黄腻,脉弦数。

证候分析:纳呆腹胀,恶心呕吐,是肝胆湿热困阻脾胃,运化失常之证,肝经绕阴器,抵少腹,布胁肋,湿热熏蒸肝胆,肝气不能疏泄,则胁肋胀痛,胆汁失常道,进入血分,可见皮肤面目发黄;小便短赤或浑浊,妇女带下色黄臭,男子睾丸肿痛等,皆肝胆湿热,循经脉下注所致。苔黄腻,脉弦数为湿热内蒸之象。

治法:清利肝胆湿热。

方例:龙胆泻肝汤,茵陈蒿汤。

（7）胆郁痰扰

病因:多由情志郁结,气郁生痰,痰热内扰,胆失疏泄,胃失和降所致。

临床表现:头晕目眩,口苦,呕恶,烦躁不寐,惊悸不宁,胸闷善太息,舌苔黄腻,脉弦滑。

证候分析:胆之经脉上于头目,痰浊循经上扰,故眩晕;胆为清净之腑,痰热内扰,气不得宁,故烦躁不寐,惊悸不宁;痰浊阻滞,胆失疏泄,气机不畅,故胸闷喜太息;胃失和降,故泛恶作吐;舌苔滑腻,脉弦,为痰气阻遏之象。

治法:清化痰热,降逆和胃。

方例:黄连温胆汤。

4. 肝的虚证——肝血虚

病因：①生血不足，如脾胃虚弱，化源不充或先天禀赋不足。②失血过多，大出血或久病耗伤肝血。

临床表现：血虚共有证，即面色无华、眩晕、唇舌色淡、脉细；加肝经血虚症状，即目干涩、视物模糊或夜盲，肢体麻木颤动，或筋脉拘急，肌肉眴动，爪甲不荣，肌肤甲错，月经量少或经闭。

证候分析：肝血不足，不能上荣头目，故面色无华，眩晕目糊。血不养筋，则爪甲不荣。血虚动风，则肢体麻木、颤动，筋脉拘急。血海空虚，冲任失养，故经少经闭。

治法：滋补肝血。

方例：补肝汤。

5. 肝与胆病辨证要点

前面均已分别提及，不再赘述，补充两点：①肝为刚脏，性喜升发，故肝病常多阳亢的证候，肝的寒证，临床仅见寒凝少腹厥阴经脉的寒滞肝脉证。②肝气最易横逆伤脾，即"木克土"，治肝应注意扶脾，"见肝之病，知肝传脾，当先实脾"，临床常以此理论作为论治的指导。

（五）肾与膀胱病辨证

1. 肾的主要生理功能

（1）肾的主要生理功能是"藏精气"，精气是促进人体生长、发育、生殖的根本，所谓"主骨"、"生髓"也是肾的精气促进生长、发育功能的一个组成部分。

（2）肾主水，肾的气化作用在人体的水液代谢方面，起着极为重要的作用。

（3）肾主纳气，呼吸虽由肺所主，但吸入之气，必须下及于肾，由肾气为之摄纳，所以称"肺主呼气，肾主纳气"。

2. 肾与膀胱的生理病理特点

（1）肾阴和肾阳是肾脏精气功能活动对立统一的两个方面，它们都是以肾的精气作为物质基础的，所以它们两者往往可以互相影响，当肾阴虚衰到一定程度时，常常会损及肾阳，这种由阴虚而导致阳也不足者，称为"阴损及阳"。而肾阳虚衰到一定程度时，也常常损及肾阴，这种由阳虚导致阴亏者称为"阳损及阴"。无论是阴虚及阳，还是阳虚及阴，它们的结果都是阴阳俱虚，所以我们在治疗中调整肾的阴阳时，必须注意"阴阳互根"的原理，明代医家张景岳这样说过："善补阴者，必于阳中求阴"，"善补阳者，必于阴中求阳"，可见阴阳互根的辩证关系及其指导临床实践的意义。

（2）由于肾阴肾阳为各脏阴阳根本,诸脏之阴均赖肾阴以濡之,诸脏之阳又全靠肾阳以温之。故当肾阳虚和肾阴虚时,常会波及其他诸脏阴阳,而其他诸脏阴阳虚损到一定程度时,也会累及肾的阴阳,因此有"久病及肾"的说法。

（3）无论肾阴肾阳(也称元阴元阳)均宜固秘,不宜耗泄,固秘则能维持正常生理功能,一旦耗伤,则诸种病变由此而生,钱仲阳(钱乙)说的"肾无实证"有一定的道理。

（4）膀胱的生理功能是贮藏和排泄尿液,但这与肾的气化功能有密切的关系,故膀胱的病理变化,除湿热下注膀胱,从膀胱论治外。其余如尿闭、小便失禁、遗尿等均与肾的气化功能失调有关,一般都从肾论治。

3. 肾阳虚

病因:①素体阳虚,多因先天禀赋不足,或年高肾阳衰败。②久病及房劳过度损耗肾阳。

临床表现:面色㿠白,形寒肢冷,精神萎顿,腰膝酸软,舌淡苔白,脉沉细无力而两尺尤甚。

在生殖功能方面:阳痿、滑精、不育,女子则月经不调。

在气化功能方面:小便多而清长、夜尿多,或尿少尿闭、水肿。

临床特点:肾虚而有寒象。

证候分析:肾阳为全身阳气的根本,肾阳虚弱对全身的推动作用减弱,故见精神萎顿。阳虚失其温煦作用,阳气不能外达四肢,上充头面,故形寒肢冷、面色㿠白。腰为肾之府,肾主骨,肾阳不足,精髓不充,则腰酸膝软。肾藏精,主生长发育,肾阳虚衰,失其封藏固摄之权,故出现阳痿,遗精不育,及女子月经不调,不孕等。肾主一身之水液,肾阳虚衰,气化失权,可见小便多而清长,夜间多尿,或尿少水肿。舌淡,脉沉细无力均为阳虚之象。

治法:温补肾阳"热之不热,是无火也",宜"益火之源,以消阴翳"。

方例:右归丸或肾气丸。

4. 肾阴虚

病因:①素体肾亏,或久病伤阴。②恣情纵欲,房室不节,耗伤真阴。③急性热病或过服温燥劫阴之药,耗伤肾阴。

临床表现:阴虚共有症状,即潮热盗汗,咽干颧红,五心烦热;肾阴虚的个性症状,即腰膝酸软,头晕目眩,耳鸣耳聋,多梦遗精,失眠健忘,性欲亢进,或见发脱齿摇,舌尖红,脉细数。

证候分析:肾主藏精,生髓主骨,通于脑,精亏则髓减,腰为肾之府,故阴虚则腰膝酸软无力。髓海不足,则头目眩晕、健忘。虚火内扰,心神不藏,则心烦,失眠多梦。肾开窍于耳,其华在发,齿为骨之余,肾精亏损,故见耳鸣、发落、齿摇等症。相火妄动则性欲亢进。精关不固则梦遗。舌红,脉细数,为阴虚内热之象。

治法:滋补肾阴。

方例:左归饮。

5. 肾气不固

主要是肾气的固摄作用减退,而表现在生殖功能及排尿方面的异常。

病因:①年老久病,肾气衰退。②幼年肾气未充。③房事不节,损伤肾气。

临床表现:没有明显的寒象,但可稍偏于寒,除一般肾虚症状外,还有生殖功能方面的遗精、滑精、早泄等精关不固的症状。气化方面可见小便频数、清长、失禁、遗尿,尿后余沥等。

证候分析:气化之本在肾,肾气亏耗则膀胱不能固摄,故小便频数、清长、失禁、遗尿。气化不利,故尿后余沥。肾虚精关不固则遗精、滑精、早泄。腰膝酸软,为肾虚之象。

治法:补肾固摄。

方例:肾气丸加减。

6. 肾精不足

肾精不足虽有较明显的肾虚现象,但不同于肾阴虚或肾阳虚,没有较明显的热象或寒象。由于肾主骨,生髓,而脑为髓之海,骨、髓、脑都有赖于肾脏精气的充盈,才能发挥其生理功能。故肾精不足时,可出现智力减退、生殖功能衰退、骨骼发育不良等精髓不足、髓海空虚之证,所以肾精不足的临床特点,主要表现在生长发育、智力及生殖功能的障碍方面。

病因:①先天不足或后天失调,使精气来源不充。②房劳过度,耗伤肾精。③久病损伤肾精。④老年精亏。

临床表现:眩晕耳鸣,腰膝酸软,足痿无力,精神呆钝,动作迟缓、脱发、牙齿松动,性功能减退等未老先衰证候,在小儿可见生长、发育迟缓,身材矮小,智力和动作迟钝,骨骼痿弱,囟门迟闭(正常前囟在 12～18 个月闭合,后囟在 2～4 个月闭合)。

五迟五软——迟(立、行、发、齿、语),软(头、项、四肢、肌肉、口)。

证候分析:肾藏精,主骨生髓,肾精不足,则髓海空虚,脑为髓海,"髓海不足,则脑转耳鸣,腰酸,眩冒,目无所见,懈怠安卧"。"腰为肾之府",肾精亏损则腰酸。肾精虚衰,失其封藏固摄之权,故出现性功能减退现象。肾精不足则髓不养骨,故二足痿弱,囟门迟闭。肾其华在发,且齿为骨之余,故肾精不足。可见脱发、牙齿松动。肾主生长发育,肾精不足,故见小儿发育迟缓、身材矮小、智力不足、动作迟钝等。

治法:补益肾精("精不足者,补之以味",血肉有情之品即为厚味药物)。

方例:河车大造丸。

7. 膀胱湿热

病因:①外感湿热,下注膀胱。②素有脾胃湿热,蕴结膀胱。

临床表现:尿频、尿急、尿痛,尿有灼热感,或尿液浑浊,小便困难或排尿中断,尿色浑浊(膏淋),尿血(血淋),或尿中有砂石(石淋),小腹胀满,或腰部绞痛、刺痛,舌苔黄腻,脉滑数。

证候分析:湿热蕴结膀胱,气化功能受阻,故出现尿频、尿急、尿有灼热感或尿浑浊。膀胱气化不利或气滞血瘀,则有小腹部胀痛,或腰部绞痛,小便困难。湿热甚者,热伤血络,故可见血尿。湿热日久,煎熬尿中杂质,湿浊久积而成砂石,故排尿会中断,或尿中夹有砂石。苔黄腻,脉滑数,均属湿热之象。

治法:清热利湿通淋。

方例:八正散。

8. 肾与膀胱病辨证施治要点

(1) 肾内寓真阴真阳,只宜固藏,不宜泄漏,所以肾多虚证,治疗原则是"培其不足,不可伐其有余"。

肾阳虚——温补肾阳,忌凉润,忌辛散。

肾阴虚——滋补肾阴,忌辛燥,少用苦寒。

肾气不固——补肾固摄。

肾精不足——补益肾精,常配血肉有情之品。

(2) 肾为水火之宅,赵养葵:"火之有余,缘真水之不足,毫不敢去火,只需补水以配火,壮水之主,以制阳光;水之有余,缘真火之不足,亦不必泻水,就于水中补火,益火之源以消阴翳。"

(3) 肾的阴阳互根,互相影响,见阴阳俱虚时,宜阴阳双补。

(4) 肾与膀胱为表里,膀胱湿热蕴久常损及肾脏,而肾虚之人,气化失职,亦易导致膀胱湿热内留,因而两者常互为因果,互相影响,当分别缓急、主次而治之。

(六) 脏腑兼病辨证

脏腑之间在生理活动中密切联系,共同维持着人体的生命活动。因而在病理变化中也常相互影响,出现脏病及脏、脏病及腑、腑病及脏、腑病及腑的证候。凡两个以上脏器相继或同时发病的,即为脏腑兼病,脏腑兼病比较复杂,并且是在不断地变化着,这里介绍常见的几个证候类型。

1. 心肾不交

在生理情况下,心位于上而主火,肾位于下而主水,心阳必须下降于肾,以温肾水,肾阴必须上济于心,以养心火,这样心肾相交,水火既济,从而维持着心肾的生理功能。如果肾阴不足,不能上济心火,可使心火独亢,或心火上炎,不能下交于肾,这样心肾阴阳水火失去了协调既济的关系,便成心肾不交之证。

病因:①思虑劳心,恣情纵欲,久病劳倦,损伤心肾。②邪热内侵,五志化火,导致心火亢盛,下及肾阴,以致水火不能相济,心肾不能相交。

临床表现:虚烦不眠,心悸健忘,情绪容易激动,头晕耳鸣,腰膝酸软,梦遗,舌红,脉细数,或见咽干,潮热盗汗。

证候分析:肾水不升,心火无制,虚火内扰,心神不藏,故见虚烦不眠,心悸,情绪易激动。肾精亏虚,骨髓不充,头目失养,故见头目眩晕,健忘,腰膝酸软。肾阴不足,相火妄动,故梦遗。阴虚火旺,故咽干,潮热盗汗。舌红,脉细数,为阴虚内热之象。

治法:交通心肾,滋肾养心。

方例:黄连阿胶汤,交泰丸。

2. 心肾阳虚

心肾之阳,君相之火也,两者协调共济,心阳温煦脏腑,运行血脉,气化津液,故心肾阳虚,常表现为阴寒内盛,血行瘀滞,水气停蓄。

病因:①劳倦内伤,耗伤心肾之阳。②久病不愈,耗伤心肾。③外感邪热,稽留过久,内伤心肾之阳。

临床表现:形寒肢冷,心悸怔忡,尿少身肿,甚则唇甲青紫,舌质青紫黯淡,或胖嫩,苔白滑,脉沉微,甚则欲绝。

证候分析:阳衰不能温养形体,则形寒肢冷。心肾阳虚,气化失司,水气内停,故尿少。泛滥肌肤则浮肿,水气凌心则心悸怔忡。甚则运血无力,血行瘀阻,故唇甲青紫,舌质黯淡青紫。水湿内停,故苔白滑,阳虚故舌胖嫩。脉沉微,甚则欲绝,为阳虚不足甚至衰竭之象。

治法:温补心肾。

方例:温阳利水可用真武汤。浮肿不甚的,益气温阳用保元汤。

3. 肺肾气虚(肾不纳气)

肺司呼吸,主一身之气,但肺气必须与肾脏的精气相结合,才能化生为人体的真气,故称"肺为气之主,肾为气之根"。因此,呼吸虽为肺的功能,但亦与肾气有关,只有肾气充足,才能摄纳呼吸之气,而为一身之用,这种作用称为"肾主纳气"。肺主呼吸,肾主纳气,二脏协同,才能维持人体功能正常。

如果肾的精气不足,不能纳气,吸入之气不能下纳于肾,上浮壅滞于肺而喘,因其病本在肾,故称"肾不纳气"。

病因:①喘咳日久,劳伤肾气。②肾气素亏,摄纳失权。

临床表现:呼多吸少,喘促短气,动则尤甚,声低气怯,偏于阳虚甚或阳气欲脱者,兼见肢冷面青,自汗遗溺,舌淡胖嫩,甚或冷汗淋漓,脉象虚浮无根。偏于阴虚而阴不敛阳者,则兼见面赤躁扰,咽干口燥,舌红,脉细数等证。

证候分析:肺肾气虚,气不归元,肾失摄纳,故呼多吸少,喘促短气,动则尤甚,肺虚则宗气亦微,故声低气怯,气虚卫阳不固,故常自汗出。膀胱失约,则尿随咳出,或遗溺失禁。阳虚不能温煦,故肢冷、面青、舌淡。阳气欲脱,则冷汗淋漓。气浮于外,故脉来虚浮无根。若阴液亏虚,则阴不敛阳,阳亢于上,故面赤躁扰,口燥咽干,舌红脉细数。

治法:补肾纳气。

方例:偏于阳虚的,用肾气丸合人参胡桃汤,以温阳纳气;偏于阴虚的,用七味都气丸合生脉散,以滋阴纳气。

4. 肺肾阴虚

肺肾阴津互相滋养,称谓"金水相生",肾阴为一身阴液之根本,肺肾阴虚,失其滋润,则燥热内生,肺失清肃。

病因:①肺虚及肾:久咳耗伤肺津,进而损及肾阴。②肾虚及肺:肾阴亏损,不能上滋肺津,或肾阴亏损,虚火上炎,煎灼肺津。

临床表现:肺阴虚:咳嗽痰少或痰中带血,口燥咽干,或声音嘶哑,甚则失音。

肾虚火旺:腰膝酸软,虚烦少寐,骨蒸潮热,颧红盗汗,男子遗精,女子月经不调,舌红少苔,脉细数。

证候分析:阴虚津少,肺失清肃,故干咳少痰,口燥咽干。"金破不鸣"故音哑。虚火上炎,灼伤肺络,故咳血或痰中带血。肾阴亏于下,故腰膝酸软,男子遗精,女子月经不调。虚火扰于上,故虚烦少寐,骨蒸潮热,颧红盗汗。舌红少苔,脉细数,均为阴虚火旺之象。

治法:润补肺肾,养阴清热。

方例:肺阴虚明显的,可用百合固金汤;肾阴虚明显的,可用麦味地黄丸。

5. 肝肾阴虚

肝藏血,肾藏精,肾精与肝血的关系是互相滋生的,故有"肝肾同源"的说法;肾主藏精,宜固藏不宜泄泻,故肾精易于亏耗,肝为刚脏,体阴而用阳,易升易动,故肝阴亦易伤,所以肝肾同病的病变,多为"肝肾阴虚"。

病因:①七情内伤,劳伤精血。②久病耗损肝肾之阴。

临床表现:头晕目眩,健忘失眠,耳鸣如蝉,咽干口燥,胁痛,腰膝酸软,五心烦热,颧红盗汗,男子遗精,女子月经不调,舌红少苔,脉细数。

证候分析:肝肾阴虚,阴不制阳,虚火上炎,故见头目眩晕、耳鸣咽干、颧红盗汗等阴虚阳亢的症状。女子如冲任不调,可致月经不调。肝阴不足,经脉失养,故胁痛。肾亏髓虚,故腰膝酸软。虚火内生,扰动精室,故男子可见遗精,五心烦热,盗汗。舌红无苔,脉细数,均为阴虚内热之证。

治法:滋补肝肾。

方例:六味地黄丸,杞菊地黄丸。

6. 脾肾阳虚

肾为先天之本,脾为后天之本,脾的运化功能须得命门之火的温助。而肾所藏之精,亦必须有脾转输之精充养,肾阳虚衰,可影响脾阳,脾阳不足不能运化精微,肾失充养,亦可导致肾阳虚弱。

病因:①素体先天阳气不足,或年高肾阳亏损,影响脾阳。②脾阳虚衰病久伤肾,如水邪内聚,久泄不止的脾阳不足,久则导致肾阳虚衰。

临床表现:下利清谷,或五更泄泻,或面浮肢肿,小便不利,甚则水臌胀满,伴见形寒肢冷,面色㿠白,腰膝或小腹冷痛,舌质淡嫩,苔白滑,脉沉弱。

证候分析:脾阳虚,水谷无阳以温化,则下利清谷。脾阳虚水谷不化,肾阳虚不能外应少阳升发之气,则五更泄。脾阳虚不能运化水湿,肾气虚气化失司,水邪内聚,故面浮肢肿,小便不利,水臌胀满。形寒肢冷,舌质淡嫩,脉沉弱,均为阳虚的见证。

治法:温补脾肾。

方例:四神丸。

7. 心肺气虚

肺主一身之气,心主一身之血,两脏相互配合,保证了气血正常运行,维持人体各组织、器官的新陈代谢。气为阳,血的运行需赖气的推动,气也必须得到血的运载,才能输布到全身。"肺朝百脉",说明心主血脉必朝会于肺,肺与心,气与血,是相互依存的,此外,宗气有助心气推动血液运行的作用,而宗气合成于肺。所以在病理上,心肺气虚常可相互影响,肺气虚日久,宗气不足,可以导致心气虚,反之心气不足,血液运行无力,不能充分朝会于肺,又可导致肺气虚。

病因:①劳倦过度,耗伤心肺之气。②久咳肺虚,致使心脉内宗气不足,久则心气亦衰。③心气不足,运血无力,致使血运不畅,阻滞肺脉以致肺气日衰。

本证由于肺气虚,不能宣降,易生痰停水,心气虚不能运血,易产生瘀血,所以通常所见多为本虚标实之证。

临床表现:心悸气短,咳喘少气,吐稀白痰涎,胸满憋闷,自汗乏力,动则更甚,面色㿠白或黯滞,甚者可见口唇青紫,舌质黯淡或见瘀斑,脉细弱。

证候分析:心肺气虚,鼓动血行之力不足,故心悸。肺气虚不足以息,故气短少气。肺气虚津液不布,故咳吐稀白痰涎。肺失肃降,气逆于上,故咳喘、胸闷憋气。气虚不足,肌表不固,故乏力自汗。动则气耗,故动则更甚。气血不荣,故面色㿠白或晦黯。血行瘀滞,可见口唇青紫、舌有瘀斑。脉细弱为气虚之象。

治法:补益心肺。

方例:保元汤。

8. 脾肺气虚

"脾为生气之源,肺为主气之枢"、"脾气散精上归于肺"。肺气需赖脾所转输的水谷精气的供给充实,脾转输饮食精气,也必须赖肺的布散作用,才能运行全身。

脾肺之气均不足,则水津无以散布,痰湿内生,故有"脾为生痰之源,肺为储痰之器"的说法。

病因:①脾气虚损,不能散精上归于肺,肺气因之而虚损。②脾虚生湿,聚为痰浊,湿痰阻肺,使肺气不能宣降,久则导致肺气虚损,而成虚实夹杂之证。③久咳肺虚,肺失宣降,津气不布,以致脾失濡养,导致脾气亦虚。

临床表现:久咳不已,咳喘痰多而稀白,短气乏力,食欲不振,腹胀便溏,甚则面浮足肿,舌淡苔白,脉细弱。

证候分析:肺虚宣降失常,津液不布,脾虚痰浊内生,故见久咳不已,咳吐稀白痰。肺虚不足以息,故气短。脾虚精气不及于四肢肌肉,故乏力。脾气不足,运化失常,故食欲不振,腹胀,便溏。脾不运湿,肺不通调宣降,水湿泛滥,故面浮足肿。

治法:补脾益肺,温化痰湿。

方例:痰湿不重的,以补气为主,参苓白术散;痰湿重的,以益气化痰为主,六君子汤。

9. 肝脾不调

脾主运化,肝主疏泄,脾得肝之疏泄,运化功能才能健旺,即所谓"土得木而达",肝得脾所输布的饮食精微滋养以后,疏泄功能才能正常,即所谓"木赖土以培之",在病理上二者互相影响。

病因:①郁怒伤肝,肝气郁结,疏泄失职,影响气机不调,致使脾气壅郁,运化失常。②饮食劳倦伤脾,脾虚湿蕴,土壅木郁,致使肝失疏泄。

临床表现:胸胁胀满疼痛,善太息,精神抑郁或性情急躁,纳食减少,腹胀便溏,或大便不调,肠鸣矢气,或腹痛泄泻,苔白,脉弦。

证候分析:肝失疏泄,经气阻滞,故胸胁胀满疼痛。肝喜条达而恶抑郁,肝气郁结,气机不畅,故精神抑郁,以叹息为快。气郁不舒,肝失条达之性,故性情多急躁。脾失健运,故纳食减少,腹胀便溏,或大便不调。肝郁气滞,脾气不和,故肠鸣矢气,或腹痛泄泻。

治法:疏肝健脾。

方例:逍遥散。腹痛泄泻为主的用痛泻要方。

10. 肝胃不和

肝胃不和亦称"肝气犯胃"。肝主疏泄,胃主受纳与和降,肝气得疏则胃气得降,肝不疏泄,可引起胃不和降。

病因:情志不舒,肝气郁结,进而犯胃。

临床表现:胃脘胀痛,连及两胁,呃逆嗳气,吞酸嘈杂,郁闷或烦躁易怒,常因情志不遂而发作,舌苔薄黄,脉弦。

证候分析:肝郁气滞,经气不利,故胸胁胀痛。肝气犯胃,气滞于胃脘,故胃脘胀痛连及两胁。胃失和降,故呃逆嗳气。木郁生酸,故吞酸嘈杂,舌见薄黄苔。

治法:疏肝和胃。

方例:柴胡疏肝散合左金丸。

11. 心脾两虚

心主血,脾统血,脾为气血生化之源,脾主运化,脾的运化功能需心血的濡养与心阳的推动,心血的生成又赖脾所运化的饮食精微供给,心与脾二者相互资生,相互为用,脾气健旺,统血功能正常,则心血方能正常循环运行而不致外逸。

心脾两虚,实际上是心血虚和脾气虚并见之证。

病因:①饮食不节或病后失调,损伤脾气,脾虚不运,生血不足,导致心血亏耗。②思虑劳心过度,心血暗耗,或慢性出血,心血亏损,血不养脾,以致脾气虚衰。

临床表现:心悸怔忡,失眠多梦,面色萎黄,纳食减少,倦怠无力,时或食后腹胀,大便稀溏,还可有皮下出血,月经色淡量多,崩漏,或经少经闭等症,舌质淡嫩,苔白,脉细弱。

证候分析:心血不足,血不养神,神不安藏,故见心悸怔忡,失眠多梦。血不上荣于面,故面色萎黄。脾虚不运,故见食少,倦怠,腹胀便溏。如脾气虚不能统血,则见皮下出血,月经不调。舌、脉均为气血不足之象。

治法:补益心脾(补心血益脾气)。

方例:归脾汤。

12. 肝火犯肺

肝位于下焦,主气之升发;肺位最高,主气之肃降。肝气升与肺气降相互制约,互相配合,是人体气机升降的重要组成部分。若肝气郁结,气郁化火,火灼肺金,可使肺失清肃,称"木火刑金"。若肺气失宣,郁闷不畅,可使肝气抑郁,称"金实克木"。

病因:①情志郁结,气郁化火,上犯于肺。②邪热蕴结肝经,上犯于肺。③悲忧伤肺,肺气失宣,影响气机条达,致使肝郁化火,进而伤肺。

临床表现:胸胁灼痛,急躁易怒,头晕目赤,烦热口苦,咳嗽阵作,甚则咳血,舌红苔薄黄,脉弦数。其中以咳嗽,咳引胸胁痛,心烦口苦,常随情绪而波动为特征。

证候分析:胸胁疼痛,急躁易怒,烦热口苦,头目眩晕,均为肝火上炎之症。火灼肺阴,肺失肃降,故见咳嗽阵作。如火热灼伤肺络,则见咳血。舌红,脉弦数,均为肝火内盛之象。

治法:清肝泻肺。

方例:黛蛤散合泻白散。

13. 脏腑兼病辨证施治要点

(1) 脏腑兼病是比较复杂的病理变化,但它仍是以藏象学说为基础的。脏与脏,脏与腑生理上的联系,有一定的规律可循。其联系不外乎经络表里关系、气血关系、阴阳关系、五行相生相克关系等。教材上列举了十二种常见病证,实际临床上病证复杂得多,掌握脏腑兼病辨证的要点,就是必须熟悉脏与脏、脏与腑、腑与腑之间各种生理上的联系。

(2) 学习脏腑兼病的辨证时,突出反映了前面学过的五行学说在中医学中的运用,如肝脾不调为木旺侮土,肝火犯肺是木火刑金,肝肾阴虚是水不涵木等。

六、脏腑辨证总结

到此,我们已经学完了脏腑辨证,下面再一起复习总结一下。

1. 脏腑辨证的概念

脏腑辨证,是根据四诊所收集的资料,运用藏象学说的理论,来分析脏腑病变的规律,辨明脏腑病变的病因、病位、病性以及正邪斗争的情况,从而为临床诊治奠定基础的一种辨证方法。

2. 脏腑辨证是其他各种辨证方法的基础

脏腑辨证与八纲辨证是共性与个性的关系,没有个性就谈不上共性,与气血津液辨证是互相联系,互为补充的,与外感热病辨证,也是异中有同。每一种辨证方法,都离不开分析脏腑、气血津液的生理、病理变化,所以,脏腑辨证是各种辨证的基础。

3. 辨证论治注意点

除了前面各脏腑分别已论述的要点外,还要巩固以下几个观点:

(1) 整体观念:脏腑辨证这一节较具体地体现了整体观念,所以我们不仅要熟悉、掌握各脏各腑单独的病变规律,还要考虑到它们的互相影响和互相转化,方能全面、正确地认识疾病,治疗疾病。

(2) 以脏为主:以脏为主,这也是中医藏象学说的特点,认为腑的功能多归于脏所主持,往往症状虽出现于腑,而根本问题在脏。例如:小肠虚寒,不能分清泌浊,其主要原因乃在于脾虚不能运化水湿,膀胱气化失常,多责之于肾气之虚等,所以本节辨证是详于脏而略于腑。

(3) 气、血、津液是脏腑功能活动的物质基础:每一脏、腑的病变,都离不开气、血、津液的盛衰变化,因此辨证时要充分注意物质基础的情况,虚则补之,实则泻之。

(4) 重点掌握证候分析:上述脏腑辨证主要是强调证候,因为只有证候才是辨证、治疗的依据,证候是由各个症状组成的,对一组证候的每个症状进行分析、归纳、综合,叫证候分析,要重点掌握证候分析,才能从千变万化的证情中找出规律性的东西来。

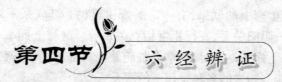

第四节　六经辨证

一、概说

六经辨证是用于外感病最早的一种辨证方法,是后汉医家张仲景在《素问·热论》六经分证(只作为分证的纲领,未具体论治,仅论述了六经的实热证,未论及六经的虚寒证)的基础上,总结了汉代以前治疗外感病的经验,同时又结合自己的临床实践而创立的,详见张仲景所著《伤寒杂病论》一书中。

《伤寒杂病论》原包括伤寒与杂病两部分,约成书于公元 3 世纪初(公元 200—210 年)。东汉末年,由于封建割据,战乱纷起,以致原书散失不全,后经西晋王叔和将原书伤寒部分整理为《伤寒论》,其中杂病部分至宋代才被整理为《金匮要略》一书,分别流传至今。因而《伤寒论》就成为我国最早系统论述外感病辨证论治的专书。

《伤寒论》一书,原文共 397 条(亦称 397 法),113 方,较详细地论述了外感病发生、发展与变化的规律,系统地提出了六经辨证纲领,建立了辨证论治的完整体系,在我国医学发展史上起到了承前启后的作用。

(一) 六经辨证的概念

已知六经辨证内容出自《伤寒论》一书,但什么是六经? 六经病证与六经辨证是什么关系?

六经,是指太阳、少阳、阳明、太阴、少阴、厥阴六种经脉的名称。

六经病证,是指病邪侵犯到上述三阳经三阴经后所出现的不同证候。

六经辨证,就是将外感病发生、发展、变化的病理过程中,或者是不同阶段所表现的各种不同的证候,进行分析综合,提纲挈领地归纳为三阳证(太阳证、少阳证、阳明证)、三阴证(太阴证、少阴证、厥阴证)六类证候,从而指导临床治疗的一种辨证方法。通过这种分析归纳,借以说明外感病不同阶段的病变部位、病情性质、邪正消长情况,以及病势的进退缓急等。

(二) 六经辨证与八纲辨证、脏腑辨证的关系

前面学过八纲辨证及脏腑辨证,已知八纲是各种辨证的总纲,脏腑辨证是各种辨证的基础,那么六经辨证与八纲、脏腑辨证究竟有何关系?

1. 六经辨证与八纲辨证的关系

《伤寒论》六经辨证,虽无八纲之名,但是六经辨证却无不贯穿着八纲的内容。已知六经辨证就是根据外感病不同阶段的病变部位、寒热性质,以及正邪消长等情况不同,以阴阳为纲而划分为六类不同证候的。从总的方面看,三阳病是外感病的初期或中期,为"邪气盛则实"的阶段,多属表证、热证、实证、阳证,而三阴病则是外感病的较后期,为"精气夺则虚"的阶段,多属里证、虚证、寒证、阴证。具体而论,太阳病是邪在肌表,正邪抗争于表,属表、寒、实证;阳明病为邪已化热入里,正邪交争之极盛阶段,属里、实、热证;少阳病为邪在半表半里,属阳证;而三阴病均指邪已深入,正气亏虚,抗病力弱的表现,故属里、虚、寒证(当然也有虚热证),因此说六经辨证已突出了八纲的内容,或者说六经辨证是以六经为纲,运用了表、里、寒、热、虚、实、阴、阳来分析外感病发生、发展不同阶段病理机转的一种辨证方法。

2. 六经辨证与脏腑辨证的关系

六经辨证虽然主要是运用于外感病辨证的一种方法,但是《伤寒论》的六经,却有机地联系了脏腑经络的生理病理。生理上,经络内连脏腑,沟通人体上下内外,因此,六经证候就是六经经络及其所系脏腑病变的反映,也就是说,六经证候的产生,是以脏腑、经络作为生理病理基础的。如三阳病证,就

243

包括有经络的病状和相关腑的病证,尤其是三阴病证,主要就是表现为相关脏的病理变化,因此,六经病证,有经证、腑证之分。举例而言,三阳病之太阳病,因为太阳经内属膀胱,其经脉循于项背,上额交巅,故其经证就表现有头项强痛等,其腑证就可表现为膀胱的气化失常而出现膀胱蓄水证。再如三阴病之少阴病,因为少阴内属心肾二脏,故其病变主要表现为心肾阳虚或心肾不交等。由此可见,六经辨证不仅是指六类经络的病证,而是包括脏腑经络的病变在内。可以说,六经辨证是与脏腑辨证不可分割的。

总而言之,六经辨证是以脏腑经络生理病理为理论基础,以阴、阳、表、里、寒、热、虚、实为具体内容,又主要适用于外感病辨证的一种辨证纲领。

(三)六经的"传变""合病""并病"及"直中"

所谓"传变",传指传经,变指变化。

任何疾病都不是孤立不变的,尤其是外感病,在发生发展过程中的病情变化尤其显著,并且其变化常有一定的阶段性和规律性。因此,六经辨证运用于外感病辨证不仅是为了单纯类证,更重要的是要说明其相互联系的规律。故六经病证,既可单独出现,也可二经或三经病证合并出现,并可由这一经传变到另一经。其中两经或三经同时发病,没有先后次第的,谓之"合病",合病多属原发,其势多急骤,临床有二阳或三阳合病的不同;一经病证未罢,而另一经病证又见,有先后次第之分者,谓之"并病"。并病多属继发,其势较缓,临床有太阳和少阳并病,太阳与阳明并病;如果外邪不经三阳,而直中三阴者,谓之"直中"。由这一经传变到另一经,前一经证已罢,而另一经证又见的,谓之"传经"。

传经的规律主要有三种:

1. 循经传,即病邪按照六经顺序传变,如:

$$太阳 \longrightarrow 阳明 \longrightarrow 少阳 \longrightarrow 太阴 \longrightarrow 少阴 \longrightarrow 厥阴$$

2. 越经传,即不按六经顺序而越经相传,如:

$$太阳 \dashrightarrow 阳明 \dashrightarrow 少阳 \dashrightarrow 三阴$$

3. 表里传,指表里两经相传,如:

$$太阳 \longleftrightarrow 少阴;阳明 \longleftrightarrow 太阴;少阳 \longleftrightarrow 厥阴$$

其传变与否,主要取决于以下几方面的条件:

1. 邪正斗争力量的对比。若正气充足,抗邪有力,则不传;若正不胜邪,则病邪内传,即内因是变化的根据。

2. 经气本身的虚实。虚则受邪,实则不易受邪。故《内经》说:"邪之所凑,其气必虚"。

244

3. 治疗是否恰当。若误治之后，正气受损则病邪内传，如太阳证误、或误下之后，伤津耗液，而致阳气亢盛，邪热入里，则易内传阳明，或过汗伤阳，以致邪陷少阴。

（四）治疗原则

一般来说，三阳病多属正盛邪实，三阴病多属正气已衰。所以病在三阳，邪浅正盛，病情较轻，治以祛邪为主。其中，病在太阳宜发汗解表，病在阳明宜清泄里热，病在少阳宜和解表里。病入三阴，邪深正衰，病情深重，治宜扶正为主。其中，病在太阴宜温里散寒；病在少阴宜扶阳育阴；病在厥阴，热者宜清，寒者宜温。

二、六经病证治

（一）太阳病证治

太阳主一身之表，在表的气血为太阳经所主，所以太阳统摄在表的营卫。太阳经气充沛，营卫和调，则卫外功能强盛，能抗御外邪的侵袭。如果经气虚弱，或风寒邪气过盛，就会侵犯人体而发病。一旦风寒入侵，正邪斗争于表，在表的营卫失和，便发生太阳病证。因此，凡风寒外邪客于肌表，营卫失和，可表现的轻浅证候，称为太阳病。

太阳病分经证与腑证两类。

1. 太阳经证

太阳经证指邪在体表的风寒表证。

临床表现：恶寒，或已发热，或未发热，头项强痛，舌苔薄白，脉浮。

证候分析：风寒之邪外来，卫阳被遏，故恶寒；正气抗邪外出，故发热；一般来说，恶寒甚于发热，虽然寒邪束表，卫阳被郁，可暂不发热，但是太阳病发热又是势所必然的，是太阳膀胱经起于目内眦，上额交巅，循项下脊，邪伤太阳，经气不足，故头项强痛；正邪斗争于表，气血充盛于外，故脉浮；苔薄主表，白主寒，故舌苔薄白为表寒证的见证。上述症状是太阳表证的共有见证，它具有辨太阳证的纲领意义，故称为太阳病的总纲。

由于风寒之邪的偏盛，以及人体素质的差异，因而太阳经证又分太阳中风与太阳伤寒两种类型。

（1）太阳中风证（风寒表虚证）

这里的中风与脑血管意外的猝然倒地，人事不省的中风，名同而实异。

临床表现：发热，汗出，恶风，头痛，或鼻鸣干呕，脉浮缓。

证候分析：风邪袭表，卫阳抗邪盛于表，卫强则发热；风为阳邪，其性开泄，故风邪袭表则肌腠疏松，同时卫强则营弱，营阴虚弱不能内守，故汗出；汗出表疏,故见风自恶;风邪侵犯太阳,经气被阻,转输不利,故头痛;邪袭肌表,肺胃之气不利,见鼻鸣干呕;脉浮为正邪斗争于表,缓为表气松缓之象。

治法:解肌祛风,调和营卫。

主方:桂枝汤,水煎服。服后喝开水或少量热稀粥,以助药力,冬季须盖被保温,使出微汗,以鼓邪出,但汗出不宜过多,以免因汗出过多而伤阳耗津。

兼证:

① 兼项背强几几证(兼太阳经输不利)

项背强几几是指项背拘急,俯仰不自如之状。系风邪入侵太阳经输,以致经气不利,阻碍津液运行,经脉失养而成。

治以桂枝汤加葛根以舒经利气,升布津液。

② 兼喘证(兼肺气上逆)

指素有喘疾,复感风邪而发,或表邪不解,内迫于肺,以致肺气上逆而喘。

治以桂枝汤加厚朴宽胸降气,杏仁止咳平喘。

(2) 太阳伤寒证(风寒表实证)

临床表现:恶寒,发热,无汗,头身疼痛,或见气喘,脉浮紧。

证候分析:风寒束表,卫阳阻遏,故恶寒,正气奋起抗邪则发热;寒为阴邪,以致太阳经气痹阻,故见头身疼痛;寒主收引,毛窍闭塞,故无汗;肺合皮毛,皮毛闭塞则肺气不得宣降,故或作喘;邪在表则脉浮,寒邪紧束故脉紧。

治法:辛温发汗。

主方:麻黄汤,水煎服,服后取微汗。

兼证:

① 兼项背强几几证(兼太阳经输不利)

项背强几几系寒邪入侵太阳经输,以致经气不利,津液不布,经脉失养所致。

治以麻黄汤加葛根舒经利气,升布津液。

② 外寒内饮证(兼内饮)

即兼有咳喘、咯痰稀白等。系太阳表邪不解,且内有寒饮,以致内外合邪,肺失宣降而咳喘、咯稀白痰。

治以散寒除饮之小青龙汤。

③ 外寒内热(兼内热)

指太阳伤寒兼烦躁。系寒邪束表,阳气内郁,不得透发,或素体内有郁热,而复感寒邪所致。

治以解表清里之大青龙汤。

太阳中风证与太阳伤寒证的鉴别:中风者,恶风,有汗,脉浮缓,解表和营桂枝汤;伤寒者,恶寒,无汗,脉浮紧,解表发汗麻黄汤。

2. 太阳腑证

主要系太阳经证不解,病邪随经入腑,以致膀胱气化失职所致。这里只讲蓄水证。

蓄水证

邪在膀胱气分,气化功能失调,水液代谢障碍,则成膀胱蓄水证。

临床表现:发热,汗出,烦渴,或渴欲饮水,水入即吐,小便不利,脉浮。

证候分析:发热、汗出、脉浮为太阳表证未解,邪入膀胱腑,以致气化失常而水饮内停,水热互结,故烦渴;水饮内停,气化失司,以致气不化津,津不上润,故口渴欲饮;内有停水,饮水则停水更甚,故水相格拒而水入即吐;气化不利,水液不得下行,故小便不利。

治法:通阳行水,外疏内利。

主方:五苓散。

(二)阳明病证治

阳明病,是邪传入里,阳气亢奋,邪热炽盛,伤津成实之极期阶段,属里热实证。

本证的成因:①为太阳病不解,寒邪化热入里,内传阳明。②由于太阳、少阳病误治之后,伤津助热而成。③是阳气素旺,热邪直入本经,而致本经自病。

阳明病也有经证、腑证之分。

1. 阳明经证

临床表现:身大热,大汗出,口大渴,心烦,舌苔黄燥,脉洪大。一般称为"四大证"。

证候分析:邪热郁于阳明气分,热势弥漫全身,故身大热;热迫津液外泄,故见大汗出;热盛伤津,故口大渴;热扰心神,故心烦;热迫血妄行,气盛血涌,故脉洪大;舌苔黄燥,是为热盛津伤之证。

治法:清热生津。

主方:白虎汤。水煎至米熟汤成,去渣温服。

2. 阳明腑证

阳明腑病为邪热结于胃肠,耗伤津液,热邪与糟粕燥结成实之证,病位主要在大肠。

临床表现:身热或日晡潮热,汗出,大便秘结,腹满疼痛拒按,烦躁,神昏谵语,甚至循衣摸床,或惕而不安,脉沉实有力,舌苔黄燥,或焦黄起芒刺。一般概括为"痞、满、燥、实、坚"五大证。

证候分析:由于燥屎内结在肠,故大便秘结不通;燥屎硬结,腑气不通,故腹满痛而拒按；热邪充斥，故身热，或日晡潮热，汗出；热扰神明故烦躁，神昏谵语，甚至循衣摸床，惕而不安；舌苔黄燥，或焦黄起刺，脉沉实有力，皆为燥热内结之候。

治法：泻热攻下。

主方：三承气汤。

痞、满、燥、坚、实五症俱备者，主以大承气汤急下存阴。

仅见痞、满、实，而燥、坚不明显者，主以小承气汤。

腑实轻证或痞、满不甚者，主以调胃承气汤。

（三）少阳病证治

少阳病证是邪热郁在足少阳胆经，病位在胸胁，为"半表半里证"。

本证的成因：①他经病不愈传变而来，以太阳传来者为多见。②肝胆经气不足，邪热直入本经。

因本证多经腑同病，故无经、腑证之分。

临床表现：口苦，咽干，目眩，往来寒热，胸胁苦满，嘿嘿不欲食，心烦喜呕，脉弦。

证候分析：肝胆相表里，热郁肝胆，胆气上逆则口苦；热耗津伤则咽干；目为肝窍，邪热上冲故目眩。这三个症状，一般称之为少阳病的提纲。

邪在半表半里，正邪相争，邪郁则寒，正气抗邪则热，故往来寒热；少阳经脉布胁肋，病则经气不利，故胸胁苦满；胆附于肝，胆病则肝气疏泄不畅，故见嘿嘿（同默默）不欲食；少阳火热内郁，故心烦，胆胃不和，胃气上逆则作呕；弦脉是主肝胆之病。

治法：和解少阳。

主方：小柴胡汤。

（四）太阴病证治

太阴病是中焦阳虚气衰，寒湿不化，脾胃功能衰减的证候，为三阴病之较轻者。

本证的成因：①三阳病失治，或误治，损伤脾阳。②外邪直中太阴。③过食生冷，过用寒凉药及久病失养所致。

因此，太阴病不仅外感病可见，在内伤杂病中亦十分常见。

临床表现：腹满呕吐，食欲不振，腹泻时痛，喜温喜按，口不渴，舌淡苔白，脉迟或缓。

证候分析：腹部胀满疼痛，是阳明、太阴病共有症状，但阳明病为燥屎内结，故腹满痛为持续性而拒按，大便秘结不通，属里实热证；而太阴病为阳虚不能健运，故腹满时减，腹阵痛而喜温喜按，大便溏泄，或见不消化食物，属里

248

虚寒证,故有"实则阳明,虚则太阴"之说。脾胃为寒湿所困,脾气不升则腹泻,胃气不降则呕吐。脾胃气虚,故食欲不振,口不渴。舌淡苔白、脉沉或缓等均为虚寒之象。

治法:温中散寒。

主方:理中汤。如见形寒、肢冷等阳虚寒甚的,可加熟附子。

(五) 少阴病证治

少阴病,是心肾功能衰减的证候。心肾为水火阴阳之脏,心属火为阳脏,肾属水为阴脏,故邪犯少阴,既可从阴化寒,也可从阳化热,所以少阴证有寒化证和热化证的不同。

本证的成因:①太阳病失治或误治,所谓"实则太阳,虚则少阴"。②太阴病进一步发展。③外邪直中少阴。

1. 少阴寒化证

临床表现:恶寒蜷卧,精神萎靡,手足厥冷,下利清谷,口不渴或渴喜热饮,小便清,舌淡苔白,脉沉微。

证候分析:"无热恶寒者,发于阴也"。阳气不足,不能温煦肢体,故恶寒蜷卧,手足厥冷;心肾阳虚,功能衰退,故精神萎靡;阳虚内寒,脾阳不运,故下利清谷;口不渴或渴喜热饮;小便清,舌淡苔白,脉沉微,皆为阳衰里寒之证。

治法:温里驱寒。

主方:四逆汤。阳衰极甚,如手足逆冷,脉微欲绝者,当回阳救逆,如通脉四逆汤等。若阳虚水泛,见小便不利,心悸头眩,肢体沉重或水肿等,当温阳利水,如真武汤。

2. 少阴热化证

为邪伤心肾之阴,邪从热化,阴虚阳亢证。

临床表现:心烦不得眠,口燥,咽干,小便黄,舌红少津,脉细数。

证候分析:肾水不能上济心阴,心火无制,故咽干、口燥,心烦不眠,余证皆为阴虚火旺之候。

治法:滋阴泻火。

主方:黄连阿胶汤。若阴虚水热互结,致咳而呕渴,小便不利者,宜育阴清热利水之猪苓汤。

(六) 厥阴病证治

厥阴病证,是阴证的极期阶段,可谓"三阴交尽,名曰厥阴","阴尽阳生",所以厥阴是阴之尽、阳之始。厥阴病证,不是寒极,就是热极,寒极生热,热极生寒。若阴寒内盛而转衰,阳气由衰而复,则病情好转;若阴寒盛极,阳气不续而先绝,则病亡;若阴寒虽盛,但阳气来复,与之相争,则成阴阳对峙,寒热

249

错杂的证候。

厥阴病的证候很多,也很复杂,这里简介三个厥证。

何谓厥证?

《伤寒论》说:"凡厥者,阴阳之气不相顺接便为厥,厥者手足厥冷者是也",指出了厥证的病机,是阴阳之气相互格拒,症状是厥冷。

由于阴阳盛衰的不同,所以厥证又有寒厥、热厥、蛔厥等不同的证候。

1. 寒厥

寒厥是阳虚阴盛的表现。

临床表现:手足厥冷,无热恶寒,舌淡苔白,脉微细或脉微欲绝。

证候分析:一是阳虚阴盛,阴阳之气不相顺接,故手足厥冷;二是素体阴血虚衰,而又阳衰生寒,以致血运不畅,肢体失其温养而手足厥冷。

治法:阳虚阴盛者,宜回阳救逆。血虚有寒者,宜温经散寒。

主方:回阳救逆用四逆汤,温经散寒用当归四逆汤。

2. 热厥

本证是阳盛于内,拒阴于外,阴阳之气不相接续的真热假寒证,又叫"阳厥"证。

临床表现:手足厥冷,烦热口渴,小便黄,舌苔黄,亦有只见四肢厥冷,阵阵烦热者。

证候分析:一是内热盛极,而见烦热口渴,尿黄,苔黄;阴阳气不相顺接,拒阴于外,外见肢厥的假寒象,甚或内热越盛而外寒亦越盛,称为"热深厥亦深"。二是阳气闭郁于内不能外达,非阳盛极于内,故热象不如上述之明显,仅自觉阵阵烦热,由于阴阻于外,故亦见手足厥冷。这种热厥,由于阳气内郁,气机受阻,失于舒畅,常可伴有脘腹疼痛,泄利下重等症状。

治法:阳热内盛者宜清热和阴,阳气内郁者宜解郁泄热。

主方:清热和阴用白虎汤,解郁泄热用四逆散。

3. 蛔厥

本证为寒热错杂,蛔虫上扰之证。

临床表现:手足厥冷,消渴,气上撞心,心中疼热,饥而不欲食,食则吐蛔,下利不止。

证候分析:上焦热,耗津故消渴(渴而能饮);邪热上逆,则气上撞心,心中疼热;胃热则消谷,故胃上热而知饥;肠寒则不运,故下寒而不欲食,上热下寒,故知饥而不欲食;蛔虫喜暖而恶寒,因下寒而上热,蛔虫钻入胆道或胃,故心中疼热,吐蛔;下利不止为下寒之象。上热下寒,寒热错杂,阴阳不和,故见手足厥冷。

治法：协调寒热，和胃安蛔。

主方：乌梅丸。

三、六经辨证复习小结

张仲景所创六经辨证，是最早用于外感病辨证的一种方法。运用六经来归纳外感病发生、发展、变化过程中，所表现的各种不同证候，来说明外感病不同阶段的病变部位、病情性质、邪正消长及病势的进退缓急等。

六经辨证与八纲辨证、脏腑辨证是密切联系的，可以说，六经辨证就是以六经为纲，以表、里、寒、热、虚、实为具体内容，来分析外感病发生、发展不同阶段病理机转的一种辨证方法。

然而，六经辨证运用于外感病辨证，不仅是单纯为了类证，更重要的是用以说明其相互联系的规律，因此有"传经"、"合病"、"并病"及"直中"等病变特点。

具体而言，太阳病是风寒外袭，正邪相争于表的表寒证，但由于风寒之邪的偏盛，以及体质的差异。又有中风、伤寒两种类型，太阳中风以恶风、汗出、脉浮缓为其特征，治以解肌和营之桂枝汤。太阳伤寒是以恶寒、无汗、脉浮紧为特征，治以辛温发汗之麻黄汤。此外，太阳病还分经证、腑证。经证指中风、伤寒两证，腑证这里只介绍了蓄水证。

阳明病是邪热入里，阳热亢奋，伤津成实之极期，为里实热证，有经、腑证之分。经证是以大热、大渴、大汗、脉洪大为主，治以清热生津之白虎汤。腑证是以痞、满、燥、实、坚为其特征，治疗当酌其轻重缓急，治以三承气汤。

少阳病是指邪在少阳胆经的半表半里证，以往来寒热、胸胁苦满、口苦、咽干、目眩、喜呕为主证，治以和解少阳之小柴胡汤。

三阴病都是以里虚寒证为主，轻者为太阴病，重者为少阴病或厥阴病。所不同者，因少阴属心肾二脏，也可出现阴虚火旺的虚热证（少阴热化证），而厥阴病往往是疾病的极后期，常常出现厥热胜复的改变，故厥阴病所归纳的证候既有寒极，也有热极，还有寒热错杂等不同证候。

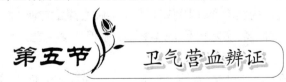

第五节　卫气营血辨证

一、概说

（一）卫气营血辨证的概念

卫气营血辨证，是适用于外感温热病的一种辨证方法。

温热病是多种热性病的总称。即是指外感四时温热邪气，或感受疫疠之气，以及素体阳盛之人，感受寒、湿等阴邪化热、化燥所致的，以发热为主的疾病，相当于现代医学的多种急性感染性疾病（包括多种急性传染病）。

这类疾病，由于致病邪气、传染情况、流行季节以及临床表现等不同，故又有风温、春温、暑温、伏暑、秋燥、冬温、温疫等各种不同名称，尽管这些名称不同，类型有别，但总属于以急性发热为主的疾病，且以起病急、传变快、变化多、热势盛、易伤阴为共同特点，故统属于温热病的范畴。卫气营血辨证就是针对上述这些疾病所应用的辨证方法。那么，这种辨证方法又以什么为依据而进行临床辨证呢？

卫气营血辨证，就是温热病发展过程中，四个不同阶段所表现的卫分证、气分证、营分证、血分证四类证候。

卫、气、营、血，原出于《内经》，为脏腑学说的内容，系指人体的生理功能和维持功能活动的物质基础。作为温病辨证依据的卫气营血，则是清代叶天士在《内经》理论和《伤寒论》理论的基础上，进一步引申其义，并根据温热病的发展过程，创立了卫、气、营、血病证，作为温热病辨证论治的依据。

什么是卫、气、营、血病证呢？

卫、气、营、血病证，是根据温热病在发展过程中，病邪侵犯人体卫、气、营、血后的病理变化，及其所反映出来的症状，进行归纳，概括为四大证候。所以，它是温热病发展过程中四个不同阶段的病理概括，在一定程度上，反映出了温热病浅深轻重的不同变化，同时又是病邪伤害卫、气、营、血的病理表现。因此，卫、气、营、血四类证候，虽然与脏腑学说中的卫、气、营、血含义不同，前者是指温热病发展过程中的四个证候群，后者则主要指人体生命活动的重要物质，但两者有着病理上的内在联系。

卫、气、营、血四个病证，实质上只是气病和血病的不同。气病的轻浅者，叫做"卫分证"，卫分主表，所以卫分证是表证；气病的深重者叫"气分证"。气分证是指邪热已入于里（与卫相对而言），侵犯了脏腑，但尚未伤及营血时所反映的证候。血病的轻浅者，叫"营分证"，血病之深重者叫"血分证"。所以卫、气、营、血四类证候，实际仅是邪热在气在血程度深浅之分。

（二）卫、气、营、血传变规律

温热病的整个发展过程，实际上就是卫气营血证候的传变过程，它体现了温病发生发展的规律性。一般来说，温热病邪多从口鼻而入，病多从卫分开始，首先出现卫分证，如果进一步发展，就传入气分，渐次深入到营分，最后可以入于血分。这种按卫→气→营→血的演变过程，称为"顺传"，它体现了病邪由表入里，由浅入深，病情由轻而重，由实至虚的传变过程。这仅是一般的传变

规律。由于温邪的性质以及人体素质的不同,所以这种传变规律也并非固定不变,临床又有不少特殊情况。例如:

1. 有的初起不见卫分病证,而直接见气分或营分病证;

2. 邪入卫分后,不经过气分阶段,而直接深入营分、血分(这种现象又称为"逆传");

3. 有的卫分证未罢,又兼见气分证而致"卫气同病";

4. 气分证尚在,同时出现营分证或血分证,称"气营两燔"或"气血两燔";

5. 尤其严重的是热邪充斥表里,遍及内外,出现卫气营血同时累及的局面。

卫气营血的证候传变无固定形式,但其病机依次却反映了病变的浅深、病情的轻重。具体地说,卫分证病位最浅,属表证,病情最轻,持续时间也短,治疗容易;气分证病位深入了一层,属里证,病情较卫分证为重,虽然证情较复杂,热邪逗留时间较长,但正气尚盛,抗邪力强,治疗及时,每可战而胜之,使疾病好转痊愈;营分证与血分证,病位最深,病情危重,热邪步步深入,正气节节衰退,若处理失时,正气不能胜邪,往往险证峰起,危及生命。

综上可见,把握温病卫气营血的病位浅深,对于判断病情轻重,掌握趋势转归,积极主动地采取治疗措施,均具有重要意义。

(三) 卫气营血辨证与六经辨证的关系

以上简要介绍了卫气营血辨证的基本概念和传变规律,现在我们来讨论一下这种辨证方法与六经辨证是什么关系。

六经辨证与卫气营血辨证同是应用于外感热性病的辨证方法,二者互相联系,互相补充,成为临床辨证施治的重要纲领。伤寒六经始于汉代张仲景,是对热病使用最早的一种辨证方法;卫气营血辨证创于清代叶天士,是在张仲景伤寒六经辨证的基础上发展起来的,进一步弥补了六经辨证的不足,从而丰富了中医学外感病辨证的内容。尽管如此,二者在统一的前提下又有其各自的特点,在不同疾病的诊断上各有侧重,现概括做一比较:

1. 六经辨证主要用于辨别感受风寒之邪为主所致的"伤寒病";卫气营血辨证主要用于辨别感受温热之邪为主的"温热病"。

2. 六经辨证是以伤寒病发展过程中的六个纲领性证候,作为对外感热病辨证论治的依据;卫气营血辨证是以卫分、气分、营分、血分四类病证作为对温热病辨证论治的依据。

3. 在感邪途径和传变规律方面,六经病证之邪气多由皮毛经络而入,并经三阳向三阴相传,且每一经皆有表里浅深之分;卫气营血病证之邪多由口鼻而入,由卫→气→营→血,且每证又有虚实的不同。

4. 辨证论治又各有其法,六经病证以扶阳救逆为主,卫气营血病证则以保存津液为治。

总之,两种辨证方法既密切联系,又各有特点,以上所做的几点比较,也只能是举其几个方面作一说明。有关这方面的内容,在以后伤寒和温病两门课程中,都要详细讲到,这里只作粗略介绍。

二、卫气营血证治

(一) 卫分证

卫分证,是温热邪气侵犯肌表,卫气功能失常所表现的证候,一般见于温热病的早期,它属于八纲辨证的表证。"卫气通于肺",肺主皮毛,所以卫分证即邪在皮毛与肺所出现的证候(也就是邪在卫分往往影响及肺,而引起咳嗽等肺经症状)。

临床表现(主证):发热,微恶风寒,少汗,舌尖红,苔薄白,脉浮数。

证候分析:卫分证是风热之邪在表的表热证,故以发热为主,恶寒较轻或微恶风寒,不同于表寒证的恶寒重、发热轻;温热在表,故舌尖偏红,苔仍薄白;浮脉主正邪斗争于表,数是热象,故脉浮数是表热的见证。

治则与主方:辛凉清解,用辛味药以辛散表邪,使邪从皮毛、汗孔而出,用凉性药以清除表热,使热去而阴液不受损伤,有清热保津的作用。

在卫分证中,由于病位不同,又有以下两种证型。

1. 风热犯卫

病邪重点在于皮毛。

表现:在前证的基础上伴有微咳、咽痛、口微渴、头痛、鼻塞等症。

2. 风热犯肺

病邪重点在肺。

表现:在卫分证的基础上更见咳嗽少痰,或痰出不爽,咽痛等症。

以上两证的症状基本一致,但由于风热之邪所在的部位不同,临床表现也就各有侧重,二者的主要区别在于,前者热重咳轻,后者咳重热轻。

治法:邪在皮毛,热重咳轻的,宜清散表热,主方银翘散。邪在于肺,咳重热轻的宜宣肺散热,主方桑菊饮。

卫分证总的病机如图6-3所示。

(二) 气分证

气分证,是温热邪气内入脏腑,正盛邪实,正邪剧争,阳热亢盛的里热证,

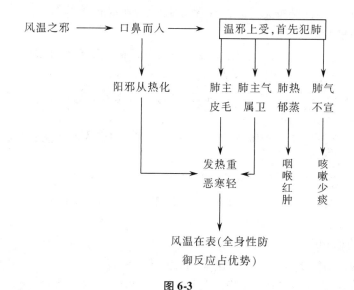

风温之邪 → 口鼻而入 → 温邪上受,首先犯肺

阳邪从热化　　肺主　肺主气　肺热　肺气
　　　　　　　皮毛　属卫　郁蒸　不宣

发热重　　　　咽喉　咳嗽
恶寒轻　　　　红肿　少痰

风温在表(全身性防
御反应占优势)

图 6-3

一般见于温热病的中期。

本证包括范围甚广,凡邪不在外表,又未及营、血分的病证,都属气分范围,其病理变化涉及的脏腑较多,如肺、胃、肠、胆等。

本证的成因:①由卫分传变而来,即见于发热恶寒的卫分证之后。②温热之邪直接侵犯气分,即开始就见本证症状,没有经过卫分证的阶段。

临床表现(主证):发热重,不恶寒,反恶热,肌肤灼热,口渴明显,苔黄,脉数。

证候分析:热邪入里,病不在表,正邪剧争于气分,则发热重而不恶寒;里热郁蒸,故肌肤灼热而恶热;热邪伤津则口渴;苔黄、脉数,都是里热的征象。

由于邪热入里,病位所在有肺、胃、肠、肝胆等不同,所以气分证的证候类型亦较复杂。主要的有下列几类证候:

1. 邪热壅肺

热邪入里犯肺的肺热证,与前面卫分证中肺合皮毛,病邪在肺卫的表证不同。

表现:除见上述气分证的主要症状外,并见咳喘胸痛、咯吐黄稠痰、脉滑数等证。

分析:邪热迫肺,肺气不降,气机不利,故咳喘胸痛;肺热炼液成痰,所以痰多黄稠;脉滑数是痰热壅肺之见证。

治法:清热宣肺,方如麻杏石甘汤。

（注）：这类证候可见于急性气管炎、肺炎及肺脓疡等病的某一阶段。

2. 热郁胸膈

温热之邪，由卫分传里，或直接侵犯气分，郁于胸膈之间，致使气机升降失常，影响肺、胃、肝、胆等有关脏腑，因而发生本证。

表现：胸中闷胀，阵阵烦热，时觉烦恼，不能安睡，苔黄，脉数。亦有兼大便秘结不通的。

分析：热入胸膈，少阳肝胆郁热，故见胸中阵阵烦热而闷胀；热扰心胸，郁而不达，故时觉烦恼，甚则坐卧不安。

治法：清透郁热，清热除烦，方如栀子豉汤。

如本证兼见大便秘结不通者，是胸膈郁热于上，肠内结热于下，则宜凉膈通便，上下两解，可用凉膈散。

3. 胃热亢盛

表现：大热，大汗，大渴，脉洪大，心烦，舌苔黄燥。

分析：热邪入里，郁蒸于胃，胃热亢盛，迫津外泄，故见大热、大汗、大渴等证，洪大之脉、黄燥之苔，是胃热证常见的体征。

本证与六经病证的阳明经证之白虎汤证相同，故治疗仍可采用清热生津的白虎汤，但本证系温热之邪，易伤津液，如果出现气津两伤，脉虚欲绝的证候，则急宜益气固表，可用生脉散加减，益气敛汗，养阴生津。

4. 温热在肠（热结肠道）

温热结于肠，有便秘和下利两类证候。

（1）肠燥便秘

温热结于大肠，耗伤肠中津液，形成本证。

表现：潮热便秘，或纯利清水，其味热臭，腹满硬痛，尿赤，舌红干，苔黄燥甚则焦黑起刺，脉沉实。

分析：本证即伤寒阳明腑实证，热结肠道，津伤燥化，燥热与糟粕相结，传导失司，腑气不通，故腹满硬痛，大便秘结或热结旁流，下利清水；阳明腑实，燥热内盛，蒸腾于外，则发热日晡尤甚；苔黄燥甚或焦黑，脉沉实，均为有形实热内结之象。

治法：在治法上，本证与伤寒阳明腑实证有所不同。本证重在泄热通便，固护肠液，方如增液承气汤，即大承气汤去厚朴之燥以除实，枳实之破气下行，而加入增液生津之生地、玄参、麦冬。所以增液承气汤的作用，不同大承气汤之苦寒攻下，而在于增加肠液，便于燥屎下行，所以后人比作"增水行舟"。便通下而不伤阴，攻实而不伤正。至于肠热燥实而见纯便清水臭秽的（热结旁流），治法仍宜攻下里实，用大承气汤。

256

（2）肠热下利

与上证相反，上证为肠热津伤的大便秘结，此证是肠热糟粕腐糜下注的大便热泻。

主证：泻利频繁，肛门灼热，脉数口渴，苔黄燥。

分析：邪热入肠，耗津伤液，可使大便燥结不通，有如上证，如因肠热糟粕腐糜下注，就可见下利频繁之证；由于肠热下迫，所以泻利时自觉肛门灼热；发热，口渴，是邪热内蒸所致，苔黄脉数，是里实热的见证。

治法：泄热生津，用葛根黄芩黄连汤。

5. 热郁肝胆

主证：干呕，口苦而渴，心烦少寐，胁痛苔黄，脉弦数。

分析：热郁肝胆，肝不疏泄则胁痛；胆气上逆则口苦；肝胃不和，胃失和降则干呕；心烦少寐，是肝胆郁热，扰乱心神所致；苔黄为里热，脉弦数是肝热之象，此证病位与少阳证相似，但无少阳之寒热往来，邪入于里而现热盛。

治法：清热解郁，方如黄芩黄连汤。

气分证病机分析可归纳，如图6-4所示。

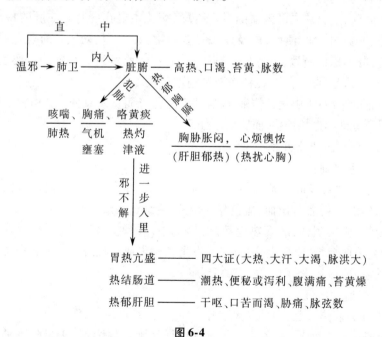

图6-4

（三）营分证

营分证，是温热病邪气内陷的深重阶段。

本证的来源：①由卫分传来，即温热病邪由卫分不经气分而直入于营，这种情况叫做"逆传心包"。②由气分传来,即先见气分证,而后才出现营分的见证。③温热之邪直入营分,即开始不经卫分、气分阶段,发病即见营分症状。

病位:主要在心和心包络。

特点:以神志改变、舌质红绛为热邪入营的主要依据。

临床表现(主证):身热夜甚,口渴不甚,心烦不寐,甚或神昏谵语,斑疹隐现,舌质红绛,脉细数。

证候分析:邪热入营,营阴受损,夜属阴,阴虚故夜热甚,热邪蒸腾营阴上潮于口,故不甚口渴;心主血,营气通于心,热入心营,内扰心神,故心烦不寐;若邪热内闭心包,则可见神昏谵语;热邪走窜肌表血络,以致斑疹成片成点,隐现于肌肤之中;营分有热,势必累及血分,所以舌质红绛,温热病出现红绛舌而无苔,说明邪热已不在卫、气而在营、血,这与气分证的舌红苔黄不同;血热伤阴,故脉不如邪在卫、气分时浮、洪,而转为细数。

治法与主方:清营透热,用清营汤,或清宫汤(如病情严重,兼见痉厥的,可并服紫雪丹,如兼见舌謇,四肢厥冷的,可并服至宝丹或安宫牛黄丸)。

(四) 血分证

血分证,是温热之邪入血的深重阶段,病位主要在肝肾。在肝的特点:一是动血(包括吐、衄、便血,以及发斑等各种出血);二是动风。前者是邪热迫血妄行,肝不藏血所致,后者是邪热耗血,血不荣筋所致。在肾的主要表现是亡阴失血,这是邪热深重,耗精伤液的病理反映。

本证的来源:①由气分传来,即病邪不经营分而直入血分。②由营卫传来,即先见营分证的血热神昏,而后见血分证。

血分证可分以下几个类型讨论。

1. 热盛动血证

表现:高热,夜间尤甚,躁扰如狂,斑疹显露,或见吐血,衄血,便血和非时的经血(妇女)等各种出血,血色深红带紫,舌绛,脉数。

分析:血热阴伤,故发热夜甚;血热扰心,故躁扰发狂;甚则神识昏迷;血热炽盛,迫血妄行,所以斑疹透露,或发生各种出血;血热深重,故舌深绛。

治法:凉血解毒,用犀角地黄汤。

2. 热盛动风证

本证为邪热入肝,引动肝风所致。

表现:高热面赤,头痛眩晕,心烦口渴,甚则神昏躁扰,手足阵阵抽搐,颈项强直,更重的可见角弓反张,两目上视,牙关紧闭,舌红,脉弦数。

分析:肝热炽盛,化火上冲,故见发热面赤,头痛眩晕;肝热引动心火,见心烦躁扰,火盛伤津则口渴;邪热扰乱心神可见神昏;风火相煽,损耗阴血,筋脉失养而挛急等出现动风之证。

治法:清肝息风,用羚羊钩藤汤。

若兼有气分证的(如兼见高热,口渴,大汗),宜白虎加羚羊钩藤汤,兼见阳明腑实证的,宜调胃承气合羚羊钩藤汤。

3. 血热伤阴

表现:持续低热,暮热早凉,五心烦热,口干舌燥,或神倦耳聋,脉细数或虚数。

分析:热邪逗留过久,肝肾之阴耗损,阴虚而阳热内扰,故发潮热,五心烦热;阴液不能上承,故口干舌燥;肾精亏虚,"精脱者耳聋";精血不足,神失所养则神倦。

治法:滋阴养血,方如加减复脉汤。或滋阴降火,方如黄连阿胶汤或青蒿鳖甲汤。

4. 亡阴失水

本证多见于温热病最危重的阶段,是阴精,津液枯竭的病证,病本在肾,以全身性失水为主证。

表现:肢体干瘪,唇萎舌缩,齿燥积垢,目陷睛迷,昏沉嗜睡,两颧红赤,肢端厥冷,手指蠕动,脉微细欲绝,或见抽搐动风。

分析:肾阴枯涸,亡阴失水,故见皮肤干瘪无弹性,唇舌干萎,齿燥积垢,目陷睛迷;阴亡于内,孤阳上浮,故见两颧浮红,阴精亏损,神失所养,则昏沉嗜睡;脉微细欲绝,是阴阳虚极之候;阳浮于上,不荣四末,则四肢端厥冷;手指蠕动,是筋膜失养,虚风内动之象;如明显抽搐,是虚风鸱张所致。

治法:滋阴潜阳。

如亡阴失水较轻,不见风象的,可用一甲复脉汤(即加减复脉汤加生牡蛎)滋阴固摄。

如肾阴枯涸,亡阴失水,内风将起,但仅手指蠕动,尚未至痉厥的,可用二甲复脉汤(即一甲复脉汤再加鳖甲),滋阴潜阳。

如证见心中憺憺而动,脉象细促,阴亏较甚,肝风已有鸱张之势的:可用三甲复脉汤(二甲复脉汤再加龟板)增强滋阴潜阳之力。

如上证抽搐明显,已见瘈疭,神倦,脉虚欲绝,舌绛少苔,时时欲脱的,则宜大定风珠(三甲复脉汤再加五味子,鸡子黄)滋阴固脱,潜阳息风。

兹将血分证的病机归纳如下:①瘀热互结是血分证的基本病理变化。②动血是血分证病理变化的主要环节。③动风、动血、动神与肾阴虚互为因果。如图6-5所示。

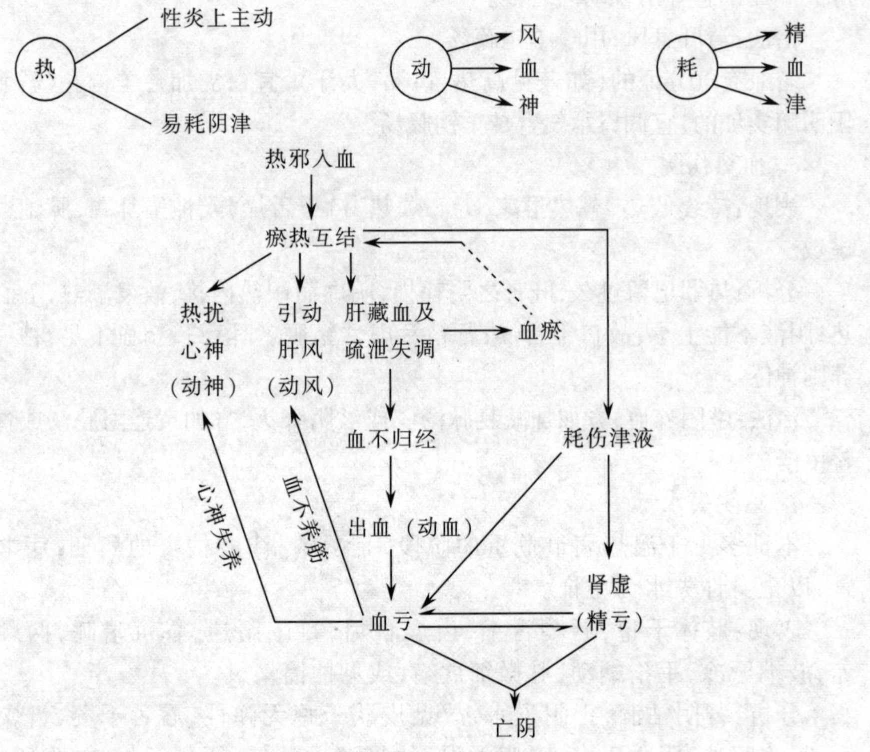

热 —— 性炎上主动
热 —— 易耗阴津

动 —— 风／血／神

耗 —— 精／血／津

热邪入血

瘀热互结

热扰心神（动神）　引动肝风（动风）　肝藏血及疏泄失调 —— 血瘀

心神失养　血不养筋

血不归经　耗伤津液

出血（动血）

肾虚（精亏）

血亏

亡阴

图 6-5

三、卫气营血辨证小结

卫气营血辨证是中医学辨证论治理论的重要组成部分,是多种辨证方法中的一种,主要适用于对外感温热病的辨证,临床有其特殊的意义。

卫气营血病证既是对温热病四类证候的概括,又代表着温热病发展过程中浅深轻重不同的四个阶段。

卫气营血传变规律一般是:

温热病邪 —口鼻→ 卫分 —→ 气分 —→ 营分 —→ 血分

卫气营血病证的病变部位:卫分证主表,病在肺卫,气分证主里,病在肺、胸膈、胃肠、肝胆等脏腑,营分证是邪热入于心营,病在心与心包,血分证则热已深入肝肾,重在耗血、动血。

温热病的治疗原则:初期宜辛凉清解以透热,后期则重在养阴以固正,整个治疗过程始终贯穿"清"、"保"二字,清系清热,保系保津养阴。

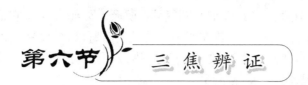

第六节 三焦辨证

一、概说

三焦辨证也是适用于温热病的一种辨证方法。它是继叶天士的卫、气、营、血辨证之后所创立的一种辨证方法。创始于清代吴鞠通,见吴鞠通所著《温病条辨》一书中。三焦辨证,是根据三焦所属脏腑在温热病发生、发展过程中先后受邪所发生的病理变化进行了归纳,概括为上、中、下焦三大证候群。

以病在心肺为上焦证,多为温热病的初期阶段,包括了卫分证及卫分逆传心包的证候。

以病在脾胃为中焦证,多为温热病的中期(极期)阶段,包括气分证候。

以病在肝肾为下焦证,多为温热病的末期阶段,包括了血分证候。

所以三焦辨证,实际上是用上、中、下三焦及其所属脏腑来概括卫、气、营、血证候的一种辨证方法。因此很多证候基本上是一致的,只是归纳方法不同而已,但是三焦辨证还突出了湿热病的辨证论治,这就在卫、气、营、血辨证的基础上,有了进一步的发展与补充。

为了避免重复,这里仅介绍三焦辨证中对湿热病方面的辨证论治。

二、什么是湿热病

湿热病是指感受湿热之邪后,以发热为主的疾病,它是属于温热病的范畴,所以也称"湿温"。

根据湿热之邪侵犯人体后的变化及其发展的规律,归纳为上焦湿热、中焦湿热、下焦湿热三大病证。

上焦湿热,是湿热病的初期阶段,病位主要在肺和皮毛,以湿邪在表的表湿证为主。

中焦湿热,是湿热病的中期阶段,病位主要在脾和胃,以湿伤脾胃的运化功能失职为主,包括水谷不化和水湿不运两个方面。

下焦湿热,是湿温病的末期阶段,病位主要在大肠与膀胱,表现为大小便失常为主。

三、湿热病的特点

湿热病虽然属于温热病的范畴,具有温热病的特点,但由于它是以伤于

261

湿邪为主,湿为阴邪,不同于温热邪气易伤阴而入营血,所以有它不同的特点。

1. 湿热病,热由湿生,热在湿中,湿为阴邪,所以它反映出来的寒热往往是混杂不清,似寒而又非寒,似热而又非热,或摸之身热而自觉不热,这种寒热不清的情况,叫做"身热不扬"。

2. 湿热病初起在上焦湿热阶段,往往就有中焦脾胃湿困和湿在肌肉的见证,这是因为湿邪与脾胃有特殊亲近的关系,也就是脾主湿而又恶湿的缘故。

3. 由于湿性腻滞,转化很慢,所以除了病程较长,缠绵难愈以外,还常表现为湿邪已入中焦,但仍可见到上焦湿邪的某些症状。

4. 中焦湿热,有燥化、寒化等不同,因此中焦湿热可出现如图 6-6 所示的几种不同转归。

```
                        阳热体质——从阳化热,化为温热病的气分证(可经过痰热阶段)
        ┌湿热燥化┤
中       │        阴虚体质——伤阴入血,化为温热病的营、血分证
焦       │
湿       ┤湿热寒化——阴寒体质——从阴化寒,化为寒湿证
热       │
        └湿热入下焦,形成下焦湿热病
```

图 6-6

湿热燥化的证治可参考卫气营血辨证,湿热寒化的证治可参考脏腑辨证,这里只说明中焦湿热的几种不同转归特点。

四、三焦湿热证治

(一) 上焦湿热证

上焦湿热证,是湿邪入侵肺卫所表现的证候,肺卫主表,所以上焦湿热证就是湿邪在表的表湿证。

临床表现:初起多表现为恶寒重,发热轻,或不发热,数日后,才出现热象,无汗,身重身痛,头蒙沉胀而痛,耳聋,神识呆滞,沉默嗜睡,少言笑,不思饮食,舌苔白腻,脉濡无力,有的可出现肠鸣泄泻或干咳等症状。

证候分析:湿热病的湿邪在表,有三个特点:

1. 湿为阴邪,伤人阳气,所以病初起阶段,常表现为寒湿症状,热象往往不甚明显,但从身重、头蒙、神呆等症状,可与杂病的表寒证相鉴别,由于湿郁生热,故常于数日后才有热象出现。

2. 上焦湿热,重点在湿,故湿邪症状较突出,如湿困肌表,腠理营卫不通,出现无汗、身痛,湿邪蒙蔽清阳,出现头蒙沉胀、神呆嗜睡、耳聋不聪、少言笑等症状。

3. 因为湿邪与脾的关系特别密切,所以虽是湿邪在表,但已见到湿伤脾

阳所出现的不思饮食,甚则肠鸣、便泄等症状。

其他苔腻、脉濡,均属湿象,在热象不显时,苔腻多呈白色。本证亦有见到咳嗽痰少的,这是脾湿未甚,痰尚未生成的缘故。

治法:热象不显时,宜温散表湿;热象已显者,宜宣化湿热。

方例:温散表湿用藿香正气散,宣化湿热可用藿朴夏苓汤。

(二) 中焦湿热证

上焦湿热之邪,进一步伤脾胃,从而形成中焦湿热证,中焦湿热证以脾胃运化水谷和运化水湿功能的失常为主。

临床表现:身热不扬,胸脘闷胀,不饥不食,便溏不爽,尿短而黄,面目淡黄,神呆,胫冷,苔灰黄,脉濡,并可见咳嗽痰多、身痛白痦、神识昏糊,及痰热内扰之症。

证候分析:热在湿中,故寒热模糊不清,身热不扬;湿滞中焦,气结不畅,故见胸脘闷胀;湿伤脾胃,运化水谷失职,故不饥不食,便溏不爽;湿热蕴脾,水湿不化,则尿短色黄;湿热中阻,故见面目淡黄;湿阻清阳,阳气不运,故见神呆、胫冷;苔灰黄、脉濡均为湿热内蕴之证。

治法:清化湿热。

方例:甘露消毒丹。

若脾寒生痰,而见咳嗽多者,可用三仁汤,宣畅气机,清化痰湿。

若湿热郁蒸,汗出不透,发为身痛白痦者,可用竹叶散,宣化湿热。

若在湿热化燥过程中,出现寒热闷胀、心烦欲吐等痰热证者,可用连朴饮,清化痰热。

若痰热蒙蔽心窍,出现神昏者,可用菖蒲郁金汤,豁痰开窍。

(三) 下焦湿热证

多由中焦湿热传来,即湿热在中焦未化燥成温热病,传入下焦所致。主要是湿热伤害大肠和膀胱,出现大小便的异常。下焦湿热的特点是,湿性黏腻难化,所以湿热传入下焦,仍然可见上、中焦的某些湿热症状。

1. 湿滞膀胱

临床表现:小便不通,头昏沉胀痛,脘腹痞闷,大便不爽,舌苔灰黄而腻,脉濡。

证候分析:湿滞膀胱,气化失司,水湿不能化为尿液,故见小便不通,有的整日无尿;脘腹痞闷,是中、上焦湿热未化之证;大便不爽是大肠气涩不畅同时亦有湿滞的缘故;舌苔灰黄而腻、脉濡都是湿热见证。

治法:淡渗利湿。

方例:茯苓皮汤。

2. 湿滞大肠

临床表现：大便不通，小腹胀滞，头胀脘闷，舌苔灰黄，脉濡。

证候分析：大便不通，小腹胀滞，而无心烦、口渴、苔黄燥等，说明非燥屎内结的阳明腑实证，证见头胀脘闷，苔灰黄脉濡，是湿热阻滞肠道，传导失职所致。

治法：导浊行滞。

方例：宣清导浊汤。

五、三焦辨证复习小结

吴鞠通所创三焦辨证，将温热病（包括湿温）发生、发展、变化过程中的各种病理表现归纳为三类证候，用以说明温热病不同阶段的不同病位（脏腑）及不同程度的病理变化，大大丰富了外感病辨证的内容。

三焦辨证与卫气营血辨证只是归纳的方法不同，所包括的内容许多方面都是一致的。三焦辨证尤其突出的是它还概括了湿热病的辨证论治，这是它的特点之一。为了不至于重复，今天我们就只介绍三焦辨证在湿温病辨证中的运用，至于其他内容可参照卫气营血辨证，或于今后学习温病学时再全面了解。

湿温病与一般温热病不同，它有如下几方面的特点：一是因热为湿遏，多表现为身热不扬；二是湿邪常弥漫三焦，难解难分；三是湿性黏腻，往往病程较长。

具体来说，上焦湿热是指湿邪入侵肺卫肌表所出现的表湿证，因而具有表证和湿证的特点，治疗也多以宣散为主。中焦湿热是指湿邪进一步损伤脾胃所致，以脾胃运化功能受阻为其主要特征。一般以清化湿热为主，但又须根据中焦湿热的几种不同转归而灵活运用。至于下焦湿热证，多由中焦湿热传入下焦而成，治疗须根据湿滞大肠不同而异。

第七章
预防与治则

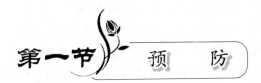

第一节 预防

预防为主,是我国卫生工作四大方针之一。预防就是采取一定的措施,防止疾病的发生和发展。防止疾病的发生,就是在未病以前采取措施。防止疾病发展,就要在患病以后早期诊治,防止病情加重或恶化。

1. 预防的意义

（1）重视人民保健工作,保证中华民族繁荣昌盛。

（2）维护人民身体健康,更好地完成工农业生产及其他各项工作,以保证国民经济发展。

（3）减少医疗费用,更好地为生产第一线服务。

2. 中医学对预防的重视

中医学早在两千多年前,就初步认识到预防的重要意义,并提出了一些具体的措施。如《内经·四气调神大论》:"是故圣人不治已病治未病,不治已乱治未乱。""夫病已成而后药之,乱已成而后治之,譬犹渴而穿井,斗而铸锥,不亦晚乎?"因此《内经》中在预防方面特别强调下面几点:

（1）摄生——就是养生的方法。根据四季气候的不同,养生方法也不一样,以防外感。

（2）饮食有节——节制饮食。不要过食油腻、肥腥、生冷不洁等食物,防止损伤脾胃。特别是五味偏嗜易导致某种营养物质的不足。

（3）劳逸适当——防止过劳耗气成疾,过逸气血阻滞。

（4）房劳——节制性生活,防止内伤疾病的发生。

（5）锻炼——锻炼身体,使筋骨健强,气血通畅减少疾病。

一、未病先防

未病先防,就是在未病之前,做好预防工作,以防止疾病的发生。中医学特别强调内因在发病中的主导作用,重在增强人体正气。因此对未病先防很重视。

（一）调养精神和形体

调养精神和形体是增强身体健康,提高防病功能,减少疾病发生的一个重要环节。

1. 增强对气候的适应力 掌握自然界气候变化的规律,适应自然界环境的变化,尽量避免外邪的侵袭,就要调动人体抗病的积极因素。《素问·上古天真论》:"其知道者,法于阴阳,和于术数。"(道,养生之道。法,取法,效法。和,调和。术数,养生的方法。)也就是说要懂得养生的道理,了解天地间四时变化的规律,采取适当的预防方法,以适应气候的变化,使人不得病。

2. 注意起居饮食 生活要有规律,休息要有定时,饮食要有节制,劳逸要适当。这样可以使形体与精神均能保持健旺。《素问·上古天真论》:"饮食有节,起居有常,不妄作劳,故能形与神俱,而尽终其天年,度百岁乃去。"

3. 控制情志过激 注意精神的调养,避免情绪偏激、精神刺激,使精神饱满充沛,保持乐观主义精神,心情舒畅,减少疾病。所以《素问·上古天真论》曰:"以酒为浆(溺于饮),以妄为常,醉以入房,以欲竭其精,以耗散其真(真气),不知持满(不慎而动则倾竭天真),不时御神,务快其心,逆于生乐(逆其道而行之),起居无节,故半百而衰也","精神内守,病安从来"(精气内持,故其气从,邪不能为害)。

（二）身体锻炼

要求身体健康,精力充沛,必须经常不断地坚持锻炼。我国古代重视身体锻炼以防疾病的发生。如《吕氏春秋·古乐篇》:"民气郁阏而滞着,筋骨瑟缩不达,故作为舞以宣导之。"跳舞可以宣通气血,防止瘀滞而不使筋骨挛缩疼痛。汉代医学家华佗根据"流水不腐,户枢不蠹"的道理,创造了"五禽戏"的健身运动,并指出人体通过运动或劳动,可以促使血脉流通,关节疏利,气机调畅,从而增强机体的抗病能力,防止疾病的发生。

后世又演变出"太极拳"、"八段锦"、"易筋经"等多种健身方法。这些锻炼的方法,不仅能增强体质,提高健康水平,预防疾病的发生,而且对某些慢性疾病的调治也有一定的作用。

（三）药物预防

中医学早在公元前,就用药物预防疾病。如:《素问·遗篇·刺法论》用小金丹预防疾病传染的记载。16世纪初,我国人民发明了用人痘接种来预防天花,还有用苍术、雄黄等烟熏房屋,以消毒防腐。

新中国成立后,在预防为主的卫生工作方针指导下,广泛应用中草药预防疾病;如贯仲、紫草预防麻疹;板蓝根、金银花预防流感;茵陈蒿、栀子预防肝炎;马齿苋、大蒜预防菌痢等,都有较好的效果。

二、既病防变

未病先防,这是最理想的积极措施。如一旦发生疾病,就要迅速诊断,早期治愈,防止疾病的发展与传变。中医学也重视预防病变发展的问题。

(一) 早期诊断、早期治疗

《素问·阴阳应象大论》曰:"故邪风之至,疾如风雨,故善治者,治皮毛,其次治肌肤,其次治筋脉,其次治六腑,其次治五脏。治五脏者半死半生也。"上述经文说明外邪侵入人体,如不及时诊治,或治疗不当,病邪就有可能由表传里,使病情愈来愈重,治疗也愈困难,甚至会发生死亡。

(二) 掌握传变规律

在防治疾病的过程中,一定要掌握疾病发生发展的规律及其传变途径,以便提前防变。如《金匮要略》:"上工治未病……见肝之病,知肝传脾,当先实脾。"肝病传脾,是木郁乘土;所以先补脾使不受邪,可防止传脾。临床上治疗肝病的同时,配合健脾和胃法就是既病防变的一个例子。

(三) 掌握治外安内的原则

根据温热病病变规律,清·叶天士指出:热病初期易伤胃阴,要注意祛邪不能伤阴,若进一步发展就要耗及肾阴,甚至有亡阴之危险;因此治疗温热病,主张于甘寒养胃阴方中,加入咸寒滋肾之品,并提出"务在先安未受邪之地"的防治原则。这也是临床上既病防变的运用范例。

第二节　治　则

治则,就是治疗疾病的法则,或者叫做原则。治则是在整体观念和辨证论治的基本精神指导下制定的。由于疾病的临床表现是多种多样的,病理变化是极为复杂的,病情有轻重缓急,体质有差异,地区环境不同,四季气候的变化等,均影响着病情的变化,因此临证需从辨证出发,抓住病变的本质,制定治疗原则,如治病求本、扶正祛邪、调整阴阳、因人因时因地制宜。

治则与治法不同,治则是治疗疾病的总则,治法是治疗疾病的具体方法,它从属于一定的治疗法则。治法根据治则来制定。例如在扶正祛邪的总则下有"虚则补之,实则泻之"、"寒者热之,热者寒之"等治则,其中补法中又有益气、滋阴、养血等治法。如下表:

$$扶正祛邪\begin{cases}扶正(虚则补之),如益气、补血、滋阴、助阳 \\ 祛邪(实则泻之),如发汗、涌吐、攻下、逐水法\end{cases}$$

一、治病求本

什么叫"本"？本就是根本、本质，是主要矛盾。治病求本，就是治疗疾病必须要寻求发病的根本原因。针对这个原因进行治疗，这是辨证论治的基本原则。

"本"是对"标"而言的。标本是一个相对的概念，有多种含义可用以说明病变过程中各种矛盾双方的主次关系。"本"是主要矛盾，"标"就是次要矛盾，具体的标本关系待下面再讲。

如何求本？任何疾病在发生发展过程中，机体外表必然表现有若干症状或体征，我们通过四诊收集这些症状和体征。再用八纲辨证等辨证方法加以综合分析，透过现象看到本质，从而找出疾病的根本和关键所在，然后制定恰当的治疗原则和具体治疗方法。例如头痛是个症状。也是疾病表现于外的现象，通过头痛我们要考虑属于哪一类性质的头痛，是外感？血虚？痰湿还是瘀血？或肝阳上亢的头痛？治疗时就要找出它的根本原因所在，分别治疗。

$$
头痛
\begin{cases}
外感——解表法 \\
痰湿——燥湿化痰法 \\
瘀血——活血化瘀法 \\
血虚——养血法——扶正 \\
肝阳上亢——平肝潜阳——调整阴阳
\end{cases}
\begin{matrix}
\\
\Big\}祛邪
\end{matrix}
$$

在临床运用治病求本这一治疗原则的时候，必须正确掌握正治与反治、治标与治本两种情况。

（一）正治与反治

疾病的变化是很复杂的，在一般情况下，疾病的本质和反映出来的现象是一致的。例如里寒证，表现为身寒、手足不温、喜热恶寒等寒性症状；里热证，表现为身热、大汗、口渴喜冷饮等热性症状。但在某些情况下，也常出现症状与疾病本质不一致的情况，如八纲辨证中所讲过的"真寒假热"、"真热假寒"证等。所谓正治与反治，是指所用药物性质的寒热、补泻与疾病本质和现象之间的逆从关系而言。《素问·至真要大论》："逆者正治，从者反治。"

1. 正治

正治是指药物的寒、热、补、泻性能逆其病证而治的一种方法。临床治疗通过分析证候，透过疾病外表的现象，明辨病变的本质，然后分别采用不同的治疗方法，去解决病变的实质。如：

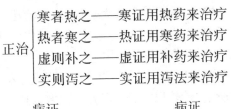

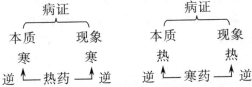

因为这种治法是以寒药治热证,热药治寒证,逆其疾病的现象而治,所以又叫"逆者正治",这是临床上常用的治法之一。

2. 反治

反治是指药物的性能与疾病所表现的现象一致的治疗方法,叫反治。但它与疾病的本质仍然是相逆的。所以反治法用于疾病本质与现象不一致之时,如寒热真假、虚实真假等证时。如:

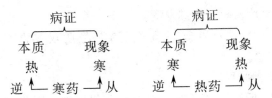

因为这种治法,是顺从病证的现象而治,所以叫反治法,也叫"逆者从治"。临床常用的反治法:

(1)寒因寒用——以寒治寒。用于真热假寒证,即热邪太盛,格阴于外,出现手足逆冷的现象,而实质是热证,所以用寒凉药治疗。

(2)热因热用——以热治热。用于真寒假热证,即阴寒内盛,格阳于外,出现烦躁、面颊浮红等现象,而实质是寒证,所以用温热药治疗。

(3)塞因塞用——以滋腻补益的药物治疗闭塞壅滞证。如脾虚腹胀,用补气健脾的方法治疗,以补开塞,因其现象是胀满堵塞,而其实质是脾虚证,所以用补法。

(4)通因通用——以通利的药物治疗通泄的病证。如食积腹泻,用攻下的泻法治疗,泻去宿食,腹泻自愈。

以上这些治法,是顺从症状而治,而就其疾病的本质来说,仍是逆治,从其现象为反治,实质仍是正治,还是属于治病求本的治则。

269

此外还有一种反佐法,适用于大寒大热证,用正治法服药抗拒,佐以热药或寒药,如:热性病,服寒凉药而呕吐,于寒凉药中反佐以热药,或寒证用温热药少佐以苦寒药,以达到引药入里的作用。

另外还有服药方法的反佐,即热证用寒药而热服,寒证用热药而冷服的方法。即《内经》中所谓"治热以寒,温而行之,治寒以热,凉而行之"。后世医家也说过:"姜附寒饮、承气热服等,就是在服法上的反佐法。"

(二) 治标与治本

1. 什么叫标、本

标与本是一组相对的概念,主要用以说明病变过程中矛盾的主次关系。"本"是事物的主要矛盾。"标"是事物的次要矛盾;随病情的发展变化的具体情况而定。如:

	本	标
正邪双方:	正气	邪气
病因症状:	病因	症状
病变部位:	内脏	体表
疾病先后:	旧病	新病
原发继发:	原发病	继发病

中医学运用标本这对概念,主要说明疾病矛盾双方的主次关系,从而确定治疗的先后缓急。

2. 标本先后治疗原则

(1) 先治本,后治标:这是临床治疗的一般原则。所谓:"治病必求其本。风寒外感出现发热、身体疼痛、脉浮紧等症状;病因是风寒为本,发热等症状为标,治疗先治本用辛温解表,风寒得解,症状随之而除。"

(2) 急则治标,缓则治本:在疾病发展的过程中,有时非主要矛盾上升为主要矛盾,或者旧的矛盾未解决,又出现了新的矛盾。因而在复杂多变的病证中,常有标本主次的不同。治疗上就有先后缓急之分。某些情况下,标病甚急,上升为主要矛盾,不及时解决就要危及生命,或影响本病的治疗,故先治标,后治其本。如:大出血病人,无论属于何种出血,均应采取应急措施,先治标证,止血,然后待血止后,再治本病。又如肝病腹水病人,肝病(先病)为本,腹水(后病)为标。但当腹水发展到严重阶段,出现了腹大如鼓、呼吸困难、不能平卧、二便不利等危象时,在正气可支的情况下,就急治其标,逐水利尿,待水稍消,病情缓解,然后再治肝的本病。

急则治标,只是在应急情况下的权宜之计,而治本是治病的根本,急则治其标是为治本创造有利条件,最终目的,仍是为了更好地治本。因此标本缓急是从属于治病求本这一根本法则,并与之相辅相成的。

（3）标本同治:标本同治,适用于标病和本病均不太急,可以标本兼顾;或标本均急,二者均不可缓;或治本防标,治标防本。必须标本兼治的情况下所采用的法则。

如:气虚病人又患感冒,先病气虚为本,后病感冒为标。此时先治本益气,则使表邪滞留,表证不解,拖延病程,甚则引起他变;如只解表治标,则汗出更伤阳气,引起气虚愈甚。所以只有用益气解表的方法,标本同治。

又如:外感热病过程中,因于里实热不解而阴液大伤,表现为腹满硬痛、大便燥结、身热、口干唇裂、舌苔焦燥等正虚邪实,标本俱急的证候,就当标本兼顾,泻下与滋阴两法同用,清泻实邪以治本,滋阴增液以治标。

总之,在辨证论治过程中,分清疾病的标本缓急,是抓住主要矛盾和解决主要矛盾的一个重要原则,如果标本不明,治无主次,势必影响疗效,延误病情。

二、扶正祛邪

疾病的过程,在一定意义上,可以说是正气与邪气双方互相斗争的过程,邪胜于正则病进,正胜于邪则病退。因而治疗疾病,就是要扶助正气,祛除邪气,改变邪正双方的力量对比,使之有利于疾病向痊愈方面转化。所以,扶正祛邪也是指导临床治疗的一条重要法则。

（一）什么叫扶正祛邪

扶正就是用滋补强壮的药物,以及营养、锻炼等方法,扶助正气,增强体质,提高机体抗病能力,从而驱逐邪气,战胜致病因素,使身体恢复健康。所以扶正适用于正气虚的病证。如:

益气——用滋补强壮药补气,如人参、黄芪等。

养血——用补血药补养营血,如当归、熟地等。

滋阴——用养阴药滋补阴液,如生地、玄参等。

助阳——用壮阳药温补元阳,如附子、巴戟天等。

祛邪就是使用驱除邪气的药物,或其他治疗方法,以祛除病邪,达到邪去正复,恢复健康的目的。所以祛邪适用于邪气盛的实证。如:

发表——用发汗药解除表邪,如麻黄、紫苏等。

泻下——用泻药驱除宿食燥屎,如大黄、芒硝等。

渗湿——用淡渗药以利尿渗湿,如茯苓、泽泻等。

破瘀——用活血药物破积去瘀,如桃仁、红花等。

271

（二）临床运用

扶正和祛邪是相互联系的两个方面,扶正是为了加强正气,驱逐病邪,祛邪也是为了恢复正气。另一方面,扶正又往往能留邪,祛邪又易损伤正气,所以临床运用扶正祛邪治则时,要认真仔细地观察和分析正邪双方相互消长盛衰情况,根据正邪矛盾斗争中所占的地位、区别主次,决定扶正祛邪的先后。

1. 扶正以祛邪

在正邪斗争过程中,如正气已虚不耐攻伐,就应以扶正为主,通过扶助正气来战胜邪气,扶正以祛邪。如脾虚病人,常因饮食不能运化而引起脘腹胀满,若单用攻积、消导等祛邪的方法,就会更伤脾气,因此必须用补气健脾的方法以扶正,加强运化功能,就能消除脾虚腹胀。

2. 祛邪以扶正

在病变过程中,如果邪气亢盛、正气虽伤而未衰,这时如先扶正,妄用滋补,反会助长邪气,导致邪气滞留难去,故应以祛邪为主,邪去则正气自然恢复。如伤寒阳明经证或腑证,邪热内结,前者用白虎汤清阳明气分之热,后者用大承气攻下里实,邪热既去,则正气自复。

3. 扶正兼祛邪

即以扶正为主,兼顾祛邪,适用于正气已虚又有外邪,但以正虚为主者。在治疗中就要考虑于补剂中少加祛邪药物。如新加黄龙汤,以参、地、麦冬等以益气滋阴,而加少量大黄等以祛邪。

4. 祛邪兼扶正

即以祛邪为主,兼以扶正,适用于邪实正虚,但以邪实较严重,在治疗方面就要考虑在祛邪方中,稍加补药,如人参白虎汤,以生石膏、知母等清泻热邪,加人参以补正气。

攻补兼施在临床应用时,可根据正邪消长的具体情况,或以扶正为主,兼以祛邪,或以祛邪为主,兼以扶正,也可先扶正后祛邪,或先祛邪后扶正,根据病情,灵活运用。

三、调整阴阳

疾病的发生和发展是阴阳相互关系失调所致的。所以调整阴阳,也是临床治疗的根本法则之一。

阴阳失调,就表现为阴阳的偏胜偏衰。由于阴阳的相互依存、相互制约和相互消长的关系,所以阴阳偏胜偏衰所反映出来的病理变化各不相同,其治疗法则,也相应而异。

（一）阴阳偏盛

阴阳偏盛,即阴或阳的过盛有余。由于阳胜则阴病,阴胜则阳病,阳热过盛易于损伤阴液,阴寒过盛易于损伤阳气,故在调整阴或阳的偏盛时,应注意有没有相应的阴或阳偏衰情况存在。若阴或阳偏盛而其相对的一方并没有构成损失时,即可采用"损其有余"的方法,清泻阳热或温散阴寒。而如其相对一方偏衰时,则当兼顾其不足,配合以扶阳或益阴之法。

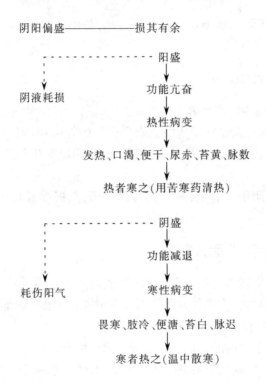

（二）阴阳偏衰

阴阳偏衰,即阴或阳的虚损不足,或为阴虚或为阳虚。阴虚则不能制阳,常表现为阴虚阳亢的虚热证。阳虚则不制阴,多表现为阳虚阴盛的虚寒证。阳病治阴,阴病治阳,阴虚而热者滋阴以清热,阳虚而寒者补阳以祛寒。

（三）阴阳两虚

由于阴阳是互根互用,相互依存的,所以某些病变中,阴虚及阳或阳虚及阴而出现阴阳两虚的证候时,治疗的原则应当是阴阳双补。

（四）阴中求阳,阳中求阴

因为阴阳是互根的、互用的,所以在阴虚补阴、阳虚补阳的原则中,还有

阴阳偏衰 —————— 补其不足

阳虚	阴虚
↓	↓
功能不足	阴液亏损
↓	↓
虚寒病变	虚热病变
倦怠无力、气短、自汗	五心烦热、舌红少苔、脉细数
舌淡、脉弱	
↓	↓
补阳以制阴	滋阴以制阳

"阴中求阳,阳中求阴"的原则。

阴中求阳,即在大量补阴药中适当配合一些补阳药;阳中求阴,即在大量补阳药中适当配合一些补阴药,从而使得"阳得阴助而生化无穷,阴得阳生而泉源不竭"。

上述是调整阴阳的法则,至于其具体应用,又根据其具体情况而有不同的具体方法。

四、因时、因地、因人制宜

疾病的发生发展与气候变化、地区环境以及人体素质有密切关系,因此在制定治疗原则时,就应将各方面的因素考虑进去,因时、因地、因人制宜。

（一）因时制宜

根据不同季节气候的变化特点来考虑治疗用药,叫做因时制宜。

如春夏季节,气候由温转热,阳气升发,人体腠理疏松,即使患外感风寒也不宜过用辛温发散的药,以免开泄太过,耗伤气阴。

秋冬季节,气候由凉变寒,阴盛阳衰,人体腠理致密,阳气敛藏于内,此时若病非大热均应慎用寒凉之品,以防苦寒伤阳。

（二）因地制宜

根据不同地区的地理环境特点来考虑治疗用药,叫做因地制宜。由于气候条件及生活习惯不同,人的生理活动和病变特点也不尽相同,所以治疗用药亦应有所差别。

我国西北地区,地势高而寒冷少雨,故其病多燥寒,治宜辛润。东南地区,地势低而湿热多雨,故其病多湿热,治宜清化。所以同为风寒感冒,西北地区用辛温解表药量偏重,东南地区用辛温解表药量偏轻。

274

（三）因人制宜

根据病人年龄、性别、体质、生活习惯等之不同来考虑治疗用药,叫做因人制宜。

因年龄:老年人,气血衰少,生机减退,病多虚证或正虚邪实。治疗时,若为虚证当然宜补,若邪实须攻时,亦应慎重减量,以免损伤正气。小儿,生机旺盛,气血未充,脏腑娇嫩,且婴幼儿多病于饥饱不匀或寒温不调,故治小儿忌投峻剂,尤当慎用补剂。

因性别:女性有其生理特点,妇科有胎产经带证,治疗用药应有所考虑,如经期慎用寒凉药,孕期忌用攻下破血药等。

因体质:个体素质有强弱之别,有时有偏寒偏热等不同,治疗用药也不能一样。如对阳热之体慎用温热药物,对阴寒之体慎用寒凉药物。